Was uns krank macht

Falk Stirkat

WAS UNS KRANK MACHT

33 schwere Krankheiten, einfach erklärt

Mit Illustrationen von Jana Moskito

SCHWARZKOPF & SCHWARZKOPF

Das vorliegende Werk beschreibt auf unterhaltsame Weise 33 schwere Erkrankungen, deren Diagnose und Therapie. Es ersetzt kein Lehrbuch der Medizin und darf auf keinen Fall zur Selbst- oder Fremddiagnose und Therapie verwendet werden.

Natürlich schreitet die Medizin immer weiter fort, sie ist ein dynamischer Prozess. Was heute aktuell ist, kann morgen schon völlig »aus der Mode« sein. Der Text erhebt keinen Anspruch auf Vollständigkeit im wissenschaftlichen Sinn und auch nicht auf universelle Richtigkeit. Er gibt die gängige Sicht der Schulmedizin wieder und beschreibt den Stand des Wissens zum Zeitpunkt der Drucklegung.

Im Zweifel fragen Sie immer Ihren Arzt!

INHALT

VORWORT

Von Kopf bis Fuß – Was so alles kaputtgehen kann

Menschen werden krank. Diese Tatsache ist so unumstößlich wie das Leben oder der Tod selbst. Wenn man nicht gerade vor ein Auto läuft oder in selbigem in einen schweren Unfall verwickelt wird, muss sich jeder früher oder später mit dem Verfall des eigenen Körpers auseinandersetzen. Verständlicherweise machen wir das nicht allzu gern. Und wer weiß schon genau Bescheid über die Dinge, die in unserem Inneren ablaufen? Wohl die wenigsten. Ist man nicht unbedingt in einem medizinischen Beruf tätig, so endet das Wissen über die Körperfunktionen meist schon an der Pforte zu unserem Inneren. Und dabei sind grundlegende Kenntnisse über die Physiologie, also die gesunde Funktionsweise unseres Körpers, enorm wichtig, um zu verstehen, wie und warum wir krank werden. Denn logischerweise kann man erst erkennen, was im eigenen Körper falsch läuft, wenn man eine Ahnung über dessen Normalzustand hat.

Aber wer weiß schon, was genau »normal« in diesem Zusammenhang bedeutet? Viele Erkrankungen entstehen nämlich langsam und verursachen dem Betroffenen lange keinerlei Beschwerden, bis … ja leider oft, bis es dann zu spät ist. Ein Beispiel hierfür wäre der tückische Magenkrebs, der wächst und wächst und sich erst bemerkbar macht, wenn das Zeitfenster für eine erfolgreiche Therapie schon fast geschlossen ist. Allerdings gibt es auch Erkrankungen, die durchaus Warnsignale senden, bevor sie zum Großangriff übergehen. Leider werden diese Symptome, die sich als Beschwerden ganz unterschiedlicher Art äußern können, oft ignoriert oder falsch interpretiert. Rat oder Hilfe von Ärzten gehen nämlich meist mit dem Eingeständnis einher: »Jawohl, ich bin krank.« Und diese Einsicht möchte jeder verständlicherweise so lange wie möglich von sich fernhalten.

Hinzu kommt, dass der moderne Mensch dazu neigt, Herrn Prof. Dr. Google nach Antworten auf die dringlichsten medizinischen Fragen des Alltags zu konsultieren, was, gelinde gesagt, eine absolut bescheuerte Idee ist. Ich erinnere mich noch gut an einen jungen Mann, zu dem ich vor einiger Zeit gerufen wurde. Der Bursche war etwas über 30 und hatte plötzlich stechende Brustschmerzen. Aus nachvollziehbarer Sorge um seine Gesundheit beschlossen seine Freundin und er, sich im Internet über dieses Beschwerdebild zu informieren – und alles wurde noch schlimmer. Denn nachdem die ersten zehn Einträge überflogen waren, kamen bei dem Mann noch allerlei andere Symptome dazu. Allen voran ein rasender Puls und ein heftiger Schweißausbruch. Zusammengenommen konnte es also kaum eine andere Erklärung für das Pärchen geben als einen saftigen Herzinfarkt.

Alarmiert und besorgt wurde also der Notruf gewählt, und mein Team und ich eilten zum Einsatzort. Dort angekommen, konnte ich relativ schnell Entwarnung geben. Bei den »Brustschmerzen« des jungen Mannes handelte es sich um nichts anderes als um eine durch den fetthaltigen Weihnachtsbraten verursachte Magenverstimmung. Der beschleunigte Pulsschlag sowie der Schweißausbruch ließen sich ohne Weiteres auf eine Panikattacke, verursacht durch die Lektüre verschiedener von Dr. Google vorgeschlagener Artikel, zurückführen. Kurzum – Menschen, die nicht im medizinischen Sektor tätig sind, wissen in der Regel ziemlich wenig über den Körper in seiner gesunden Form und noch viel weniger über mögliche Krankheiten, von denen dieser betroffen sein kann.

Das wiederum führt nicht selten zu erheblichen Schwierigkeiten, denn tatsächlich leben wir in einem Gesundheitssystem, in dem der aufgeklärte Patient im Fokus der Bemühungen stehen sollte. Was auf der einen Seite eine feine Sache ist und dem Erkrankten das Recht auf Mitbestimmung seines eigenen Schicksals gibt, kann auf der anderen Seite auch sehr belastend sein. Sie kennen sicher den Ausspruch: »Drei Ärzte, vier Meinungen.« Da fragt man sich schon, für welche sich der Patient, der am allerwenigsten Ahnung von seinem Leiden hat, nun entscheiden soll. Und tatsächlich kann die eine oder andere Verfahrensweise in unserem Gesundheitssystem durchaus zu einer gewissen Verunsicherung beitragen. Seit Neuestem werden Ärzte beispielsweise dazu angehalten, ihre Patienten darüber aufzuklären, dass diese ein Recht auf eine zweite Meinung haben. Das klingt in der Theorie zwar gut und ist deshalb sicher auch mit Überzeugung und gutem Gewissen so beschlossen worden – in der Praxis erwachsen aus dieser Vorschrift allerdings nicht immer nur vorteilhafte Situationen.

Ein Beispiel (in diesem Fall mache ich die männlichen Leser jetzt mal zur Frau): Stellen Sie sich vor, Ihr Partner fühlt sich nicht sonderlich gut. Seit Längerem fällt Ihnen auf, dass seine besten Zeiten irgendwie hinter ihm liegen, und das, obwohl er die 40 noch gar nicht erreicht hat. Sie machen sich wirklich Sorgen. Früher war er aktiv, ist regelmäßig zum Sport gegangen und hat die Wochenenden dazu genutzt, das Leben in vollen Zügen zu genießen. Seit ein paar Wochen aber ist er abgeschlagen, kann sich kaum noch für den Job aufraffen und sieht irgendwie auch nicht sehr fit aus. Höchste Zeit, denken Sie, dass der Gute mal ärztlich durchgecheckt wird. Schließlich wollen Sie ja noch ein bisschen was von ihm haben.

Trotz der Zusicherung seinerseits, dass mit ihm alles in Ordnung sei, lässt Ihr Partner sich nach langer Diskussion schließlich zu einem Arztbesuch überreden. Der Kollege vor Ort nimmt Blut ab und führt eine ordentliche Untersuchung durch. Dabei fällt ihm auf, dass ein paar Lymphknoten geschwollen sind. »Wahrscheinlich eine Grippe – erst mal kein Grund zur Sorge«, versucht Sie Ihr Arzt zu beruhigen und bestellt Sie beide ein paar Tage später zur Besprechung der Blutuntersuchungen wieder ein. Die Nachricht, die er Ihnen nun aber überbringt, ist weniger aufbauend: Leukämie. Mit 37! Nicht nur die Welt Ihres Partners, sondern auch Ihre bricht zusammen. Was sollen Sie nur tun? Auf jeden Fall kämpfen! Der Krebs muss besiegt werden, und Sie beide werden nun alles Erdenkliche unternehmen, um sich dieser Aufgabe zu stellen.

Der Hausarzt gibt Ihnen die Adresse eines ihm bekannten Onkologen, also eines Krebsmediziners. Man kennt sich aus dem Studium, und der Facharzt sei wärmstens zu empfehlen – ein wahrer Experte. Ein paar Tage später bekommen Sie einen Termin bei besagtem Krebsmediziner, der die Blutbefunde studiert und Ihren Partner eingehend untersucht. Am Ende rät er zu einer Chemotherapie und erklärt Ihnen, dass diese Therapie nicht sicher zu einer Heilung führt, alles in allem aber wohl die beste Option darstellt. Da Sie Vertrauen in den Arzt gefasst und selbst überhaupt keine Ahnung von der aktuellen Entwicklung in der Krebsmedizin haben, beschließen Sie, dem Rat des Mannes zu folgen.

Und jetzt ist genau der Punkt gekommen, an dem er Sie eigentlich über die Möglichkeit einer zweiten Meinung aufklären sollte. Kurz nachdem das so unendlich wichtige Vertrauen sich langsam aufgebaut hat, muss der Arzt Ihnen nun erklären, dass seine Einschätzung der Lage zwar die zu favorisierende ist, dass aber andere bestimmt eine ganz andere Sicht auf die Dinge haben, die es sich auf jeden Fall auch noch zu hören lohnt. Spätestens jetzt ist der Patient oder Ratsuchende vollkommen verunsichert. Als wären die Krebsdiagnose und die offenkundig auf den Erkrankten zukommende Chemotherapie nicht schlimm genug, wachsen jetzt auch noch die Zweifel darüber, ob die Entscheidung überhaupt richtig ist. Alles in allem keine schöne Situation.

Um dieser Unsicherheit wenigstens ein wenig entgegenzuwirken, ist es meiner Meinung nach für jeden wichtig, sich ein kleines bisschen mit dem eigenen Körper und dessen Krankheiten auszukennen. Denn nur ein kompetenter, aufgeklärter Patient ist ein guter Patient. Die Zeiten, in denen sich die Menschen kritiklos in die Hände von Ärzten begeben haben, nur weil ein Dr. vor deren Namen stand, sind hoffentlich vorbei. Zumindest bei uns in Deutschland. Aber trotz der vielen Möglichkeiten, heutzutage an Informationen zu kommen, besteht die allgemeine Unsicherheit in Bezug auf den eigenen Körper und dessen Leiden immer noch. Und die öffnet natürlich auch Scharlatanen Tür und Tor. Denn wer sich nicht auskennt, glaubt oft dem, der die leichtesten und vielversprechendsten Lösungen anbietet. Dass derartige Versprechen oft haltlos sind und jeder Grundlage entbehren, versteht sich dabei von selbst. Die Welt ist leider voll von selbst ernannten Gurus, die versprechen, mit Vitamin C Krebs oder mit kleinen Zuckerkügelchen gleich alles heilen zu können. Dabei sind die Lösungsansätze der sogenannten Alternativmediziner einfach und unfair zugleich – und zwar den Patienten gegenüber wie auch denjenigen, die sich wirklich um die Heilung der ihnen Anvertrauten kümmern.

Die grundsätzliche Prämisse der meisten Wunderheiler ist im Prinzip immer die gleiche: Krankheit ist ein Ungleichgewicht. Die einen sehen in der Verteilung verschiedener Vitamine den auslösenden Faktor, die anderen erklären ihren Patienten, es handele sich um ein Ungleichgewicht aus positiven und negativen Energien. Und alle diese Erklärungen haben etwas sehr Verlockendes. Sie bieten dem medizinischen Laien leicht verständliche Lösungsansätze und verheißen eine echte Chance, ohne Qualen wieder gesund zu werden. Dass die Wahrheit oft tiefer liegt, ja meist unverständlicher ist, als man sich das vielleicht wünscht, dass es durchaus Krankheiten gibt, die wir schlicht nicht verstehen und für die es entsprechend leider auch keine effiziente Heilung gibt, möchte dabei natürlich niemand gern hören.

Und genau hier liegt auch die Herausforderung für uns Ärzte. Vielleicht gehört es zu unseren schlechtesten Eigenschaften (obwohl das natürlich von Fall zu Fall verschieden sein kann), dass wir uns oft nicht genug Zeit nehmen oder nehmen können, unseren Patienten zu erklären, was wir eigentlich mit ihnen vorhaben. Dass die dann Zuflucht bei seelenumschmeichelnden Scharlatanen suchen könnten, die ihnen im schlimmsten Fall ganz von der ärztlichen Empfehlung abraten, kommt uns oft gar nicht in den Sinn. Aber so ist es nun einmal. Der Mensch will verstehen. Er will wissen, wieso er sich einen Cocktail aus verschiedenen hochpotenten Giften in die Venen jagen lässt, in der Hoffnung, dass der Krebs dabei eher stirbt als der Mensch. Und obwohl die Aufklärung zu den wichtigsten

Aufgaben der Ärzteschaft gehört, können wir dem vielleicht nie in gebührender Form nachkommen. Zu begrenzt ist die Zeit, die pro Patient zur Verfügung steht, zu groß der finanzielle Druck, zu hoch die Zahl an Erkrankten und zu niedrig die der Kollegen. Außerdem muss man bei der Erklärung von Erkrankungen und Therapien oft ganz von vorn anfangen, da die meisten Menschen einfach keine Ahnung von Aufbau und Funktion des eigenen Körpers haben. Das ist im Prinzip auch nachvollziehbar, dauert das Studium dessen doch bekanntlich eine halbe Ewigkeit.

Das alltägliche Dilemma zwischen dem Wunsch und auch der Pflicht, meine Patienten ausführlich und umfassend über deren Körper und die damit verbundenen Erkrankungen aufzuklären, auf der einen Seite und dem allgegenwärtigen Zeit- und Kostendruck auf der anderen war Grundlage der Idee, das folgende Buch zu verfassen. Dabei geht es mir nicht darum, in möglichst schwierigen Worten komplizierte Zusammenhänge darzustellen. Das ist die Aufgabe anderer. Mein Ziel ist es, die meiner Meinung nach häufigsten 33 Krankheiten und die dazugehörigen Organsysteme so zu beschreiben, dass der nicht medizinisch vorgebildete Leser etwas damit anfangen kann. Natürlich kann und darf die Lektüre dieses Buches nicht den Arztbesuch ersetzen oder zur Selbstdiagnose führen. Davon möchte ich tatsächlich ganz dringend abraten, denn so etwas ist wirklich gefährlich. Zu einer ordentlichen Diagnose gehört nämlich nicht nur die Betrachtung der Symptome, sondern eine ausführliche Patientenvorgeschichte (wir nennen das Anamnese), eine gewissenhaft durchgeführte Untersuchung sowie eventuell weiterführende Labortests und sogenannte bildgebende Untersuchungen, also Röntgen, CT und so weiter. Es ist mir also ein Anliegen, die Grundlagen der entsprechenden Erkrankungen zu beschreiben und so die Scheu abzubauen, die der eine oder andere in Bezug auf den eigenen Körper und dessen unvermeidlichen Zerfall doch vielleicht haben mag.

»Ein Großteil der beschriebenen Leiden sind Krankheiten, die in aller Regel im zweiten Lebensabschnitt auftreten. Das bedeutet aber nicht, dass sich das Buch nur an diese Leserschaft wendet. Denn tatsächlich habe ich erfahren, dass es manchmal gerade die Angehörigen sind, die besonders unter den Krankheiten der Lieben leiden. In diesem Fall ist die eigene Unsicherheit in Bezug auf den Umgang mit Patient und Krankheit oft quälender als bei den Betroffenen selbst. Man möchte auf keinen Fall etwas falsch machen und unbedingt die richtige Therapie für die Mutter, den Vater oder den Partner organisieren. Und wo landet der besorgte Angehörige dann meist? In der Sprechstunde von Prof. Dr. Google. Das führt dazu, dass Verunsicherung und Angst weiter wachsen – ein Teufelskreis.

In diesem Sinne hoffe ich, Ihnen mit dem vorliegenden Buch einige hilfreiche und leicht verständliche Informationen mit auf den Weg geben zu können, die im besten Fall zu einem grundlegenden Verständnis der 33 beschriebenen Krankheiten führen.

Ich wünsche Ihnen viel Freude beim Lesen und stets beste Gesundheit.

Ihr
Falk Stirkat

EINLEITUNG

Der Arzt, das unbekannte Wesen – Wie Ärzte arbeiten

Erwarten Sie jetzt keine Erläuterung aller medizinischen Fachdisziplinen. Wahrscheinlich interessiert Sie das auch gar nicht. Was ich Ihnen in dieser kleinen Einleitung vielmehr erläutern möchte, ist, was in dem Moment passiert, wenn ein bestimmtes Symptom oder bestimmte Beschwerden Sie dazu bringen, einen Arzt aufzusuchen. Den Routine-Arztbesuch lasse ich hier bewusst weg, denn der dient ja bekanntlich in erster Linie der Vorsorge.

Tatsächlich ist eine ganze Menge Wissen und Übung erforderlich, um dem Patienten genau sagen zu können, woher seine Beschwerden rühren und vor allen Dingen was man dagegen tun kann. Denn nicht selten ist das, was der Patient wahrnimmt, nur die Spitze des Eisbergs. Aber von vorn.

Nehmen wir an, Sie haben Bauchschmerzen. Allein dieses Symptom kann ja Hunderte, wenn nicht gar Tausende Ursachen haben. Das wissen Sie, das weiß Ihr Arzt. Nun kann der Sie aber nicht, wie in einschlägigen Fernsehserien zuweilen suggeriert, einfach einmal auf jede dieser Erkrankungen testen. Das wäre in der Praxis einfach nicht durchführbar und vor allen Dingen nicht rational. Auch steht Ihnen als Patient die Diagnose leider nicht auf die Stirn geschrieben. Das bedeutet, der Arzt muss nun bestimmte Untersuchungen durchführen oder veranlassen, die das mögliche Krankheitsbild immer weiter eingrenzen. Der Mediziner arbeitet sich also von außen nach innen vor. Am Anfang hat er eine ganze Reihe Krankheitsbilder im Kopf. Davon schließt er durch sinnvolle Untersuchungen immer mehr aus, bis er das, was Sie plagt, im besten Fall dingfest gemacht hat. Dazu sind mitunter ziemlich viele Einzelschritte vonnöten.

Aber zurück zu Ihren Bauchschmerzen. Die haben heute schon ganz früh angefangen und werden immer schlimmer. Sie kennen die Beschwerden schon, aber normalerweise verschwindet der Schmerz nach dem Essen wieder. Heute nicht. So können Sie nicht arbeiten. Sie müssen zum Arzt – nicht nur wegen der Krankschreibung, Sie brauchen auch dringend etwas gegen die Schmerzen. Die sind nämlich kaum auszuhalten. Von den beiden Optionen Hausarzt oder Notaufnahme entscheiden Sie sich eindeutig für erstere. So schlimm ist es dann doch nicht – hoffen Sie.

Also geht's zum Doktor. Dort angekommen, gilt es erst einmal, der Bürokratie Genüge zu tun, sprich: Versicherungskarte einlesen und warten. Aber die Arzthelferin an der Anmeldung scheint schnell gesehen zu haben, dass es Ihnen wirklich nicht gut geht, und sagt dem Arzt Bescheid. Der kümmert sich gleich um Sie und Ihre Bauchschmerzen. Nun gilt es einzugrenzen und zu differenzieren: Was steckt dahinter? Die Bauchschmerzen, mit denen Sie den Arzt aufsuchen, nennt man in der Fachsprache »Leitsymptom«. Das ist dasjenige Symptom, mit dem Sie sich beim Mediziner vorstellen und das es nun einzuordnen gilt. Dafür muss der Doktor grundsätzlich zwei Dinge tun: Zum einen muss er ausschließen, dass hinter den Beschwerden *gefährliche* Ursachen stecken. Ist das geschafft, wird in einem zweiten Schritt nach *wahrscheinlichen* Ursachen gesucht. Diese beiden Kategorien, gefährliche und wahrscheinliche Ursachen, sind in der medizinischen Diagnostik ganz essenziell.

Der Algorithmus ist hier immer ähnlich. Als Erstes wird der Arzt Sie zu ganz vielen wichtigen Dingen befragen. Wie bereits erwähnt, nennt man das Anamnese. Er will wissen, welche Schmerzen Sie verspüren und wie lange das schon geht, dann wird er Sie nach der Schmerzqualität befragen und alles über Vorerkrankungen und mögliche Allergien wissen wollen. Außerdem wird der Arzt Sie fragen, was die Beschwerden ausgelöst hat und wodurch sie vielleicht etwas erträglicher werden. Wenn er alles Nötige weiß, wird er Sie in einem zweiten Schritt untersuchen. Diese beiden Dinge, die Befragung und die Untersuchung, machen weit über die Hälfte der Diagnosefindung aus. Sie sind nicht nur extrem wichtig, sondern auch extrem praktisch, braucht der Arzt doch überhaupt kein medizinisches Gerät dafür. Umso beschämender ist es, dass in manchen Arztserien suggeriert wird, der Doktor müsse den Patienten überhaupt nicht sehen und könne seine Diagnose (und Therapie!) von den Berichten seiner drei Assistenten ableiten.

Mit dem, was Sie über die Bauchschmerzen gesagt haben, und den Erkenntnissen, die Ihr Hausarzt aus seiner Untersuchung gewonnen hat, kann er sich nun Gedanken über weitere notwendige Schritte machen. Er wird für sich schon eine Reihe von Erkrankungen im Kopf haben, die er in Ihrem Fall für die wahrscheinlichen Verursacher der Beschwerden hält, und muss das nun mit der sogenannten apparativen Diagnostik* beweisen. Hierbei führt der Mediziner nur Tests durch, von denen er sinnvolle Resultate erwartet. Er wird sich also immer die Frage stellen, welche Konsequenzen er aus einem bestimmten Testergebnis ziehen würde. Sie sehen, Ärzte arbeiten sehr analytisch.

Bei der Untersuchung ist dem Arzt aufgefallen, dass Ihr Bauch nicht überall gleich stark schmerzt. Im Unterbauch ist es am schlimmsten – und dort eher rechts. Das weiß der Mediziner zu deuten. Aufgrund eines langen Studiums und viel praktischer Erfahrung können Ärzte zum Teil sehr diffuse und schwierige Symptome gut einordnen. Eine Diagnose kann momentan natürlich noch nicht gestellt werden. Trotzdem leitet der Arzt einen Verdacht ab und zieht Konsequenzen – die Ihnen gar nicht passen, denn eine Stunde später werden Sie wieder von einem Arzt (diesmal kennen Sie den aber nicht) befragt und untersucht. Und das in der Notaufnahme des städtischen Krankenhauses. Neben den Ihnen schon bekannten Untersuchungsschritten wird hier gleich noch Blut abgenommen, das dann auf bestimmte Standardwerte untersucht wird. Die können je nach Krankenhaus etwas variieren, bestehen aber grundsätzlich aus vielen verschiedenen Parametern, die dem Arzt die Möglichkeit geben, sich ein ziemlich genaues Bild von

---

* *Die Bezeichnung leitet sich von dem Wort »Apparat« ab – ein Grund, weshalb man heute so oft von Apparatemedizin spricht.*

Ihnen und Ihren Problemen zu machen. Werden zusätzliche Blutwerte gebraucht, kann der Arzt sie ohne Probleme nachfordern*. Außerdem stehen ihm noch andere diagnostische Möglichkeiten zur Verfügung. In Ihrem Fall wird sich der Notaufnahmearzt dafür entscheiden, den Bauchraum mittels eines Ultraschallgerätes abzufahren. Auch andere sogenannte bildgebende Verfahren sind eine Option. Kommt bei diesen Untersuchungen nichts heraus, dann sind die gefährlichen Ursachen für Ihre Beschwerden so gut wie ausgeschlossen. Auf der Station werden die Ärzte dann nach anderen Erklärungen suchen. Bei Ihnen erhärtet sich allerdings der Verdacht, den schon Ihr Hausarzt hatte: Alle Befunde weisen auf eine Entzündung des Blinddarms hin – eine definitiv gefährliche Ursache Ihrer Bauchschmerzen. Jetzt muss sofort operiert werden. Dafür wird der Notaufnahmearzt den Chirurgen kontaktieren, der dann …

… na, das werden Sie im Kapitel über Blinddarmentzündungen lesen. Dem will ich nicht vorgreifen.

Klar sollte aber sein, dass Ärzte nicht einfach ins Blaue hinein nach irgendwelchen obskuren Erkrankungen suchen oder, um in der TV-Sprache zu bleiben, auf sie testen, sondern nach einem intelligenten und analytischen Vorgehen arbeiten.

Und das gründlich.

Denn es geht um Ihre Gesundheit!

* *In den meisten Krankenhäusern gibt es ein Standardlabor. Je nachdem, mit welchen Beschwerden (Leitsymptomen) der Patient eingeliefert wird, schließen sich noch andere Blutwerte an. Beispielsweise wird die Krankenschwester bei Patienten mit Fieber in aller Regel sogenannte Blutkulturen anlegen (das sind kleine Fläschchen, deren Auswertung eine Aussage über die Keimbelastung des Blutes erlaubt). Bei Risikopatienten ist, neuerdings auch nach geltendem Gesetz, ein Abstrich auf multiresistente Keime unerlässlich.*

KAPITEL 1

WENN DAS HERZ BLUTET

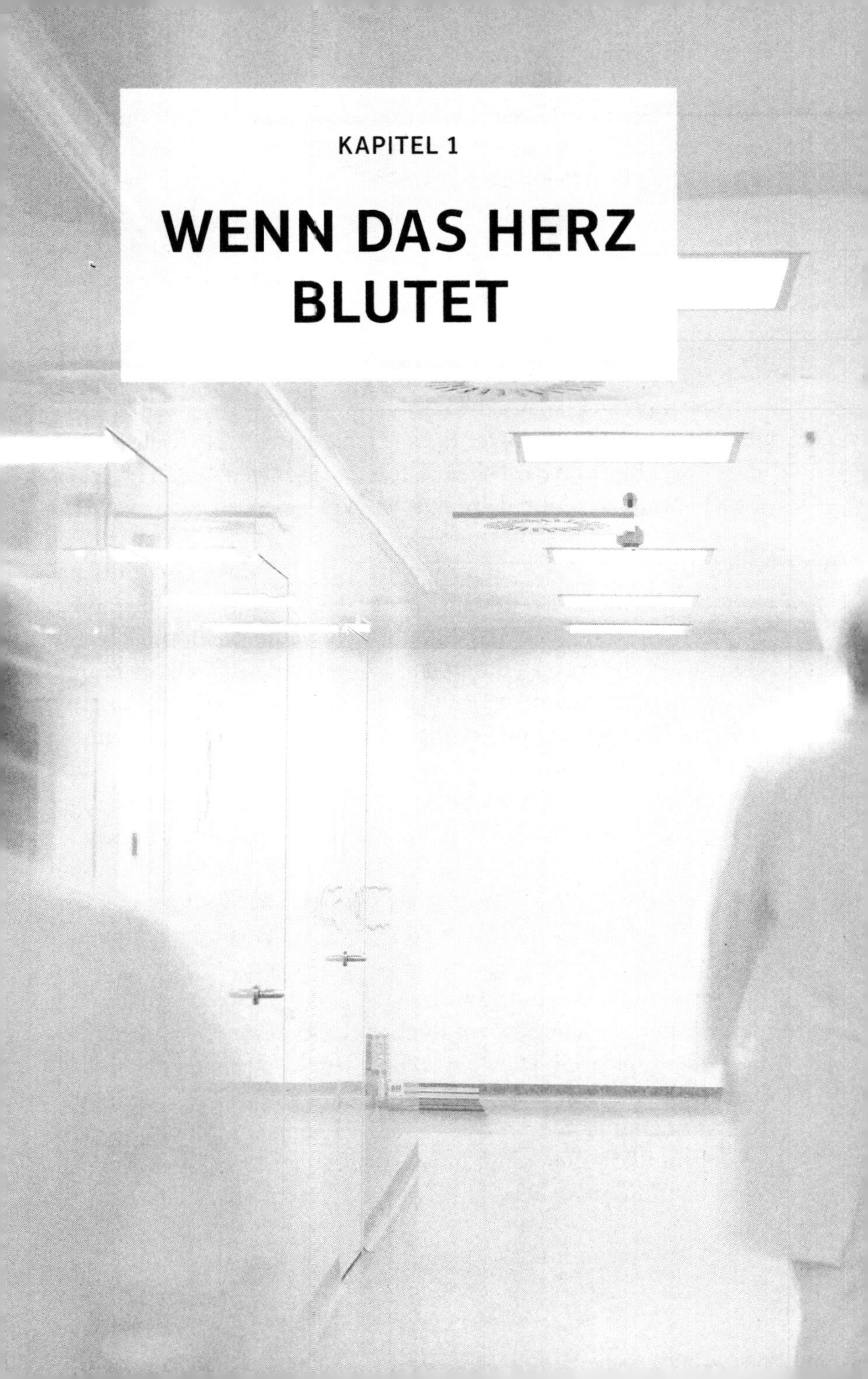

Das Herz ist und war schon immer ein großes Mysterium. Seit Urzeiten, sei es als Zentrum für Emotionen und Verstand oder als Zeichen für Liebe und Stärke. Das Geheimnis dieses Organs ist dem des Hirns, zumindest aus historischer Sicht, sicher weit überlegen. Dabei dauerte es eine Ewigkeit, bis klar war, wofür dieses merkwürdige Gebilde eigentlich zuständig ist. Kennen Sie die Antwort? Natürlich, werden Sie jetzt sagen, das Herz pumpt Blut durch den Körper. Das weiß doch jeder.

Stimmt!

Aber ganz so klar, wie diese Erkenntnis uns heute erscheint, war die Sache lange Zeit nicht. Früher ging man nämlich davon aus, dass unser Blut von der Leber, also jenem klobigen Organ im Oberbauch, produziert und dann durch die Arterien im ganzen Körper verteilt wird. Damals wurde vermutet, dass die Kontraktion, also das Zusammenziehen ebenjener Arterien, die Ursache für die Bewegung des Blutes ist. Erst im Jahr 1628 postulierte ein Engländer, nämlich Herr William Harvey, das Blut werde durch das Herz in Bewegung gesetzt und durch den Körper gepumpt. Dabei räumte er mit dem sogenannten Galenischen Bild auf, das davon ausging, dass ein Blutkreislauf im Prinzip gar nicht existiert. Die Bedeutung des Herzens ließ sich bis ins 16. Jahrhundert also überhaupt nicht hinreichend erklären und entsprechend würdigen. Unser heutiges Wissen, das die meisten Menschen als völlig selbstverständlich betrachten, konnte also erst nach und nach gewonnen werden. Man kann sich das heute kaum vorstellen, aber früher standen nur sehr wenige Möglichkeiten zur Verfügung, um Aufbau und Funktion des menschlichen Körpers überhaupt zu erforschen.

Um nämlich vernünftig erklären zu können, wie das Blut durch den Körper zirkuliert, ist ein Blick in die kleinsten Strukturen nötig – die Kapillaren. Diese winzigen Gefäße, in denen der eigentliche Nährstoff- und Gasaustausch stattfindet, kannte man bis zur Erfindung der ersten für diese Zwecke tauglichen Mikroskope im 16. Jahrhundert überhaupt nicht. Aus jetziger Sicht ist es also einfach, über die »Naivität« damaliger Wissenschaftler zu lächeln. In

Wahrheit war nicht nur das Herz, sondern der menschliche Körper und dessen Funktionsweise lange Zeit ein riesiges Mysterium. Nicht zuletzt weil es früher undenkbar war, Verstorbene zu untersuchen, also zu obduzieren. Der Körper galt, aufgrund kirchlicher Dogmen, als unantastbar, und wer einen Leichnam öffnete, beging eine schwere Sünde. Daher konnten Ärzte damals nur auf rudimentäres Wissen zurückgreifen und ihre Therapien lediglich auf eine gewisse individuelle Erfahrung stützen – eine heute kaum noch verständliche Herangehensweise. In diesem Zusammenhang muss man sich natürlich die Frage stellen, was wohl zukünftige Generationen über den derzeitigen Stand der Wissenschaft sagen werden. Vermutlich nichts anderes als wir heute über die Kollegen von damals. Der aktuelle Stand der Wissenschaft ist eben doch nichts anderes als der aktuelle Stand des Irrtums.

Aber zurück zum Herzen. Wie sieht es aus? Wofür ist es zuständig? Wieso wird es krank?

Die klassische Herzform hat tatsächlich überhaupt nichts mit der äußeren Erscheinung des Organs zu tun. Sie wird vielmehr als Symbol für Liebe und Zuneigung oder aber auch als Kennung beim Kartenspiel verwendet. Die Geschichte dieses uralten Symbols ist viel älter als unser Wissen über Bau und Funktion des Organs und lässt sich bis ins 3. Jahrtausend vor Christus zurückdatieren. Man nimmt an, dass die ursprüngliche Form des Herzsymbols einer Darstellung von Efeublättern entspricht, die in vielen frühchristlichen Kulturen für Liebe standen. Romantisch, oder?

Das echte Herz erinnert allerdings mehr an eine Art umgedrehte Pyramide mit runden Kanten. Hinreichend bekannt dagegen ist, dass das Organ im Brustkorb seinen Sitz hat und dort vom Brustbein, den Rippen und der Wirbelsäule geschützt wird. Bei einem Herzstillstand muss man also einen ordentlichen Widerstand überwinden, wenn man eine vernünftige Herzdruckmassage durchführen will. Weil unser Herz aber so unglaublich wichtig für den gesamten Organismus ist, kommt diesem wirksamen Schutz eine ziemlich große Bedeutung zu. Übrigens – tatsächlich ist das Herz nicht besonders groß. Etwas mehr als eine Faust, das war's schon. Auf der Oberfläche verlaufen winzig kleine Arterien. Wenn man bedenkt, was für katastrophale Folgen es haben kann, wenn sich eine davon verschließt, ist das schon bemerkenswert. Aber dazu später mehr.

Kommen wir nun erst einmal zur Aufgabe des Herzens, zum Grund für dessen so zentrale Bedeutung für unser aller Leben. Der Schlüssel zum Verständnis liegt im inneren Aufbau. Das menschliche Herz ist ein hoch entwickelter Hohlmuskel. Andere Spezies haben weit primitivere Pumporgane als wir. Dank Millionen Jahren der Evolution hat sich ein ausgeklügeltes Vierkammerdrucksystem entwickelt, dessen Funktionsweise unglaublich präzise und verlässlich ist. Im Grunde genommen besteht das Organ aus zwei Teilen – dem rechten und dem linken Herzen. Jede dieser beiden Funktionseinheiten untergliedert sich wiederum in einen kleineren Vorhof und eine große Hauptkammer.

Die nebenstehende Grafik soll Ihnen das verdeutlichen. Stellen Sie sich vor, Sie schauen auf das Herz eines Patienten, der direkt vor Ihnen steht. Damit ist das, was im Bild links ist, in Wahrheit der rechte Teil, und umgekehrt das, was Sie als rechts sehen, ist im Körper die linke Herzseite. Bei der großen dunkelgrauen Struktur ganz rechts handelt es sich um die große Hohlvene.

Um nun zu verstehen, wie genau das Herz funktioniert, stellen wir uns vor, wir wären ein Blutkörperchen in genau dieser Hohlvene. Aufgabe der Venen ist es, das »verbrauchte« Blut wieder zum Herzen zu transportieren. Die Venen sind dabei aufgebaut wie ein Fluss, der seine mächtige Größe erst durch den Zustrom vieler kleiner Seitenarme erreicht. Der größte »Venenfluss« des Menschen ist ebenjene Hohlvene. Die sammelt alles Blut und mündet letzten Endes im rechten Herzen (also jenem Teil des Organs, das Sie auf der Zeichnung links sehen).

Unsere Reise führt uns nun in den rechten Vorhof des Herzens. Hier sammelt sich das Blut für den nächsten Herzschlag, ähnlich wie in einem großen Wartebereich für eine Attraktion im Freizeit-

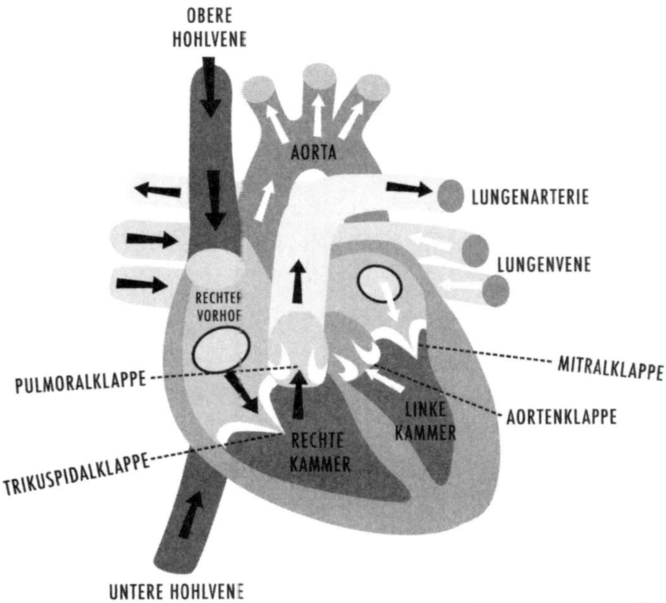

HERZSCHEMA

park. Hat die Achterbahn ihre Runde beendet und die Fahrgäste in Richtung Ausgang entlassen, öffnet sie die Pforten für einen Haufen neuer Spaßwütiger. Genau so verhält es sich im Herzen. Der Herzschlag ist vorbei, und um wieder neues Blut pumpen zu können, öffnet sich eine kleine Klappe, die sich zwischen dem Vorhof und der Hauptkammer befindet, und lässt die ganzen neuen Blutkörperchen passieren. Ist die Bude voll, verschließt sich genau diese Klappe wieder, und die aufregende Achterbahnfahrt beginnt. Und tatsächlich kommen die Blutkörperchen jetzt so richtig in Schwung. Mit aller Kraft zieht sich das Herz zusammen und ergießt fast seinen gesamten Inhalt in Richtung Lunge. Wegen der verschlossenen Trikuspidalklappe gibt es für das Blut ja schließlich keinen anderen Weg.

Die nächste Station für die Blutkörperchen ist dann die Lungenarterie – die Wiederaufbereitungsautobahn sozusagen. Die kleinen

Kerle werden gleichmäßig in der Lunge verteilt und bekommen eine neue Portion Sauerstoff aufgeladen. Die ganzen verbrauchten Altlasten, die sie aus dem Körper mitgenommen haben, können die fleißigen Helfer praktischerweise gleich in der Lunge abladen. Zum Ausruhen ist allerdings nicht viel Zeit. Denn der Sauerstoff muss ja schließlich dorthin transportiert werden, wo er gebraucht wird – in die verschiedenen Organe des Körpers: Darm, Gehirn, Nieren, Leber und Herz. Ja, auch das Herz selbst braucht Sauerstoff, um arbeiten zu können. Eine der schwerwiegendsten Erkrankungen ist das Ergebnis eines Mangels ebenjenes wichtigen Gases: der Herzinfarkt.

Der Schwung, den die rechte Herzkammer den Blutkörperchen mit auf den Weg gegeben hat, ist mittlerweile verbraucht. Es gilt noch einmal in die »Achterbahn« zu steigen. Diesmal muss das wiederaufbereitete Blut im Körper verteilt werden. Verantwortlich dafür ist das linke Herz. Weil die Wege, die die Blutkörperchen zurücklegen müssen, nun viel weiter sind, ist der linke Teil unseres Herzens auch viel kräftiger. Trotzdem muss sich das Blut auch hier wieder im Vorhof sammeln (diesmal im linken), bis genug für einen einzelnen Herzschlag zur Verfügung steht. Und dann geht alles genauso vonstatten wie rechts: Die Klappe geht auf, die Herzkammer füllt sich und katapultiert das Blut in den Blutkreislauf Richtung Hirn, Darm, Nieren und Co. Bitte lassen Sie sich nicht verwirren. Obwohl ich die beiden Aktionen (also das Schlagen des rechten und des linken Herzens) als zwei getrennte Vorgänge erklärt habe, laufen die vollkommen gleichzeitig und synchronisiert ab – ein Kreislauf eben.

Schauen Sie auf die nebenstehende Grafik – die sollte Ihnen die Zirkulation des Blutes noch einmal genau verdeutlichen. Sie sehen also, wie ungeheuer wichtig das Herz für unseren ganzen Körper ist. Denn ohne sein Wirken würde das Blut sofort aufhören, durch die Gefäße zu kreisen, und der gesamte Organismus käme zum Stillstand. Das wiederum hätte zur Folge, dass keinerlei Nährstoffe mehr zu den Organen transportiert werden könnten. Das Gehirn

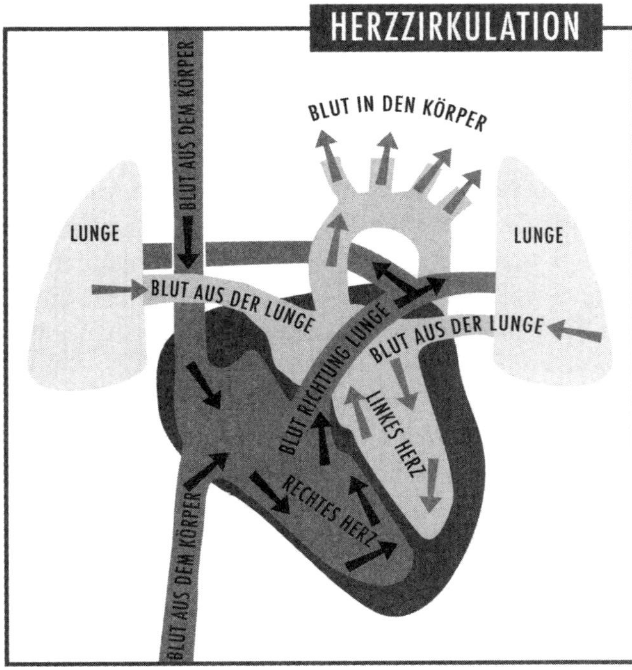

beispielsweise hält einen solchen Zustand nur drei bis fünf Minuten lang aus. Dann beginnt es abzusterben.

*

Vorhin habe ich schon angesprochen, dass es sich beim Herzen im Prinzip um einen großen Hohlmuskel handelt – allerdings um einen Muskel, der ununterbrochen arbeitet. Stellen Sie sich das mal vor! Für das Herz gibt es nie eine Pause. Es hat nie Urlaub. Von lange vor der Geburt bis zum Tag unseres Todes schlägt das menschliche Herz; ungefähr 60 Mal in der Minute, 3.600 Mal in der Stunde, 86.400 Mal am Tag und um die 31 Millionen Mal im Jahr. Und dabei muss das Organ ständig auf Veränderungen in der Umgebung reagieren. Ist man aufgeregt oder hat man Stress, so benötigt der Körper wesentlich mehr Nährstoffe als im Ruhezustand. Entsprechend muss unser Herz die Geschwindigkeit und die Intensität seiner Bewegungen ständig anpassen. Für das Organ gilt es also nicht nur, unermüdlich zu arbeiten, sondern auch ständig aufmerksam zu sein, um sich der Umgebung optimal anpassen zu können. Funktioniert das nicht mehr, so kann es schon mal passieren, dass der Mensch beim Aufstehen nach einem längeren Nickerchen plötzlich kollabiert, weil es dem Herzen nicht möglich ist, sich schnell genug an die veränderten Bedingungen anzupassen (die in diesem Fall tatsächlich nur aus der einfachen Veränderung der Körperposition resultieren).

Sie werden vielleicht schon gemerkt haben, dass Sie Ihr Herz nicht selbst steuern können – andere Muskeln wie beispielsweise die Ihres Armes aber sehr wohl. Und das ist auch gut so, denn sonst wäre der Mensch ja den ganzen Tag nur damit beschäftigt, das eigene Herz anzutreiben. Trotzdem – Muskelzellen, aus denen das Organ ja besteht, können sich in der Regel nicht selbst dazu anregen, sich zusammenzuziehen. Außer die des Herzens!

Denn die Fasern, die den gesamten Herzmuskel bilden, sind wahre Hightech-Wunderwerke. Sie sind nicht nur in der Lage, sich rhythmisch und aufeinander abgestimmt zu bewegen, sie können auch die benachbarten Zellen dazu bewegen, es ihnen gleichzutun. Damit jeder Herzschlag reibungslos vonstattengehen kann und die Muskelzellen sich synchronisiert – also aufeinander abgestimmt – bewegen, gibt es einige sogenannte Schrittmacherzellen, die das gesamte Herz durchziehen und den Kollegen sagen, wo es langgeht. Selbst im Innersten unseres Körpers finden sich also klare Hierarchien. Schauen Sie sich das nebenstehende Bild einmal an! Es zeigt, wie genau dieses komplizierte Geflecht an »Herznerven« aufgebaut ist.

Ganz oben sehen Sie den sogenannten Sinusknoten. Das ist der Schrittmacher des gesunden Herzens und gibt als solcher sozusagen den Takt vor. Den leitet er durch die Muskelzellen der Vorhöfe weiter an den AV-Knoten. Aufgabe dieses kleinen Gebildes, das

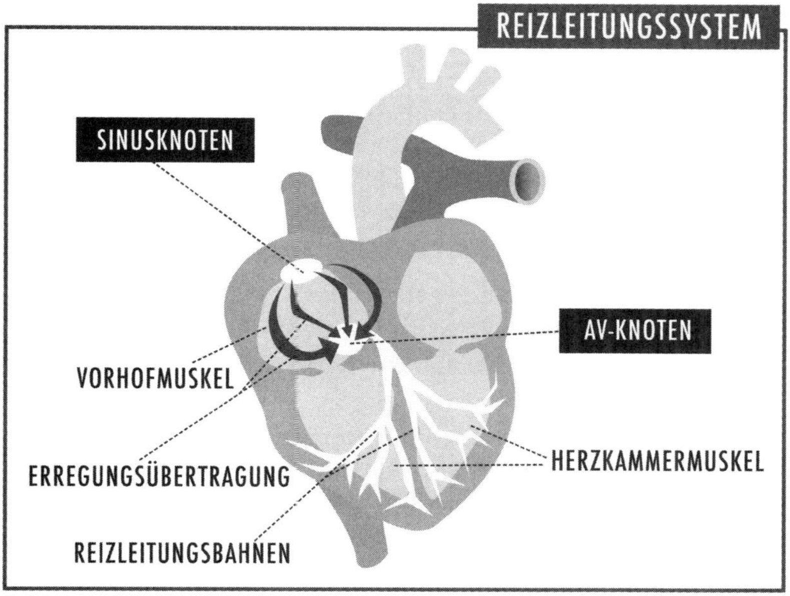

zwischen den Vorhöfen (lateinisch Atria) und den Herzkammern (lateinisch Ventrikel, deshalb AV-Knoten) lokalisiert ist, ist es zu kontrollieren, dass nicht zu viele oder zu intensive Impulse die sensiblen Herzkammerfasern erreichen. Das kann nämlich, wie Sie später noch sehen werden, fatale Folgen haben. Der AV-Knoten ist also eine Art Relais, aus dem dann zwei große »Kabelbündel«, der rechte und der linke Tawaraschenkel, abzweigen. Diese verästeln sich dann immer weiter, sodass am Ende jede einzelne Herzmuskelzelle genau zum richtigen Zeitpunkt erregt werden und sich entsprechend zusammenziehen kann. Dieses ausgeklügelte Zusammenspiel zwischen Tausenden Zellen führt letzten Endes zum Herzschlag – ein unglaubliches Wunderwerk der Natur. Ist ebenjenes Reizleitungssystem des Herzens gestört, so kann es zu tödlichen Erkrankungen kommen.

Man kann also tatsächlich sagen, dass das Herz vollkommen unabhängig vom restlichen Körper funktioniert, sich aber sehr wohl an dessen Bedürfnisse anpassen kann. So ist es Wissenschaftlern beispielsweise gelungen, Herzen in eine Nährstofflösung einzubetten und sie zum Schlagen anzuregen – ohne Körper. Das klingt zwar ein bisschen nach Frankenstein, ist aber, wenn man so darüber nachdenkt, schon faszinierend.

*

Nun habe ich vorhin bereits angesprochen, dass das Herz selbst logischerweise ebenfalls Sauerstoff zum Arbeiten braucht, sich also eigenständig mit lebenswichtigen Nährstoffen versorgen muss! Unglaublich, oder? Aber wie funktioniert das? Gleich nach dem Ausgang aus dem Herzen Richtung Körper zweigen aus der Hauptschlagader zwei winzige Gefäße ab, die sogenannten Koronararterien, auch bekannt als Herzkranzgefäße. Diese kleinen Röhrchen teilen sich und werden immer feiner, sodass jede einzelne Zelle des Herzens mit Sauerstoff versorgt werden kann. Sie können sich denken, was passiert, wenn da irgendetwas nicht passt …

Können Sie nicht? Na, dann ist das ein super Einstieg für unsere erste Erkrankung: den Herzinfarkt.

HERZINFARKT

Wenn sich die Brust zusammenzieht

Der Herzinfarkt ist wohl eine der häufigsten und gefürchtetsten Erkrankungen überhaupt. Und es gibt wahrscheinlich kaum jemanden, der nicht im Kollegen- oder Freundeskreis oder in der Familie einen Menschen kennt, der schon einen Infarkt erlitten hat und dem vielleicht sogar erlegen ist. Wahrlich eine üble Sache.

Warum Herzattacken so häufig sind, lässt sich nicht in letzter Konsequenz sagen, es darf aber durchaus angenommen werden, dass die betroffenen Herzkranzgefäße eine Art Schwachstelle im menschlichen Körper darstellen. Das ist im Grunde so ähnlich wie bei einem Auto. Irgendein Teil geht nach einer bestimmten Anzahl von Kilometern als Erstes kaputt. Bei Menschen, die den mitteleuropäisch-amerikanischen Lebensstil pflegen, sind es oft ebenjene filigranen Gefäße auf der Oberfläche des Herzens.

Aber fangen wir ganz vorne an! Was ist eigentlich ein Herzinfarkt? Und wie entsteht er?

Bevor wir uns diesen wichtigen Fragen widmen, begleiten wir doch Herrn Müller ein kleines Stückchen. Denn der verkörpert alles, was besagter Lebensstil über Jahre und Jahrzehnte mit einem Menschen machen kann. Herr Müller arbeitet im Rathaus und ist dort einer von zehn Sachbearbeitern des Einwohnermeldeamtes. Tag für Tag sitzt er acht Stunden am Schreibtisch und muss sich mit den immer gleichen Problemen der Bürger seiner Stadt befassen. Dabei kann er den für sein Glück so wichtigen Dopaminspiegel im Hirn nur durch fettes und in seinen Augen gutes Essen auf einem einigermaßen erträglichen Level halten, denn andere Freuden gibt es im Alltag von Herrn Müller kaum. Weil er es oft mit Bürgerbeschwerden zu tun hat, kommen täglich Ärger und Frust auf, was zu einem behandlungsbedürftigen Bluthochdruck geführt hat. Nach Feierabend kann sich unser Herr Müller kaum noch dazu aufraffen,

Sport zu machen. Als er in den Dreißigern war, hat er sich das noch vorgenommen und jedes Silvester Besserung gelobt. Irgendwann hat er dann aber kapituliert, und so schaut unser imaginärer Durchschnittsbürger stoisch zu, wie seine Wampe immer größer wird und damit einhergehend seine Fitness immer mehr zu wünschen übrig lässt. Zum Arzt geht Herr Müller kaum, denn was der ihm sagen wird, will der Sachbearbeiter eigentlich gar nicht hören.

Eines schönen Morgens verspürt Herr Müller einen unangenehmen Schmerz im Brustbereich. Er kann die Beschwerden gar nicht richtig einordnen; es ist weniger ein Stechen, eher eine Art dumpfes Druckgefühl – so als ob ein Elefant auf ihm sitzt. Herr Müller befürchtet eine Magenverstimmung, nimmt eine entsprechende Tablette (denn es gibt nichts, was man nicht mit einer schönen weißen Pille behandeln könnte) und geht wie jeden Tag zur Arbeit.

Doch die Beschwerden werden schlimmer. Der Druck wird so unerträglich, dass jeder Atemzug Probleme macht. Da stimmt etwas nicht. Vielleicht ist es doch nicht der Magen! Weil er so furchtbar schwitzt, werden nun auch die lieben Kollegen aufmerksam. »Mann, du siehst ja gar nicht gut aus!«, sagt Herr Mayer besorgt, der sich mit Herrn Müller einen Schreibtisch teilt. »Ich ruf mal lieber den Notarzt.«

Normalerweise würde Herr Müller jetzt heftig protestieren. Aber heute geht es ihm so schlecht, dass er kaum Energie hat, sich gegen das Vorhaben des Kollegen zur Wehr zu setzen. Es dauert keine fünf Minuten, bis der Rettungsdienst – inklusive Notarzt mit schwerem Gerät – mitten im Büro des Einwohnermeldeamtes steht. Unser Patient bekommt von alldem kaum etwas mit, so schlimm sind die Schmerzen mittlerweile. Herr Müller fühlt sich hundeelend. Ihm ist schwindelig, er fiebert, und zwischendurch tritt er sogar kurz weg, nur um Sekunden später wieder aufzuwachen – nur nicht aus diesem Albtraum.

Machen wir hier einen kurzen Break. Wir werden unseren Patienten gleich noch ein bisschen weiter begleiten. Zunächst sollten wir uns aber einmal mit dem beschäftigen, was da bei unserem

Patienten vor sich geht. Denn dass es sich bei dessen Beschwerden um ein Problem mit dem Herzen handelt, sollte nicht nur aus der Kapitelüberschrift unzweifelhaft hervorgehen. Und dass so ein Infarkt sich mit dem typischen Beschwerdebild des Brustschmerzes äußert, wissen wahrscheinlich auch die meisten.

Tatsächlich gibt es aber auch viele sogenannte atypische Präsentationen der Krankheit. Dabei verspüren die Betroffenen eben nicht jenen Druck auf der Brust, der einem den Brustkorb zuschnürt, sondern leiden unter gänzlich anderen Symptomen wie beispielsweise Arm-, Kiefer-, oder Magenschmerzen. Auch Atemnot kann ein Zeichen eines Herzinfarktes sein. Besonders tückisch sind die sogenannten stillen Infarkte, bei denen die Betroffenen überhaupt nichts von ihrer schweren Erkrankung merken. Häufig sind hiervon Frauen im zweiten Lebensabschnitt betroffen, die neben einer Herzerkrankung auch noch unter Diabetes leiden. Bei der »Zuckerkrankheit« kommt es durch einen chronisch erhöhten Blutzuckerspiegel zu einer Schädigung der Nervenzellen, die wiederum dafür zuständig sind, Schmerzreize aus dem Körper ins Gehirn zu schicken. So kann es also passieren, dass ein Herzinfarkt, der eigentlich Beschwerden verursachen würde, vom Kopf gar nicht wahrgenommen wird und somit erst spät, im schlimmsten Fall zu spät, zutage tritt.

Was aber ist denn nun eigentlich dieser Infarkt? Was passiert dabei genau im Körper, und wieso kommt es zu den typischen Beschwerden?

Um das zu verstehen, müssen wir noch einmal auf das Thema Anatomie, also den Aufbau des menschlichen Herzens, zurückkommen. Wie bereits erwähnt, besteht die Aufgabe dieses Organs darin, das Blut durch den Körper zu transportieren, um den einzelnen Regionen Sauerstoff und andere wichtige Nährstoffe zuzuführen. Um dieser elementaren Aufgabe nachkommen zu können, benötigt aber auch das Herz selbst Sauerstoff – 4 % des im Blut gelösten Gases stehen allein für die Arbeit des Herzens zur Verfügung. Stellt das Organ diese Arbeit ein, dann stirbt der gesamte Körper binnen Minuten. Um jede einzelne Funktionseinheit, also Zelle, zu erreichen, ziehen sich filigrane Blutgefäße über die Oberfläche des Herzens und verästeln sich immer weiter, bis nur noch winzige Kapillaren übrig sind, durch die die Nährstoffe dann passieren können. Grob skizziert sieht das Ganze so aus:

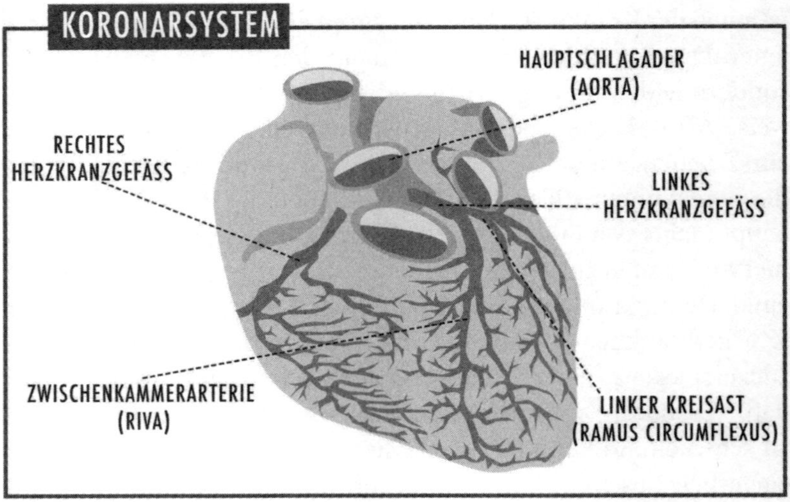

Kommt es nun zu einem Verschluss eines dieser Gefäße, dann wird die Blutzufuhr zu einem bestimmten Gebiet des Herzens unterbrochen, und der Bereich, der hinter dem Verschluss liegt, wird nicht mehr ausreichend mit Sauerstoff versorgt und kann nach kurzer Zeit nicht mehr zum Gelingen des Herzschlags beitragen. Allerdings ist die Arbeitsverweigerung nicht die schlimmste Folge einer unterbrochenen Blutzufuhr. Viel schlimmer ist, dass nach einiger Zeit nicht einmal mehr genug Energie (Sauerstoff ist sozusagen das Benzin der Zellen) zur Verfügung steht, um die einfachsten Abläufe in der Herzzelle aufrechtzuerhalten. Folge: Der Herzmuskel stirbt ab und kann seine Funktion nie wieder aufnehmen, auch nicht, wenn die Versorgung mit Sauerstoff wieder funktioniert.

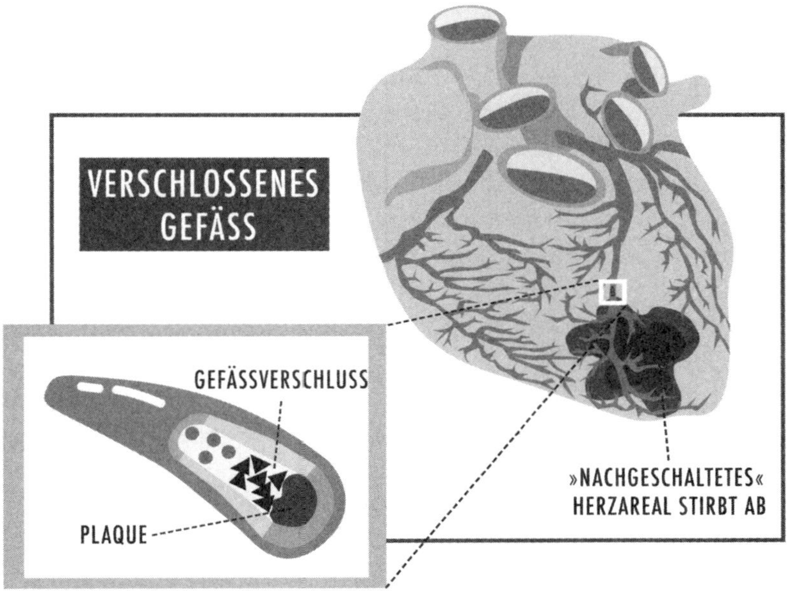

Für eine Unterbrechung der Blutzufuhr gibt es verschiedene Gründe. Am häufigsten allerdings ist eine Krankheit mit dem Namen KHK dafür verantwortlich. Was sich hinter diesen drei Buchstaben verbirgt, werden wir im nächsten Kapitel klären. Nun aber zurück zu Herrn Müller.

Auch bei ihm funktioniert die Versorgung des Herzens mit Nährstoffen und Sauerstoff nicht mehr richtig – ein Herzinfarkt ist die unmittelbare Folge. Die Beschwerden, also das typische Druckgefühl im Brustbereich, werden übrigens durch Nervenzellen ausgelöst, die das Organ durchziehen und dafür zuständig sind, dem Gehirn ein Notsignal zu senden, wenn etwas nicht in Ordnung ist. Man nennt dieses Symptom Angina pectoris – Brustenge. Dass manche Menschen Schmerzen im linken Arm oder im Kiefer haben, liegt daran, dass die Nervenbahnen nicht direkt vom Herzen ins Hirn gehen, sondern im Rückenmark nochmals verschaltet werden. Hier bündeln sich dann nicht nur die Impulse aus dem Herzen, sondern eben auch die aus anderen Körperregionen, wie beispielsweise dem linken Arm, und ziehen gemeinsam in Richtung Hirn. Dem wiederum fällt es zuweilen schwer, den Ursprung des Schmerzes genau zu identifizieren.

Herr Müller indes wird durch den Notarzt gut betreut. Tatsächlich steht der aber auch vor einer großen Herausforderung, denn nicht jeder Patient, der Brustschmerzen verspürt, hat auch gleich einen Herzinfarkt.

Wie also kann der Notarzt nun herausbekommen, was hier los ist? Dafür gibt es mehrere Möglichkeiten. Die erste und auch einfachste ist das EKG, das sogenannte Elektrokardiogramm. Hier werden die Ströme, die vom Herzen erzeugt werden und dafür sorgen, dass es sich ungefähr einmal pro Sekunde zusammenzieht, auf der Körperoberfläche durch Elektroden registriert und grafisch umgewandelt.

Die daraus resultierende Kurve gibt dem Arzt Aufschluss über den Zustand von Herrn Müllers Herz. Übrigens ist es ganz schön kompliziert, ein EKG gut lesen zu können – dafür braucht es oft jahrelange Übung. Tatsächlich kann ein Arzt in den verschiedenen Herzkurven aber eindeutige Zeichen eines Infarktes erkennen. Leider gibt es aber auch Infarkte, bei denen das EKG ganz normal aussieht oder nur unspezifische Veränderungen aufweist. In diesem Fall wird der Notaufnahmearzt das Blut des Patienten so schnell wie möglich auf die sogenannten Troponine untersuchen. Dabei handelt es sich um das, was allgemein als »Herzwerte« bekannt ist. Sterben Herzmuskeln ab, wie es bei einem Herzinfarkt ja in großem Umfang der Fall ist, dann lösen sich die Untereinheiten des Organs langsam auf und geben ihren Inhalt ins Blut ab. Bestimmte Teilchen, sogenannte Enzyme, kann man mittels einer Blutuntersuchung nachweisen und so einen Herzinfarkt erkennen, der nicht im EKG sichtbar ist.

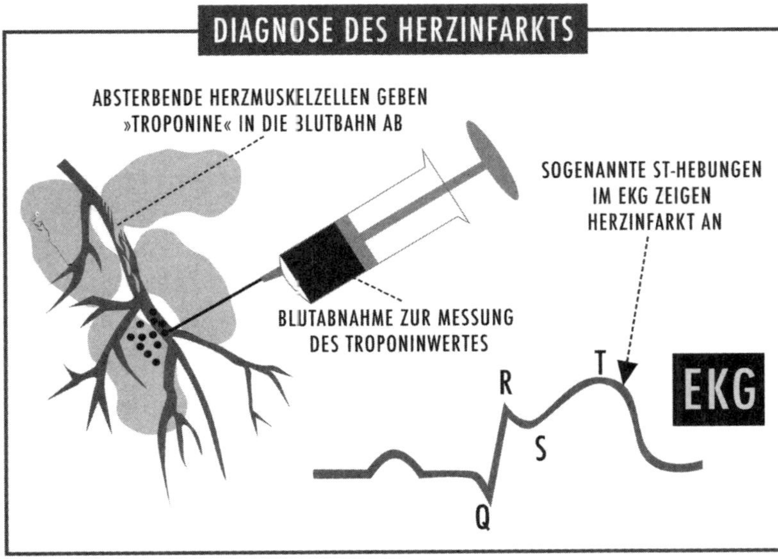

Im Fall von Herrn Müller weist schon das EKG eindeutig auf einen Infarkt hin, was den Notarzt dazu veranlasst, die Dinge jetzt ordentlich zu beschleunigen.

»Jetzt muss es schnell gehen!«, sagt er zu Herrn Müller, und zu dem ihn begleitenden Rettungsassistenten: »Besorg uns schon mal einen Platz im Katheter-Labor.« Als Nächstes legt der Arzt eine Infusion an. Dabei führt er mittels einer Nadel einen ungefähr 4 cm langen Schlauch in eine Vene an der Hand oder am Arm ein. Über diesen Schlauch werden nun Medikamente verabreicht, die verhindern, dass der Infarkt weiterwächst. Zwar kann man das Problem allein dadurch leider nicht beheben, jedoch erkaufen diese Medikamente Herrn Müllers Herz ein kleines bisschen Zeit. Und die wird nun dafür genutzt, so schnell wie möglich und mit Tatütata in die nächste Herzklinik zu düsen. Tatsächlich kann es sein, dass nicht das nächstgelegene Krankenhaus Ziel der Reise ist. Oft gibt es in kleineren Häusern nämlich nicht die nötigen Spezialgeräte, um das Herz und damit das Leben zu retten.

Als Herr Müller nach zehn Minuten im Krankenhaus ankommt, geht es ihm schon wieder etwas besser, denn unter den Medikamenten, die der Notarzt gespritzt hat, waren auch ein paar Schmerzmittel, die den Druck auf der Brust mindern. Die Ärzte und Pfleger im

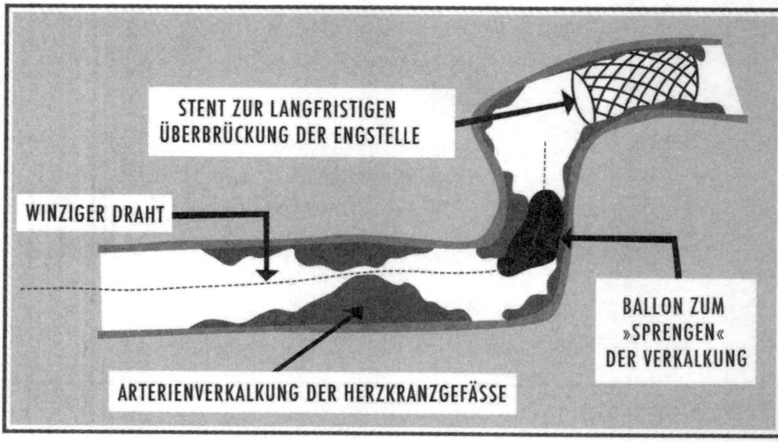

Krankenhaus wurden durch die Rettungsleitstelle bereits über den neuen Patienten informiert und stehen schon Spalier. Herr Müller wird sofort in einen großen Raum gebracht, der ein bisschen aussieht wie ein Operationssaal. In der Mitte steht ein großer Tisch, der an eine Menge kompliziert aussehender Apparate angeschlossen ist. Hier wird der diensthabende Kardiologe (Herzarzt) das verschlossene Herzkranzgefäß nun wieder öffnen. Dafür wird Herrn Müller ein kleiner Draht über eine Arterie im Arm oder in der Leiste bis vor zum Herzen geschoben. Mit einem speziellen Medikament und mit einem Röntgengerät können die Ärzte nun die Herzkranzgefäße sichtbar machen und das Herz auf diese Weise sogar beim Schlagen beobachten.

Ist der Verschluss im Gefäß gefunden, wird der dünne Draht durch die Engstelle geschoben. Mithilfe eines Ballons können die Ärzte diese dann im wahrsten Sinne des Wortes wegsprengen und, damit sich das Gefäß nicht erneut verschließt, eine kleine Drahtbrücke – einen sogenannten Stent – darübersetzen. Gelingt es den Ärzten nicht, den winzigen Draht durch die Engstelle zu schieben, so muss wohl oder übel eine Bypass-Operation durchgeführt werden. Bei dieser langen und komplizierten Operation am offenen Herzen wird das verschlossene Gefäß mittels einer »Prothese« überbrückt, für die meist eine Vene aus dem Bein entnommen wird.

Klingt doch alles ziemlich schwerwiegend, was? Tatsächlich ist es das auch, denn ein Herzinfarkt ist ja keine Kleinigkeit. Herr Müller hat Glück und übersteht das Ganze halbwegs unbeschadet. Eine Ultraschalluntersuchung des Herzens, eine sogenannte Echokardiographie, zeigt ein paar Tage später, dass sein Herz noch ganz ordentlich schlägt. Jetzt ist es für unseren Patienten aber wirklich an der Zeit, seinen Lebensstil zu ändern. Zusätzlich muss Herr Müller ab jetzt noch eine ganze Ladung neuer Tabletten nehmen, um die Risikofaktoren, die einen Herzinfarkt begünstigen, in den Griff zu bekommen. Denn den erleidet man ja meistens nicht einfach so. Er ist eine Komplikation, beziehungsweise die schlimmste Stufe einer Erkrankung namens »Koronare Herzkrankheit«, kurz KHK. Um dieses Leiden und um die Faktoren, die es auslösen, geht es im nächsten Kapitel.

KORONARE HERZKRANKHEIT

Stau auf der Autobahn des Lebens

Kommen wir noch einmal zurück zu Herrn Müller. Der Arme ist geradezu ideal dafür geeignet, eine Vielzahl von Herzproblemen zu veranschaulichen. Im Prinzip ist er ja nichts anderes als der traurige Durchschnitt einer Gesellschaft, die den Bezug zum eigenen Körper und entsprechend zur eigenen Gesundheit verloren hat. Viele von uns haben einen Herrn Müller in sich, oder wir laufen Gefahr, zu einem zu werden, wenn wir nicht regelmäßig etwas dagegen tun. Denn im Grunde genommen ist unser Körper einfach nicht geschaffen für die westliche Lebensweise. Und das sage ich nicht, weil ich ein überzeugter Esoteriker bin – mitnichten.

Allerdings hat sich der Homo sapiens sapiens, der wir heute immer noch sind, auch durch seine Fähigkeit entwickelt, mit einem gewissen Mangel an Nahrung klarzukommen – unser ganzer Organismus ist darauf ausgerichtet, auch dann zu überleben, wenn mal kein Futter im Überfluss vorhanden ist. Demzufolge müssen wir heute einige Krankheiten wohl als Konsequenz eines »falschen« oder, neutraler gesagt, nicht zur ursprünglichen Ausrichtung unseres Körpers passenden Lebensstils betrachten. Denn das Bäuchlein, das unser lieber Herr Müller mit sich herumschleppt, kommt ja nicht von ungefähr.

Und weil der Mann jetzt schon so viele Seiten lang den Buhmann für uns spielen musste, nehmen wir ihn jetzt einfach einmal mit uns auf eine Reise in die Vergangenheit und machen aus dem Schreibtischtäter Müller den Steinzeitmenschen Müller. Der bearbeitet keine Anträge frustrierter Stadtbewohner, sondern springt fröhlich durch die Savanne Afrikas, immer auf der Suche nach einem Happen zu essen. Zusätzlich zur Nahrungssuche muss unser Steinzeitmüller aber noch darauf achten, nicht von irgendeinem gefräßigen Untier zum Frühstück verspeist zu werden. Die Devise lautet also:

immer unterwegs sein – wer rastet, der … wird zerfleischt. Keine sonderlich verlockende Vorstellung, oder?

Aber lange muss unser Herr Müller diesen Zustand auch nicht mehr ertragen, denn mit seinen über 40 Lenzen ist der Gute schon ein richtiger Stammesältester, starb man doch früher noch vor dem Einsetzen der leidigen Alterswehwehchen. Weil der Tag heiß und die Arbeit anstrengend ist, braucht Herr Müller nun endlich mal was zu futtern. Leider findet sich aber einfach kein Leckerbissen zwischen den Gräsern der Steppe – so ein Ärger aber auch. Trotzdem bedeutet das nicht gleich den Tod für unseren Steinzeitmenschen, verfügt sein Körper doch über die segensreiche Eigenschaft, einen Teil der gerade nicht benötigten Nahrung im Körper zu speichern, in Form von Fett. Darauf kann in schlechten Zeiten zurückgegriffen werden, sodass Steinzeitmüllerchen noch genug Energie zur Verfügung steht. Tagelang kann er ohne Nahrung auskommen und trägt trotzdem keinen ernsthaften Schaden davon.

Doch die Zeit verging, und die Umstände änderten sich. Besonders krass ging diese Veränderung aber erst in den letzten paar Jahrzehnten vonstatten. Aus Nahrungsmittelknappheit wurde plötzlich, viele Tausend Jahre später, ein Nahrungsmittelüberschuss. Nur der menschliche Körper änderte sich nicht – jedenfalls nicht so schnell. Er nahm seine Eigenschaften mit in die »neue Zeit«, und was früher ein handfester Überlebensvorteil war, wuchs sich plötzlich zu einem Problem aus, ja machte krank. Denn der menschliche Körper weiß ja nicht, in welchem Jahrhundert er gerade lebt. Sein metabolisches »Grundprogramm« kann nicht so schnell umgeschrieben werden, weshalb wir immer noch auf Nahrungsmittelknappheit ausgelegt sind. Der plötzliche Überfluss führt nun dazu, dass unser Körper eine Menge Energie speichert, nämlich all die überflüssige. Klar, es gibt auch ein paar Glückliche, die essen können, was sie wollen, und trotzdem nicht dick werden. Denen sei aber gesagt: Vor ein paar Tausend Jahren wärt ihr echt aufgeschmissen gewesen. Denn welche Form der Energiespeicherung wählt der menschliche Körper? Na klar: das Fett, insbesondere das am Bauch.

Und so drückt das Wort »Wohlstandsbäuchlein« ziemlich genau aus, um was es sich handelt: eine Krankheit des Überflusses. Und damit nicht genug. Die westliche Nahrung besteht zum Großteil aus Zucker. Dieser kann nicht nur wunderbar in Speicherfett umgewandelt werden, nein, er hat auch noch einen ganz anderen Effekt: Ein Übermaß führt nämlich zu Diabetes. Zum genauen Zusammenhang kommen wir später noch. Im Moment ist erst einmal wichtig, dass Diabetes, erhöhte Blutfettwerte, Speckgürtel ums Bäuchlein und Bluthochdruck ein Krankheitsbild ergeben, das man gemeinhin als metabolisches Syndrom bezeichnet. Vor allem der hohe Blutdruck passt hier ganz gut ins Bild. Ziehen wir dafür noch einmal kurz unseren modernen Herrn Müller heran; nicht nur, dass er kaum Sport gemacht und viel zu ungesund gegessen hat, er musste sich berufsbedingt auch noch immer über irgendetwas aufregen – über den Chef, die Bürger oder die Ehefrau, egal, immer war er auf hundertachtzig. Die ganze Aufregung führt dazu, dass ständig Stresshormone ausgeschüttet werden, die den Blutdruck erhöhen, der dann irgendwann einfach oben bleibt, eben auf hundertachtzig – auch im Ruhezustand. Sehr ungesund!

Ärzte fassen die folgenden Risikofaktoren oft als »Big Five« zusammen: hoher Blutdruck, erhöhte Blutfettwerte, gestörte Glukosetoleranz (Extremform: Diabetes), familiäre Prägung (Eltern hatten schon in jungen Jahren Herzprobleme) und die leidige Angewohnheit des Rauchens.

Es sind nämlich genau diese fünf Faktoren, die eine koronare Herzerkrankung – und genau um die geht es ja in diesem Kapitel – extrem begünstigen.

Um Ihnen besser verständlich zu machen, worum es sich da genau handelt, möchte ich Sie bitten, sich das Innere eines Herzkranzgefäßes vorzustellen. Das sind ganz dünne Adern, deren Wände aus drei Schichten bestehen. Die innere Schicht wird als Gefäßhäutchen bezeichnet und kleidet die Kranzader gänzlich aus. Sie ist schön glatt und sorgt dafür, dass das Blut möglichst ungehindert fließen kann. In der Mitte befindet sich eine Muskelschicht, die der Arterie den nötigen Halt verleiht, und ganz außen sorgt die Gefäßaußenwand für die notwendige Fixierung der Arterie ans umliegende Gewebe. Ein raffinierter Mechanismus also.

Normalerweise gleiten die Blutkörperchen ungehindert durch die Herzkranzgefäße, ähnlich wie Kinder in einer großen Wasserrutsche. Steigt aber, bedingt durch Alltagsstress und ständiges »auf hundertachtzig sein«, der Blutdruck, so kann es zu winzigen Einrissen in der Gefäßinnenwand kommen. Das führt dazu, dass die mittlere der drei Schichten – die Muskelschicht also, die der Arterie Halt gibt – mit dem Blut in Berührung kommt. Dort befinden sich aber nicht nur Muskelzellen, sondern auch sogenannte Makrophagen. Das sind Abwehrzellen, die, wie der Name schon sagt, für die Abwehr von feindlichen Organismen zuständig sind. Diese Makrophagen sind ebenso »fetthungrig« wie ihr entsprechender Besitzer (der Mensch). Das »gefettete« Blut ist ein wahrer Leckerbissen für die hungrigen Kerlchen, weshalb sie sich so richtig satt essen. Die Makrophagen fressen sich ihren eigenen kleinen Speckbauch an. »Fette« Makrophagen heißen Schaumzellen. Passiert das alles über einen längeren Zeitraum, so verkalken die Schaumzellen langsam und werden zu sogenannten Plaques – nicht zu verwechseln mit der Plaque auf ungeputzten Zähnen. Diese Gefäßplaques sind im wahrsten Sinne des Wortes richtig harte Dinger. Sie fühlen sich fast ein bisschen an wie Kalk. Es ist also gut nachvollziehbar, dass die Gefäße nach und nach zuwachsen – oder eben »verkalken«.

Wichtig ist, dass es noch zahllose andere Möglichkeiten gibt, wie so ein Blutgefäß verstopfen kann. Außerdem habe ich den Mechanismus sehr einfach erklärt. Er ist unglaublich viel komplexer, und einige Schritte sind auch von Wissenschaftlern noch nicht verstanden. Aber es geht überhaupt nicht darum, Ihnen genau zu erklären, welche Moleküle wo zu was führen. Wichtig ist das Resultat. Und das besteht eben darin, dass sich die Gefäßwände verdicken und damit den Durchmesser verringern, der dem Blut zum ungehinderten Fluss zur Verfügung steht, was zwangsläufig dazu führt, dass in einer bestimmten Zeit viel weniger Blut fließen kann.

Sie können sich das ungefähr so vorstellen, als ob man eine dreispurige Autobahn auf eine Fahrbahn verengt (die Vollsperrung wäre dann der Herzinfarkt). Das macht mitten in der Nacht, wenn keine Lkws unterwegs sind und allgemein kaum Verkehr ist, nicht besonders viel aus. Genauso ist das beim Menschen. Am Anfang merkt der Betroffene gar nicht viel. Der normale Stoffwechsel im Herzen kann problemlos ablaufen, benötigt der doch nur einen Teil des zur Verfügung stehenden Blutes. Kritisch wird es erst, wenn der Patient plötzlich einer schweren körperlichen Arbeit nachgeht. Oder, um bei unserem Autobahnbeispiel zu bleiben, wenn in der Rushhour ein überdurchschnittlich hohes Verkehrsaufkommen herrscht. In diesem Fall hat die Reduzierung der Fahrspuren eine simple Konsequenz: Stau.

Genauso ist das im menschlichen Herzen auch. Was auf der Autobahn aber nur zu einer ärgerlichen Verspätung führt, hat beim Menschen ernste Folgen. Bedingt durch den gehemmten Blutfluss kann das Herz nämlich den zusätzlichen Sauerstoff, der bei Anstrengung nun einmal benötigt wird, nicht zur Verfügung stellen. Die Konsequenz der ganzen Misere hat einen Namen, den wir weiter oben schon einmal angesprochen haben: Angina pectoris. Bei diesem Symptom handelt es sich, wie gesagt, um ein Gefühl der Enge in der Brust. Tritt es bei körperlicher Anstrengung auf, so sprechen die Ärzte von Belastungs-Angina – ein deutliches Zeichen für einen drohenden Herzinfarkt. Kommt ein Patient mit solchen Beschwerden zum Arzt, so wird der umgehend handeln. Als Erstes wird ein EKG geschrieben und Blut abgenommen, beides, um auszuschließen, dass bereits ein Infarkt vorliegt. Bleiben diese beiden Untersuchungen ohne Ergebnis, wird der Arzt weitere Tests veranlassen, allen voran einen Ultraschall vom Herzen (eine Echokardiographie) sowie eine sogenannte Ergometrie.

Bei letzterer Untersuchung sprechen viele Menschen davon, dass sie »aufs Rad« müssen. Und in der Tat wird der Betroffene auf eine Art Fahrrad gesetzt (oder alternativ auf ein Laufband gestellt), auf dem er dann so richtig in die Pedale treten darf. Währenddessen können die Ärzte die elektrische Aktivität des Herzens im Auge behalten und sich zugleich ein Bild von Herzfrequenz und Blutdruck machen. Bei dieser Untersuchung versucht man genau das zu provozieren, was zu den Beschwerden des Patienten führt, indem man ihn einfach so lange strampeln lässt, bis das Herz so hart arbeiten muss, dass mehr Nährstoffe verbraucht werden, als durch die verstopfte »Autobahn« angeliefert werden können. Diesen Zustand können die Ärzte im EKG sehen. Und dann gilt es zu handeln, denn jetzt droht ein Herzinfarkt. Der Patient wird zügig einen Termin in ebenjenem Herzkatheter-Labor bekommen, von dem vorhin schon die Rede war. Hier versuchen Spezialisten, die verstopften Gefäße zu säubern – ganz wie bei einem Rohrreiniger.

Aber die Herzkatheter-Untersuchung allein reicht nicht, um die koronare Herzkrankheit in den Griff zu bekommen. Denn tatsächlich können auch Stents (also die kleinen Röhrchen, die über eine Engstelle gelegt werden) erneut verstopfen. Außerdem kann die Verkalkung an anderen Teilen des Gefäßsystems ansetzen und auch dort wieder Probleme auslösen. Also gilt es, die Ursachen zu bekämpfen. Das passiert meist durch eine Kombination aus Fettsenkern, einem gesünderen Lebensstil, Tabletten gegen den hohen Blutdruck sowie dem Verzicht auf die Zigarette danach. Außerdem gilt es, einen eventuellen Diabetes in den Griff zu bekommen. Manchmal, wenn das Herz durch die Krankheit schon so angegriffen ist, dass es nur noch mit sehr eingeschränkten Kraftreserven arbeiten kann, müssen zusätzlich Medikamente eingenommen werden, die zur Entlastung der Pumpe beitragen. Da wäre zum Beispiel das Aspirin®. »Warum«, fragen mich immer wieder Patienten, »muss ich ein Schmerzmittel einnehmen, wo ich es doch am Herzen habe?« Die Antwort ist so einfach wie verblüffend: Aspirin®, dessen Wirkstoff die sogenannte Acetylsalicylsäure ist, wirkt nicht nur als schwaches Schmerzmittel gut, sondern hat auch noch einen angenehmen Nebeneffekt: Schon die einmalige Einnahme führt nämlich dazu, dass sich unsere Blutplättchen nicht mehr effektiv aneinanderkleben können.

Um das ordentlich zu erklären, muss ich etwas weiter ausholen. Das menschliche Blut besteht grundsätzlich aus drei Arten von Blutzellen: den weißen und roten Blutkörperchen sowie den Blutplättchen. Jeder dieser kleinen Freunde hat eine ganz eigene Aufgabe. Während die weißen Blutkörperchen für die Abwehr von Krankheiten zuständig sind, kümmern sich die roten um den Transport von Sauerstoff. Die Blutplättchen wiederum sind die Handwerker unter den Zellen. Reißt irgendwo ein Gefäß ein, kümmern sie sich um dessen Reparatur.

Nun können Gefäßverletzungen auf ganz unterschiedliche Art zustande kommen. Nehmen wir zum Beispiel an, Sie schneiden sich in den Finger. Sofort fangen Sie an zu bluten. Dank der Blutplättchen fließt aber schon nach kurzer Zeit kein Blut mehr – ein Grind entsteht. Zwar ist der sogenannte Gerinnungsvorgang tatsächlich ungleich komplizierter – grundsätzlich funktioniert ohne die Plättchen aber so gut wie nichts. Wenn Sie nun daran denken, wie es zu einer koronaren Herzerkrankung kommt, dann werden Sie sich erinnern, dass das Gefäßhäutchen durch die verschiedenen negativen Einflüsse verletzt wird und es zur Bildung von kalkartigen Plaques kommt, die den Durchmesser des Herzkranzgefäßes verringern. Diese Kalkablagerungen können von Zeit zu Zeit aufbrechen.

Und was machen die Blutplättchen in so einem Fall? Für die bedeutet das: hin zur »Verletzung« und reparieren, was das Zeug hält! Dumm nur, dass so wenig Platz ist. Die Blutplättchen lagern sich nämlich an der Kalkablagerung an und versuchen, das vermeintliche Loch im Gefäß zu stopfen. Dadurch wiederum verringert sich der Durchmesser des Gefäßes noch mehr – manchmal verschließt es sich dabei komplett, was zwangsläufig zum Herzinfarkt führt.

Um dem vorzubeugen, verabreichen Ärzte Aspirin® oder ein anderes Medikament mit dem gleichen Wirkstoff. Durch seine plättchenhemmende Wirkung kann das Medikament einem Herzinfarkt aktiv vorbeugen.

So, jetzt haben Sie eine ganze Menge rund um die Blutversorgung des Herzens und auch über mögliche Störungen derselben gelernt.

Wenn Sie das nächste Mal hören, dass jemand einen Herzinfarkt hatte, können Sie sich genau vorstellen, was das eigentlich bedeutet.

Aber nicht nur die Probleme in der Versorgung eines unserer wichtigsten Organe mit Sauerstoff kann katastrophale Folgen für unsere Gesundheit haben. Auch Fehler bei der Steuerung des Blutflusses können, selbst wenn ihnen nur ein unbedeutend erscheinender Defekt, manchmal ausgelöst durch eine banale Mandelentzündung, zugrunde liegt, schwerwiegende Folgen für den Betroffenen haben.

HERZKLAPPENERKRANKUNGEN

Die Richtung muss stimmen

Ich habe die überaus wichtige Aufgabe der Herzklappen für die Funktion unseres Kreislaufsystems bereits kurz angedeutet. Zur Erinnerung: Dies waren die Türen, die den Warteraum vor der Achterbahn öffnen und wieder verschließen, damit niemand unbefugt in den Gleisbereich kommt, während die Bahn fährt. Ohne sie wäre das menschliche Leben, so wie wir es kennen, nicht vorstellbar, denn sie bestimmen die Richtung, in die das Blut fließt. Das Zusammenziehen des Herzmuskels allein reicht nicht aus, um einen ordentlichen Blutdruck aufzubauen. Stellen Sie sich das Ganze am besten einmal so vor: Was wäre, wenn wir nicht mit Herzklappen ausgestattet wären? Im Prinzip würde dann die gesamte Pumpleistung des Herzens schlicht verpuffen, weil das Blut mit der gleichen Intensität durch alle Arterien und Venen gleichzeitig gedrückt und nicht mehr dort ankommen würde, wo es auch tatsächlich gebraucht wird.

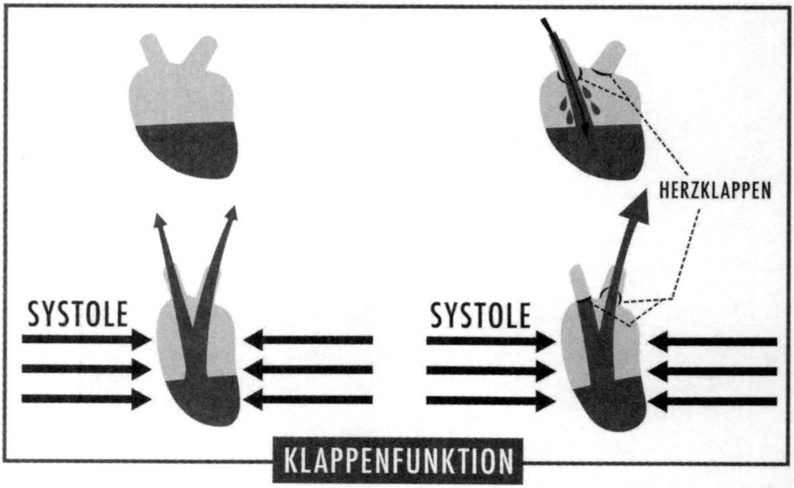

Um also einen optimalen Blutfluss zu gewährleisten, müssen die Herzklappen reibungslos funktionieren, oder andersherum ausgedrückt: Schon ein kleiner Defekt an einer der vier Klappen kann zu schweren körperlichen Beeinträchtigungen führen. Aber was genau bedeutet »Defekt« in diesem Zusammenhang eigentlich?

Im Prinzip ist das ganz einfach, denn eine Herzklappe kennt eigentlich nur zwei Zustände: offen oder geschlossen. Ist die Klappe geöffnet, dann kann Blut fließen, ist sie zu, dann wird Blut daran gehindert, in die entsprechende Richtung zu fließen. Durch diese beiden Zustände können die vier Klappen die Flussrichtung unseres Blutes festlegen – und dass die stimmt, ist ganz wichtig. Weil es eben nur zwei Funktionen gibt, die so eine Klappe ausführen muss (Durchlassen und Abschotten), gibt es eben auch nur zwei Dinge, die bei der ganzen Angelegenheit schiefgehen können: Entweder die Herzklappe schließt nicht ordentlich (man nennt das »Insuffizienz«), oder sie geht nicht weit genug auf (»Stenose«). Weil wir

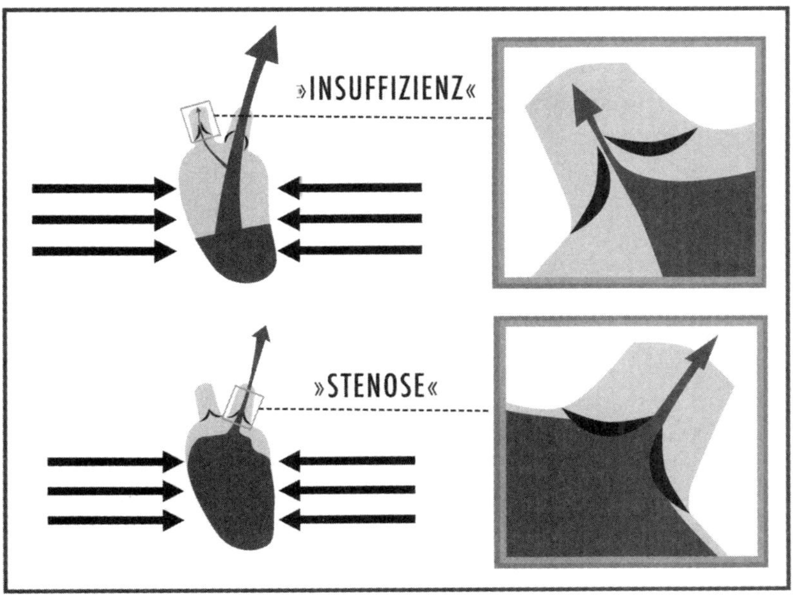

vier Herzklappen haben, gibt es also prinzipiell acht Erkrankungen der Herzklappen.

So, das war jetzt alles ganz schön viel auf einmal. Tatsächlich tun sich sogar Medizinstudenten manchmal schwer mit diesen verflixten Herzklappenerkrankungen. Und weil auch nicht alle acht Erkrankungen gleich häufig auftreten, konzentrieren wir uns im Folgenden auf den wohl gefährlichsten Herzklappenfehler, die sogenannte Aortenklappenstenose.

Bevor wir uns aber darauf stürzen, müssen wir noch die Frage beantworten, wie es überhaupt zu dieser Art der Erkrankung kommen kann. Was macht aus einer gesunden Herzklappe eine kranke? Im Prinzip unterscheiden wir zwischen angeborenen und erworbenen Herzklappenfehlern. Einige Babys werden nämlich leider mit nicht ganz fertig gebildeten Klappen geboren und benötigen hier relativ schnell Hilfe. Der überwiegende Teil der Fehler entwickelt sich aber erst im Laufe der Zeit.

Erinnern Sie sich noch an die Verkalkung der Gefäße? Man nennt sie auch Arteriosklerose. Diese unbarmherzige Degeneration kann nicht nur die Herzkranzgefäße betreffen, sondern schlägt auch oft in anderen Teilen unseres Herz-Kreislauf-Systems zu. Und dazu gehören eben auch die Herzklappen. Beginnen die zu verkalken, so büßen sie ihre Funktionsfähigkeit nach und nach ein, werden fest und hart. Ein gesunder Lebensstil und der Verzicht aufs Rauchen können sich hier sehr positiv auswirken.

Früher, als die Menschen noch nicht so alt wurden, dass ihr ganzer Körper nach und nach verkalkte, gab es allerdings auch bei relativ jungen Menschen bereits schwerwiegende Erkrankungen der Herzklappen. Etwas anderes setzte damals den so wertvollen kleinen Kerlen mächtig zu: das rheumatische Fieber. Hierbei kommt es ein paar Wochen nach einer harmlosen Infektion der oberen Atemwege (beispielsweise der Mandeln) mit bestimmten Bakterien zu einem zweiten Fieberschub, der dann das Herz – und hier insbesondere die Klappen – angreift. Dank moderner Antibiotikatherapien beobachten wir eine solche Erkrankung heute zum

Glück nur noch selten. Der überwiegende Teil der Herzklappenerkrankungen tritt wirklich als Folge der sogenannten Degeneration, also der Verkalkung, auf. Aber jetzt genug der Theorie. Wie sieht so etwas eigentlich in der Praxis aus? Über welche Beschwerden klagen Menschen mit Herzklappenfehlern?

Aortenklappenstenose

Ich habe eine gute Nachricht für Sie! Unser Herr Müller hat nicht nur die Steinzeit überlebt, sondern auch den Herzinfarkt, der ihm gerade so zugesetzt hat. Mittlerweile ist der Gute hornbeinalt und bereitet gerade die Feierlichkeiten zu seinem 80. Geburtstag vor. Nach dem ersten Herzinfarkt hat Herr Müller sein Leben radikal geändert. Schluss mit dem Rauchen, kein fettes Essen mehr; ausgedehnte Spaziergänge und die regelmäßige Einnahme seiner Medikamente gehören nun zum täglichen Programm des Rentners (mittlerweile ist also auch das regelmäßige »sich aufregen« aus der Welt). Der Herzinfarkt war wirklich ein Warnschuss vor den Bug unseres Freundes.

Weil morgen die große Geburtstagsparty anlässlich seines 80. ansteht, beschließt Herr Müller, heute mal wieder sein Fahrrad hervorzuholen und ordentlich in die Pedale zu treten. Die Feier wird sicher stressig, und so kann es nicht schaden, sich vorher etwas Entspannung zu verschaffen.

Außerdem hat Herr Müller sein Fahrrad in den letzten Wochen ziemlich oft stehen lassen, ja, er ist fast ein bisschen faul geworden. Aber eine solche Einstellung rächt sich im Alter doch sehr schnell, denn bereits nach zwei Monaten ohne Training verspürt der Rentner beim Treppensteigen eine leichte Atemnot. Also – rauf aufs Rad und die Fehler der Vergangenheit wiedergutmachen. Die drei Kilometer um den nahen Weiher tun Herrn Müller auch richtig gut. Er fühlt sich entspannt und ausgepowert, als er sich an einer Imbissbude ein Radler gönnen möchte – natürlich alkoholfrei. Die regelmäßige sportliche Betätigung hat ihm wirklich gefehlt. Herr Müller stellt das Rad im dafür vorgesehenen Ständer ab, nimmt seinen Rucksack vom Rücken, um die Geldbörse hervorzukramen, und ... fällt ohnmächtig um.

So richtig kommt der Rentner erst wieder zu sich, als sich schon Notarzt und Rettungsteam seiner angenommen haben. Schon wieder – dabei wollte er doch eigentlich nicht noch mal einen Rettungswagen von innen sehen müssen. Bevor ihm klar wird, was eigentlich genau passiert ist, befindet sich unser armer Herr Müller erneut auf dem Weg ins Krankenhaus. Der Gute muss aber auch wirklich eine Menge über sich ergehen lassen. In der Notaufnahme wird der Patient untersucht und befragt. Sofort fällt dem zuständigen Arzt ein Herzgeräusch auf, und ein paar Minuten später ist klar: Herr Müller leidet an einer ausgeprägten Aortenklappenstenose.

An diesem Punkt unterbrechen wir unsere Geschichte kurz, denn wir müssen dringend klären, was genau eine Aortenklappenstenose ist. Erinnern Sie sich noch einmal an das, was Sie bereits wissen: Die Aortenklappe sorgt dafür, dass unser Blut ungehindert in Richtung Organe (Hirn, Darm und so weiter) fließen kann, während sich das Herz zusammenzieht. Außerdem ist sie dafür zuständig, dass das Blut nicht wieder zurückschwappt, wenn das Herz sich entspannt. Bei der Aortenklappenstenose ist diese Herzklappe verengt. Um besser zu verstehen, was genau das bedeutet, möchte ich nochmals auf das Beispiel mit der Autobahn zurückkommen – diesmal jedoch nicht in Analogie zu den Kranzgefäßen, sondern zur Herzklappe. Das Prinzip bleibt aber das gleiche. Verengt sich eine dreispurige plötzlich auf eine einspurige Straße, dann verringert sich die Zahl der Autos, die pro Minute passieren können, massiv.

Genauso verhält es sich auch im Herzen. Die Menge an Sauerstoff und Nährstoffen, die dem Körper und seinen Organen zur Verfügung gestellt werden kann, reduziert sich, weil die Öffnung der Aortenklappe verengt ist. Das hat für den Betroffenen ein paar ziemlich ernste Folgen, denn der Körper ist ja auf das Blut angewiesen. Im Anfangsstadium der Erkrankung bemerkt der Patient erst einmal nicht viel. Vielleicht ist die Luft schneller weg als sonst, mehr aber nicht. Auch bei maßvoller sportlicher Aktivität wie dem Fahrradfahren spielt die Pumpe anfangs noch mit. Aufgrund komplizierter Regulationsmechanismen kann das Herz die reduzierte Klappenöffnungsfläche noch irgendwie kompensieren.

Problematisch wird es, wenn auf den Sport die Entspannung folgt. Die Kompensationsmechanismen fallen weg, und plötzlich kommt viel weniger Sauerstoff im Hirn an, als es braucht. Die Folge: Der Betroffene wird kurzzeitig ohnmächtig. Oft passiert das, wie im Falle von Herrn Müller, direkt nach der sportlichen Betätigung. Schreitet die Erkrankung weiter fort und wird nicht behandelt, so kommt es zu einem Stau des Blutes im Herzen, in unserem Fall in der linken Herzkammer. Nicht alles Blut, das hineinfließt, kann auch sofort wieder hinausgepumpt werden. Wenn dann immer mehr Blut dazukommt und der Körper keine Kompensation mehr entgegenzusetzen hat, dann müssen die kleinen Gefäße der Lunge für die Speicherung des überschüssigen Blutes herhalten. Um bei unserem Autobahnbeispiel zu bleiben: Die Menschen hören im Radio von einem Stau und versuchen, den durch vorzeitiges Abfahren und das Ausweichen auf Landstraßen zu umgehen. Anfangs funktioniert das auch. Wenn dann aber zu viele Fahrer auf diesen durchaus nachvollziehbaren Gedanken kommen, sind auch die Umgehungsstraßen zu.

Für das Herz ist die »Umgehungsstraße« die Lunge, und der Blutstau führt dazu, dass sich deren Bläschen (zum genauen Aufbau der Lunge später mehr) nach und nach mit Wasser füllen. Die Folge: Atemnot, bis hin zum sogenannten Lungenödem, dem klassischen »Wasser in der Lunge« – einem Krankheitsbild, das im Endstadium vieler Krankheiten auftritt.

Mittels eines Ultraschallgerätes kann man bei Herrn Müller eindeutig feststellen, was die Ursache seiner Beschwerden ist, obwohl der findige Arzt die defekte Klappe mithilfe des Stethoskops ja sogar hören konnte – bevor es den Ultraschall als diagnostische Methode gab, die einzige Möglichkeit, eine derartige Erkrankung

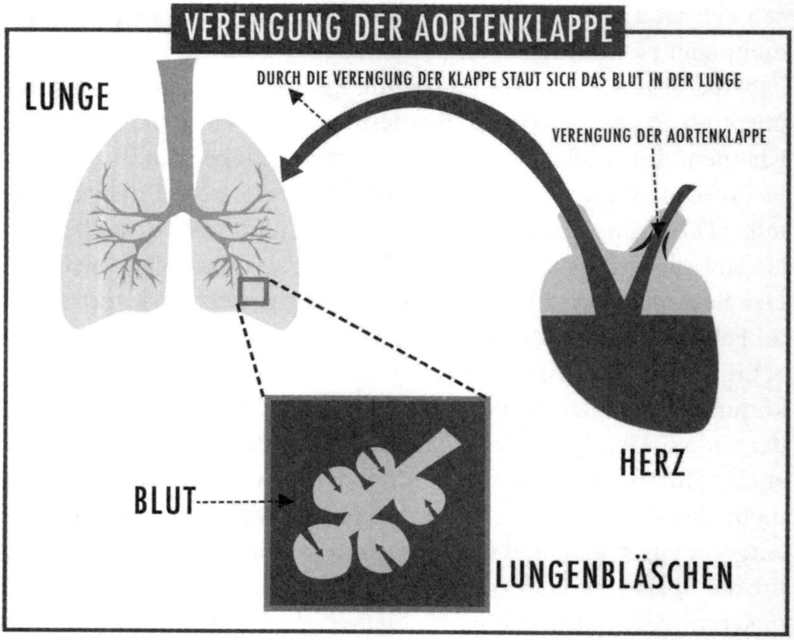

zu diagnostizieren. Heute ist es sogar möglich, die genaue Klappenöffnungsfläche auszumessen und darauf basierend eine Einteilung der Erkrankung nach Schweregrad vorzunehmen. Aber was nun? Wie kann Herrn Müller geholfen werden?

Eines steht fest: Ohne Therapie stehen die Chancen des an der Aortenklappenstenose erkrankten Patienten schlecht. Besonders wenn, wie bei Herrn Müller, bereits Beschwerden aufgetreten sind. In diesem Fall wird man unseren Rentner vermutlich gleich in der Klinik behalten, um ihn umgehend operieren zu können – die große Feier zum 80. muss also wohl oder übel ausfallen. Wenn das OP-Risiko nicht zu hoch ist, wird der Herzchirurg so schnell wie möglich eine neue Klappe einsetzen. Hierfür kommen entweder mechanische (also aus Kunststoff bestehende) oder aber Bioimplantate von Schweinen in Betracht. Das sind echte Herzklappen, die vorher einem gesunden Schwein entnommen wurden.

Weil Herzklappen keine eigene Blutversorgung haben, ist dies also kein Problem.

So schwerwiegend wie das Ganze klingt, ist es tatsächlich auch. Der Brustkorb des Betroffenen wird geöffnet, das Herz wird angehalten und die Versorgung des Körpers mit Sauerstoff über eine Herz-Lungen-Maschine sichergestellt. Dann wird der Herzmuskel aufgeschnitten, die alte Klappe entfernt und eine neue eingesetzt. Weil eine solche OP eine sehr große Belastung für den Patienten ist, kommen zunehmend auch neue, nicht ganz so invasive Verfahren zum Einsatz. So ist es heute beispielsweise möglich, eine Ersatzklappe entweder über eine Leistenarterie oder aber auch über ein winziges Loch in der Brust ans schlagende Herz anzubringen.

Am langlebigsten ist aber die »konventionelle« und relativ risikoreiche Variante. Ist die neue Herzklappe erst an Ort und Stelle, muss der Patient dann lebenslang bestimmte Blutverdünner nehmen, damit sich an der Prothese keine Blutklümpchen bilden, die ihrerseits wieder Ursache neuen Übels sein könnten.

Herr Müller entscheidet sich für eine Operation. Unser Freund tut auch gut daran, denn die Prognose ohne Operation ist wirklich sehr schlecht. Die meisten Menschen sterben innerhalb von zwei Jahren, nachdem die ersten mit der Erkrankung in Verbindung stehenden Beschwerden aufgetreten sind.

VORHOFFLIMMERN

Wenn das Herz nicht mehr im Takt schlägt

Viele meiner älteren Patienten erklären mir relativ schnell, dass sie einen Blutverdünner nehmen. »Mein Arzt hat gesagt, so etwas muss ich immer sofort sagen, wenn ich ins Krankenhaus komme«, ist hier die klassische Aussage. Das sind jene Medikamente mit schnittigem Namen wie Marcumar®, Falithrom®, Xarelto® oder auch Eliquis®, um nur einige zu nennen. Auf meine Nachfrage, weshalb der Hausarzt ein solches Medikament verschrieben haben könnte, bekomme ich dann aber leider nicht mehr ganz so klare Antworten. »Na, zur Blutverdünnung«, ist da Standard, begleitet von einem zweifelnden Blick, der sagt, dass ich das als Arzt doch wohl wissen müsse. Und natürlich weiß ich das.

Nur ist es eben so, dass Blutverdünnung nicht gleich Blutverdünnung ist und dass die Gründe für diese Maßnahme sehr unterschiedlich sein können. Während man bei einem Herzinfarkt oder dessen Vorstufe – der koronaren Herzkrankheit, wie Sie bereits wissen – auf Aspirin® zurückgreift, also einen Hemmer der Blutplättchen (den man schwerlich als Blutverdünner bezeichnen kann, wie Sie später noch erfahren werden), kommen die oben genannten Medikamente bei ganz anderen Erkrankungen zum Einsatz. Die sind aber in aller Regel auch sehr schwerwiegend, denn ohne guten Grund sollte man diese Medikamente keinesfalls einnehmen. Das liegt auch darin begründet, dass man deren Nachteile – allen voran ein erheblich erhöhtes Blutungsrisiko auch bei leichten Verletzungen – in Relation zum zu erwartenden Nutzen setzen sollte, woraus eben folgt, dass ein sehr guter Grund vorliegen muss, die Dinger zu verschreiben. Die Topscorer der eben angedeuteten schweren Krankheiten sind die Lungenembolie, zu der wir später noch kommen werden, die tiefe Beinvenenthrombose, eine mögliche Vorstufe zu einer Lungenembolie, und das Vorhofflimmern.

Vorhofflimmern – das klingt schon ziemlich gruselig, oder? Was also steckt nun dahinter?

Vergegenwärtigen wir uns doch nochmals den Aufbau des menschlichen Herzens! Da sind zum einen die Kammern, die das Blut in die großen Gefäße des Körpers pumpen und auf diese Weise den Hauptteil der ganzen Arbeit verrichten. Über diesen Kammern befinden sich, ja genau, die Vorhöfe. Das Vorhofflimmern ist also logischerweise eine Erkrankung ebenjener Vorhöfe. Nimmt man den zweiten Teil des Wortes ebenso genau wie den ersten, dann müsste man davon ausgehen, dass die Vorhöfe plötzlich anfangen zu flimmern – und genau das tun sie. Aber was ist das?

Nun, stellen Sie sich das Flimmern als eine Art Vibrieren vor. Die gesunde Grundfrequenz unseres Herzschlags, die ja von den Vorhöfen ausgeht und irgendwo zwischen 60 und 100 Schlägen pro Minute liegt (der normale Herzschlag), wird durch ein krankhaftes Vibrieren ersetzt, das die Vorhöfe mit einer unglaublich hohen Frequenz zittern lässt, die manchmal bei 200 bis 300 »Schlägen« pro Minute liegt. Man kann fast sagen, ein Teil des Herzen leide an einem epileptischen Anfall. Nun hätte es allerdings katastrophale Auswirkungen auf den Fluss des Blutes, wenn neben den Vorhöfen auch die Herzkammern in diesem irrsinnig hohen Rhythmus schlagen würden. Denn auf diese Weise wäre es natürlich nicht mehr möglich, auch nur einen Bruchteil des Blutes zu den Organen zu transportieren – das Herz stünde faktisch still.

Zum Glück gibt es zwischen den Vorhöfen und den Herzkammern einen kleinen Freund, der uns in dieser Situation das Leben rettet. Man nennt den Burschen AV-Knoten oder Atrioventrikularknoten (der ist uns bereits zu Beginn von Kapitel 1 begegnet). Jeder Impuls, der von den Vorhöfen ins »Hauptherz«, also zu den Kammern, übergeleitet wird, muss erst diesen kleinen Faserknubbel passieren. Dessen Hauptaufgabe besteht darin zu kontrollieren, dass nicht zu viele elektrische Signale auf einmal bei den sehr sensiblen Herzkammern ankommen. Man kann sich den AV-Knoten als eine Art Grenzposten vorstellen. Es werden nur diejenigen reingelassen, die ein gültiges Visum haben. Alle »illegalen« Impulse werden schlicht ignoriert. In der Tat ein geniales System, wenn man bedenkt, dass den meisten Menschen sonst nur ein recht kurzes Leben vergönnt wäre. Denn gerade bei Patienten in der zweiten Lebenshälfte ist das Vorhofflimmern ein sehr häufiges Krankheitsbild.

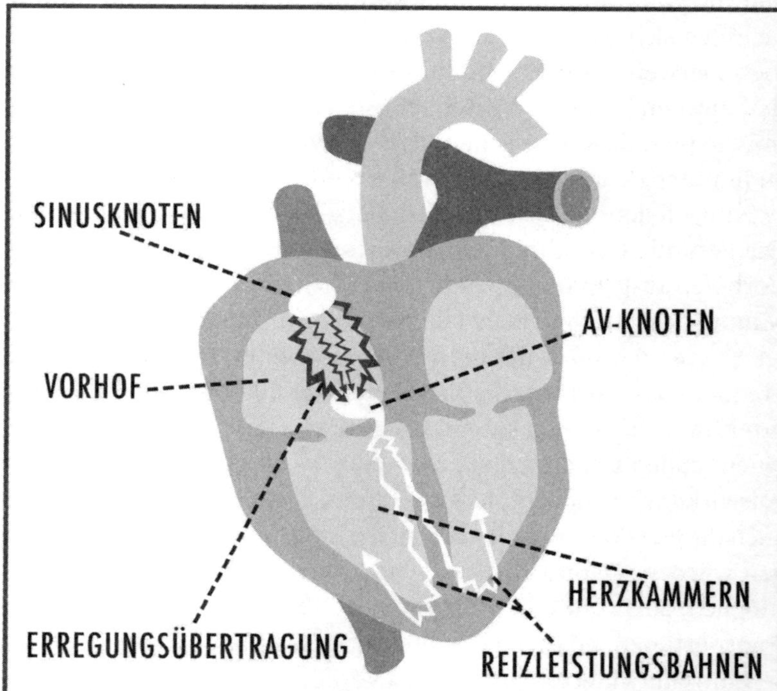

Die Natur hat also die Schwachstelle im Herzen »erkannt« und den AV-Knoten als eine Art Sicherheitsventil »eingebaut«.

Obwohl Sie jetzt schon einen ganz guten Überblick über das Wesen dieser Krankheit haben, stellen sich natürlich trotzdem zwei ganz grundlegende Fragen: Wie bemerkt man die Erkrankung, und wo kommt sie eigentlich her?

Beginnen wir mit den Gründen für einen solchen Kurzschluss im Herzen. Wie für die meisten menschlichen Leiden gibt es derer viele. Bei gut einem Drittel der Menschen wird die Ursache gar nicht gefunden. Das Vorhofflimmern ist einfach da – Punkt. Die Patienten bleiben dann in der Ungewissheit. Wenn so etwas passiert, also eine Krankheit auftritt, über deren Ursprung selbst die klügsten Ärzte nichts sagen können, nennt man das eine »idiopathische Erkrankung«. Achtung: Hat nichts mit Idiot zu tun. In zwei Dritteln der Fälle lässt sich aber sehr wohl ein Grund für das außer Kontrolle geratene Herz finden. Die Bandbreite hier ist sehr groß. Da wären beispielsweise Infektionen, Schilddrüsenprobleme, Herzklappenerkrankungen, die uns bereits gut bekannte koronare Herzerkrankung und vieles andere mehr. Das Vorhofflimmern ist eine wirklich sehr, sehr häufige Problematik und manchmal eben auch ein Symptom eines anderen gesundheitlichen Problems. Und wie merkt der Betroffene das Leiden nun?

Meist überhaupt nicht. Da der AV-Knoten nur eine sehr kleine Anzahl von tatsächlich ankommenden Impulsen durchlässt, wird gewährleistet, dass das Herz in seiner normalen Frequenz weiterschlägt. Was allerdings durchaus auffällt, ist, dass das Herz unregelmäßig schlägt. Das bedeutet, dass kein normaler Takt vorliegt, sondern beispielsweise mal zwei Schläge kurz hintereinander kommen, gefolgt von einer kleinen Pause, dann wieder ein Schlag oder zwei und so weiter und so fort. Fühlen Sie einfach mal Ihren eigenen Puls, am besten am Handgelenk – im Normalfall sollte der einen schön gleichmäßigen Herzschlag widerspiegeln.

Was, werden Sie nun vielleicht fragen, ist denn jetzt eigentlich so schlimm daran, wenn das Herz nicht ganz im Takt schlägt? Ist nicht die Hauptsache, dass es überhaupt schlägt? Prinzipiell stimmt das natürlich. Ein Herzschlag, auch ein unregelmäßiger, ist immer besser als keiner. Trotzdem kann so ein Vorhofflimmern unter Umständen auch zur Gefahr werden. Das hat hauptsächlich drei Gründe. Der erste hat mit einer speziellen Eigenschaft des Blutes zu tun, nämlich der, zur Verklumpung zu neigen, wenn es zu lange nicht ordentlich bewegt wird. Man kann sich den Vorgang ein bisschen so vorstellen wie einen Grind, der sich in diesem Fall aber nicht über einer Wunde bildet, sondern der einfach mitten im Blutgefäß entsteht. Weil Arterien naturgemäß eine höhere Flussgeschwindigkeit aufweisen als Venen, entstehen solche Blutklumpen zumeist in diesen venösen Gefäßen. Man spricht von einer Thrombose – auf dieses Thema werden wir später noch genauer eingehen.

Nun ist es so, dass es auch im Herzen bestimmte Regionen gibt, in denen Blut viel langsamer fließt als im übrigen Organ – allen voran das sogenannte linke Herzohr, eine Aussackung im linken Vorhof, die ungefähr so aussieht wie ein Morchelpilz. Dort bewegt sich das Blut nur sehr träge, vergleichbar mit dem Seitenarm eines großen Flusses, in dem die Strömung fast gänzlich zum Erliegen kommt und das Brackwasser mehr steht, als dass es sich bewegt. Im Normalfall ist das aber kein Problem, denn der Blutfluss wird durch das Zusammenziehen der Vorhöfe angeregt und gibt dem Blut letztendlich keine Zeit zu verklumpen.

Beim Vorhofflimmern allerdings bewegt sich das Blut im Herzohr so gut wie überhaupt nicht mehr. In diesem Fall besteht tatsächlich die Gefahr der Verklumpung. Passiert das, so kann ein solcher Blutpfropfen auf Wanderschaft gehen und mit dem Strom in wichtige Gefäße des Körpers gespült werden. Die Folge: Infarkt. Und der kann sich, je nach verstopftem Gefäß, auf ganz unterschiedliche Arten zeigen: durch Schlaganfall, Beininfarkt oder auch Darminfarkt. Um diese Gefahr zu bannen, bekommen Patienten, bei denen ein Vorhofflimmern diagnostiziert wurde, in aller Regel einen Blutverdünner verschrieben.

Die heißen – und hier schließt sich der Kreis zum Anfang dieses Kapitels – beispielsweise Marcumar® oder Xarelto®. So, jetzt wissen Sie, warum so viele Menschen auf diese Medikamente angewiesen sind.

Die zweite Komplikation, die ein Vorhofflimmern gefährlich machen kann, hat mit der Herzfrequenz zu tun. Am Anfang hatten wir ja gehört, dass der AV-Knoten eine Art Grenzposten ist, der die sensiblen Herzkammern vor einem »Zuviel« an elektrischen Impulsen schützt. Diese Schutzfunktion ist unter bestimmten Be-

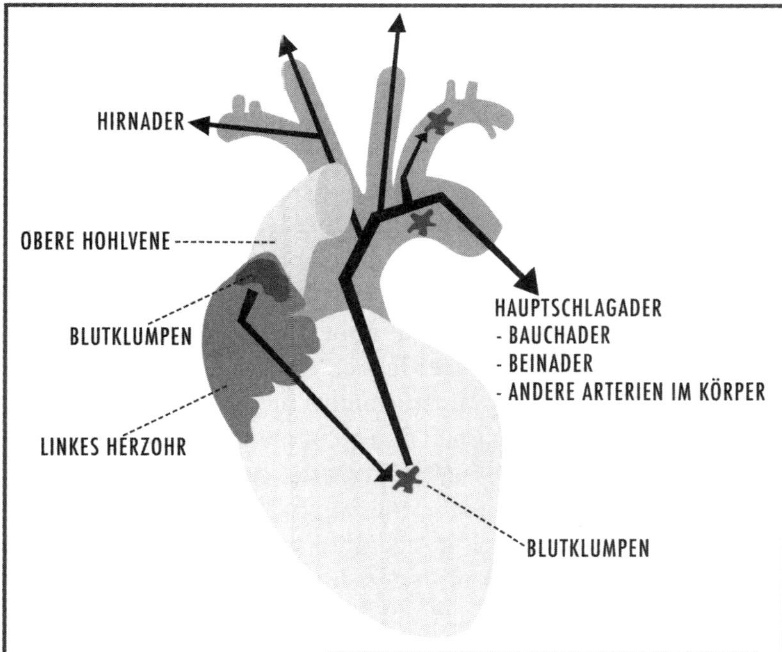

EMBOLIE BEI VORHOFFLIMMERN

dingungen nicht mehr richtig intakt. Der AV-Knoten lässt dann mehr Signale durch, als er sollte, was zu einem ziemlich hohen Herzschlag führen kann. Frequenzen von 140 bis 200 Schlägen pro Minute sind nicht unüblich und können zur echten Gefahr werden. Denn irgendwann wird der Herzschlag ineffektiv, und der Blutdruck sinkt rapide ab. Eine solche Situation kann ein rasches Eingreifen erforderlich machen, und in der Regel wird sogar ein Notarzt benötigt, der das Herz mit Medikamenten zur Ruhe bringt oder im Extremfall das gesamte Reizleitungssystem mit gezielt verabreichten Elektroschocks neu startet.

Wann, werden Sie jetzt wohl wissen wollen, kann so etwas denn passieren? Die Gründe für eine solche Frequenzentkopplung sind erneut vielfältig. Von einem Ungleichgewicht im Hormonhaushalt bis zu Wassermangel oder einer Infektion gibt es viele Verursacher. Im Prinzip kann jede Situation, die auch ein gesundes Herz dazu anregen würde, schneller zu schlagen, beim Patienten mit Vorhofflimmern eine solche Entgleisung der Frequenz nach sich ziehen. Um dem vorzubeugen, müssen Patienten oft sogenannte Betablocker in niedriger Dosis einnehmen. Diese Medikamente helfen dem AV-Knoten, seine Funktion ordnungsgemäß zu erfüllen, sind also im Prinzip eine Wachverstärkung für die Grenze, um bei diesem Beispiel zu bleiben.

Die dritte mit einem Vorhofflimmern einhergehende Gefahr besteht in der Minderung der Herzleistung. Wie Sie wissen, sind die Vorhöfe des Herzens dafür zuständig, das aus den Venen kommende Blut in die Herzkammern zu pumpen, die es dann ihrerseits wiederum den Organen zur Verfügung stellen.

Um so aber eine ordentliche Nährstoffzufuhr zu gewährleisten, müssen die Herzkammern gut gefüllt sein – logisch, oder? Nur wenn genug Blut da ist, kann es auch transportiert werden. Andernfalls würde das Herz buchstäblich leer pumpen. Erinnern Sie sich noch an die Aufgabe der Vorhöfe? Die beschleunigen das Blut, das aus den Venen kommt, bringen es schon einmal auf Touren und pressen es in die Herzkammern. Wenn dieser Mechanismus allerdings, wie beim Vorhofflimmern, gestört ist, dann fließt nicht mehr ganz so viel Blut in die Kammern wie unter normalen Umständen. Das ist erst einmal nicht so schlimm, schließlich arbeitet unser Körper immer mit einer gewissen Puffermenge – es steht also meistens mehr zur Verfügung, als gebraucht wird. Und das hat auch einen ganz einfachen Grund: Im Falle einer plötzlichen Erhöhung des Nährstoffbedarfs – wie zum Beispiel bei Fieber oder schlicht bei Anstrengung – muss der Körper auf diesen Puffer zurückgreifen können. Nun steht aber leider genau dieses Back-up beim Vorhofflimmern nicht zur Verfügung.

Die Folgen für die Betroffenen können Sie sich bestimmt schon vorstellen: Leistungsminderung bis hin zur Atemnot bei anstrengender Tätigkeit. Und weil der Körper unter besonderen Umständen, wie zum Beispiel bei Fieber oder bei anderen akuten Erkrankungen, keine andere Wahl hat und die Herzleistung schlicht erhöhen *muss*, hat er manchmal nur eine letzte Möglichkeit: »Zentrale an AV-Knoten: Lassen Sie mehr Schläge durch als sonst!« Die Folge: das unkontrollierbar schnell schlagende Herz.

Übrigens: Nicht jedes Vorhofflimmern bleibt für immer. Es gibt ganz unterschiedliche Ausprägungen der Herzrhythmusstörung. Manchmal gibt sich das Problem von selbst, oder es kommt und geht von Zeit zu Zeit auch wieder. Durch gezielt verabreichte Elektroschocks können Ärzte ein plötzlich aufgetretenes Vorhofflimmern auch gänzlich in einen normalen Herzrhythmus umwandeln. Wichtig ist hier, dass in den allermeisten Fällen vorher ein Schluckecho durchgeführt wird. Dabei wird das Herz mit einem speziellen Ultraschall durchleuchtet und so nach eventuell schon vorhandenen Blutklumpen untersucht. Die könnten nämlich durch den Elektroschock gelöst und so in den Körper gespült werden.

ARTERIELLE HYPERTONIE

Zu viel Druck auf der Pumpe

Wie Sie vielleicht wissen, bin ich Notarzt. Wenn mein Team und ich zu einem medizinischen Notfall gerufen werden, handelt es sich nicht selten um Menschen, die die 50 bereits seit einiger Zeit überschritten haben. In aller Regel versuchen wir, uns zunächst ein möglichst vollständiges Bild vom Patienten und seinen Beschwerden zu machen. Allerdings gehören hierzu nicht nur die aktuellen Probleme, die den Erkrankten dazu veranlasst haben, den Notruf zu wählen.

Gerade bei den sogenannten internistischen Notfällen, also jenen, deren Ursachen komplexe und zum Teil chronische Erkrankungen sind, ist es wichtig, sich in kürzester Zeit einen Überblick über Vorerkrankungen, Allergien, etc. zu verschaffen. Dabei antworten nicht wenige Patienten auf die Frage nach ihren Vorerkrankungen, sie seien topfit und gesund. Hakt man dann nach, indem man sich beispielsweise die Liste der Medikamente zeigen lässt, so stellt sich oft heraus, dass es mit der angeblichen Gesundheit doch nicht ganz so weit her ist. Denn in vielen Fällen nehmen ältere Menschen Pillen gegen Erkrankungen ein, die sie selbst vielleicht überhaupt nicht als solche betrachten.

Ein klassisches Beispiel ist die arterielle Hypertonie, auch Bluthochdruck genannt, ein Krankheitsbild, das in unserer Gesellschaft sehr weit verbreitet ist. Richtet man sich nach den Grenzwerten der WHO, leiden 20 bis 50 % der Menschen in den Industrienationen an dieser Krankheit* – eine erschreckend hohe Zahl, oder?

Natürlich hängt der Blutdruck von vielen verschiedenen Faktoren ab und ist wahrscheinlich in der Arztpraxis, also da, wo er in

---

* *Quelle: Netters Innere Medizin, 2., vollständig überarbeitete und aktualisierte Auflage, 2014, Elsevier, Inc., in der Deutschen Ausgabe im Georg Thieme Verlag KG erschienen*

aller Regel gemessen wird, sowieso etwas erhöht. Trotzdem fällt uns Ärzten auf, dass die Erkrankung des Bluthochdrucks mittlerweile so viele Menschen betrifft, dass sie, wie gesagt, von vielen gar nicht mehr als solche wahrgenommen wird, was verheerende Folgen haben kann. Denn in Wahrheit wirkt sich ein erhöhter Blutdruck auf den gesamten Organismus aus – Blutgefäße findet man schließlich überall.

Aber von vorn. Was ist eigentlich eine arterielle Hypertonie? In der Einleitung zu diesem Kapitel haben wir ja bereits darüber gesprochen, dass die Gefäße im menschlichen Körper prinzipiell in zwei Typen unterteilt werden. Dabei bringen Venen das »alte« Blut zum Herzen, von wo aus es in die Lunge gepumpt und dort wieder »aufbereitet« wird. Das so mit Sauerstoff angereicherte Blut wird dann, nachdem es noch eine Runde durch das Herz gedreht hat, zu den Organen gepumpt. So ist sichergestellt, dass Hirn, Darm und die ganzen anderen sogenannten Endorgane ständig mit Sauerstoff und Nährstoffen versorgt werden. Dieses sauerstoffreiche, also »frische« Blut wird in den Arterien transportiert. Die sind, verglichen mit den Venen, viel dicker und verfügen über ziemlich kräftige Muskeln in ihrer Wand. Man kann sich Arterien fast wie einen Schlauch vorstellen, allerdings mit dem Unterschied, dass diese Gefäße sich selbstständig zusammenziehen können.

Diese Eigenschaft ist eine ziemlich clevere Erfindung der Natur, denn auf diese Weise kann der Körper den Blutfluss zu den verschiedenen Organen ganz individuell steuern und seinen momentanen Bedürfnissen anpassen. Ein Beispiel: Machen Sie gerne Sport? Bestimmt. Ich unterstelle Ihnen jetzt einfach mal, dass Sie ein Fußballjunkie sind, denn bekanntlich kann man diesen Sport ja auf zwei völlig unterschiedliche Arten betreiben. Während der aktive Fußballer wie ein Wilder auf dem Rasen herumrennt und versucht, das Runde im Eckigen zu versenken, reicht es dem passiven Anhänger, die Sportart von der Couch aus im Fernsehen zu verfolgen. Den entscheidenden Unterschied im Körper machen hier, man mag es kaum glauben, die Arterien.

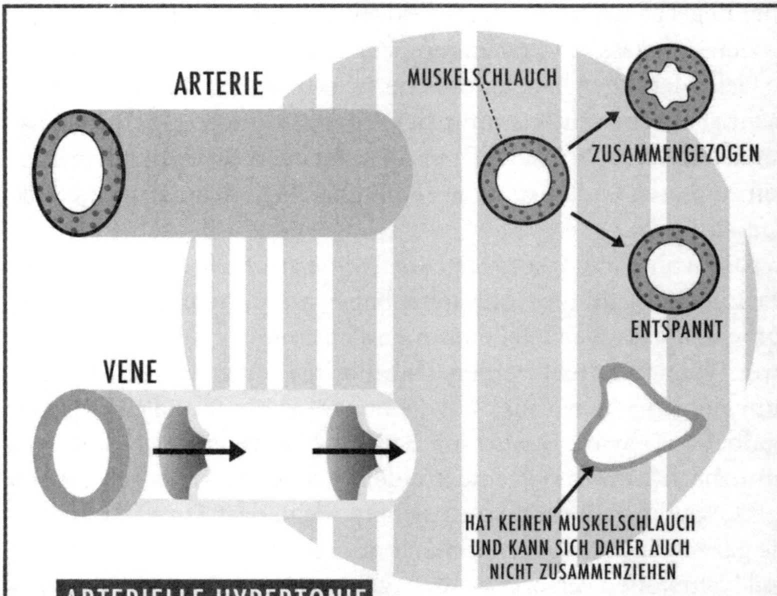

ARTERIELLE HYPERTONIE

Denn während der aktive Spieler einen Großteil seiner Energie braucht, um sie den verschiedenen Muskeln seines Körpers zur Verfügung zu stellen, mit deren Unterstützung er dann im Idealfall ein Tor schießen oder selbiges verhindern kann, sieht der Körper des Passivfußballers sein vorrangiges Ziel in aller Regel in der Verdauung der reichlich zugeführten (und meist fett- sowie kohlehydrathaltigen) Nahrungsmittel. Das bedeutet, dass dessen Blut nicht in den Muskeln, sondern im Magen-Darm-Trakt inklusive der Leber gebraucht wird. Durch die Fähigkeit der Arterien, sich zusammenzuziehen und sich zu entspannen, können nun beide Fußballtypen optimal funktionieren. Beim Spieler ziehen sich die Gefäße im Verdauungs- und Reproduktionstrakt sowie überall dort, wo gerade nicht so viel Aktion angesagt ist, zusammen, um den Blutfluss dorthin auf ein Mindestmaß zu reduzieren. Die Gefäße in den Muskeln weiten sich, was dazu führt, dass eine Menge Blut dorthin gelangen kann. Beim Fernsehfußballer verhält es sich genau umgekehrt. Dessen Muskeln kommen mit einem Minimum an Nährstoffen aus – sie tun ja gerade nichts. Dafür beansprucht er den Darm über alle Maßen und braucht dort den Hauptteil des Blutes.

Was das alles mit Bluthochdruck zu tun hat? Eine ganze Menge. Denn während das Zusammenziehen und Entspannen der Blutgefäße im Falle unserer beiden Fußballfreunde auf den Bedarf des Körpers ausgerichtet ist und folglich dessen Regulation unterliegt, kommt es im Falle der arteriellen Hypertonie zu einer teilweisen Entkopplung dieser Regulationsmechanismen.

Und was bedeutet das nun genau? Die Blutgefäße ziehen sich dort zusammen, wo sie es nicht sollen, und erhöhen den Widerstand im ganzen Körper – der Kessel steht unter Druck. Und so etwas geht ja bekanntlich nicht so lange gut. Obwohl: Beim Menschen funktioniert das eine ganze Weile, ohne dass der Betroffenen etwas davon merkt. Und genau das macht den Bluthochdruck ja auch so tückisch: Macht er Probleme, dann ist es oft schon zu spät.

Bevor wir nun aber zu den Folgen kommen, sollten wir uns erst einmal Gedanken über die Ursachen der Erkrankung machen. Auch hier tappt die Forschung noch ziemlich im Dunkeln, obwohl man bereits einige sichere Auslöser kennt. Wie bei vielen Krankheiten sind die Ursachen, wie wir sagen, multifaktoriell. Man kann lediglich Risikofaktoren beim Namen nennen, allerdings gibt es davon im Falle des Bluthochdrucks eine ganze Menge!

Bevor wir aber zur sogenannten primären Form des Bluthochdrucks kommen – also jener Ausprägung, bei der lediglich Risikofaktoren bekannt sind, von denen allerdings keiner alleine zwangsläufig auch zur Krankheit führen muss –, werfen wir einen Blick auf die sekundären Formen der Hypertonie, von denen die Patienten betroffen sind, die eigentlich an einer anderen Erkrankung leiden, zu deren Symptomen der Bluthochdruck gehört. Okay, das war jetzt vielleicht etwas kompliziert.

Kurz gesagt, gibt es entweder den Bluthochdruck als eigenständige Krankheit (primär) oder als Symptom einer anderen (sekundär).

Letztere kommt beispielsweise bei Erkrankungen des hormonbildenden Systems, bei Herzerkrankungen oder auch bei Problemen mit den Nieren vor. Auch kann das Syndrom der obstruktiven Schlafapnoe zu einem gefährlichen Bluthochdruck führen. Dabei handelt es sich um eine Erkrankung, bei der die Betroffenen mitten im Schlaf plötzlich aufhören zu atmen – und das manchmal für Minuten und mehrmals in der Stunde. Das bringt den Körper dann so aus dem Gleichgewicht, dass er mit der Ausschüttung von Stresshormonen reagiert, die den Blutdruck kontinuierlich ansteigen lassen. Überhaupt spielen ebenjene Stresshormone generell eine große Rolle, wenn es um die arterielle Hypertonie geht. Ist ja irgendwie klar.

Auch hier müssen wir uns wieder mit den genetischen Mustern unserer Vorfahren auseinandersetzen. Plötzlicher Stress, wie beispielsweise beim Auftauchen eines Löwen in der Savanne Afrikas, zwang die frühen Menschen zur Flucht – und zwar avanti! Die Fähigkeit, von null auf hundert zu beschleunigen, war lebenswichtig. Gerade saß man noch gemütlich zusammen und freute sich über die erlegte Antilope, da tauchte auch schon der Löwe auf, der seinerseits ganz gern ein Stück vom Kuchen abbekommen wollte. Wer hier Probleme hatte, seinen Kreislauf in Schwung zu bringen, der landete dann als Nachspeise im Magen unseres vierbeinigen Freundes und konnte sich nicht mehr fortpflanzen, verschwand also aus dem Genpool. Es überlebten nur diejenigen, die in der Lage waren, ihr Herz-Kreislauf-System binnen Bruchteilen von Sekunden der Gefahr anzupassen.

Eine wichtige Grundlage hierfür bilden die Stresshormone, allen voran Kortison und Adrenalin. Die werden blitzschnell aus der Nebenniere (einer kleinen Struktur oberhalb der richtigen Niere) ausgeschüttet und zwingen die Blutgefäße, sich krampfartig zusammenzuziehen, während die Gefäße in den Muskeln geweitet werden. Alles in allem steigt der Blutdruck aber an, was in der Urzeit dazu führte, dass der Mensch binnen kürzester Zeit fluchtbereit war – zumindest derjenige, der überlebte. In der heutigen Zeit brauchen wir derartige Mechanismen nicht mehr. Aber dummerweise verfügen wir immer noch über den entsprechenden Reflex. Die Lebensumstände des modernen Menschen haben sich jedoch radikal geändert. Heute müssen wir den Löwen in der Savanne nicht mehr fürchten – unseren Chef dafür aber umso mehr. Dumm nur, dass der so gut wie immer präsent ist und wir kaum noch eine Chance haben, dem dauernden Stress zu entfliehen. Die Biologie unseres Körpers weiß blöderweise nichts von veränderten gesellschaftlichen Umständen. Sie muss davon ausgehen, dass wir von früh bis abends auf der Flucht sind – und fährt dementsprechend auch ein kontinuierliches Stressprogramm.

Hinzu kommen schädliche Umwelteinflüsse, die vom Körper als Stressoren wahrgenommen werden und ihrerseits zur Freisetzung einer ganzen Menge mehr oder weniger verträglicher Botenstoffe führen. Zu nennen wäre hier das Rauchen und der regelmäßige Genuss hochkalorischer Nahrung. Wo noch vor einigen Jahren ausschließlich die fettreichen Nährstoffe in der Kritik standen und sich der Verdacht aufdrängte, diese würde zu erhöhten Blutfettwerten führen (eigentlich logisch: Fett führt zu erhöhten Fettwerten, nur ist das leider nicht so einfach), rücken heute immer mehr die sogenannten einfachen Kohlenhydrate, allen voran die Fruktose, in den Fokus der Wissenschaftler. Durch bestimmte Stoffwechselwege entstehen hier Endprodukte, die, so sie in erhöhten Mengen auftreten, einen erhöhten Blutdruck begünstigen können.

Das Gleiche gilt für das Rauchen. Nach der Veröffentlichung meines ersten Buches musste ich mich bei Lesungen, aber auch in Diskussionsforen im Internet immer wieder der Kritik stellen, ich würde zu sehr auf dem Rauchen herumhacken. Gerade ich als Arzt müsse doch verstehen, dass die Qualmerei eine Sucht sei, und somit auch Mitgefühl mit den Betroffenen haben. Aber es geht hier nicht um Mitgefühl. Denn tatsächlich kann man überhaupt nicht genug vor den Gefahren der Zigarette warnen. In fast jedem der nachfolgenden Kapitel werden wir den Zigarettenkonsum zumindest als Risikofaktor für die eine oder andere Erkrankung kennenlernen.

Jeder kann diesem Laster frönen, sollte es aber nicht tun, ohne sich ausführlich über die Konsequenzen des eigenen Handelns zu informieren – oder sich später nicht beschweren, wenn die dann auch tatsächlich eintreten.

Aber zurück zum Bluthochdruck. Wir haben also einige Risikofaktoren kennengelernt. Neben dem Nikotinkonsum und erhöhten Blutfettwerten spielen auch noch das Alter (ältere Menschen neigen viel häufiger zur Hypertonie), eine gewisse familiäre Vorbelastung, die Frage, ob der Betroffene zusätzlich an Diabetes leidet (fördert einen Bluthochdruck auch ungemein) und der Taillenumfang, also ob der Patient Bauchspeck hat, eine Rolle.

Zusammenfassend kann man also durchaus sagen, dass auch der Bluthochdruck, genauso wie die koronare Herzerkrankung, wenigstens zum Teil ein Phänomen unseres Lebensstils ist; etwas pathetisch gesagt, sind die Wohlstandserkrankungen der Preis, den jeder Einzelne von uns zu zahlen hat. Aber ganz ehrlich: lieber Bluthochdruck als verhungern, oder? Und außerdem verbietet einem

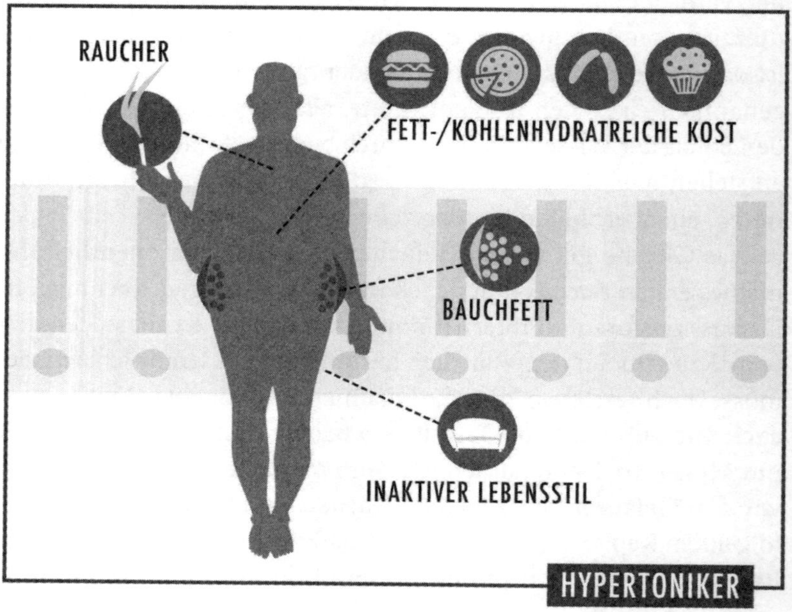

ja niemand, sich von Zeit zu Zeit etwas zu zügeln und nicht allen Möglichkeiten der Konsumgesellschaft nachzugehen. Es liegt in Ihrer Hand!

Ein weiterer großer Risikofaktor für die Ausbildung eines Bluthochdrucks ist ein inaktiver Lebensstil. Wer viel Sport macht, baut Stress ab und senkt so seinen Blutdruck. Also, laufen Sie mal eine Runde durch den Wald – so können Sie sich womöglich ein paar Pillen sparen.

Warum aber ist ein erhöhter Blutdruck eigentlich schädlich? Alles, was wir bisher gehört haben, ist ja per se gar nicht so schlimm, oder? Immer in Habachtstellung sein, leistungsstark, aufmerksam. Super! Ist das nicht genau so, wie sich jeder gern selbst sehen würde? Ein Superheld! Dumm nur, dass unser Körper nicht fürs Superheld-Sein geschaffen wurde.

Die Folgen sind zum Teil dramatisch. Sie können sich das vereinfacht vorstellen, als würde in einem Kessel ständig ein ordentlicher Überdruck herrschen. Die Lebensdauer dieses Kessels sinkt logischerweise stark. Und damit nicht genug: Übersteigt der Druck ein gewisses Maß, dann kann es durchaus vorkommen, dass Nieten oder Schweißnähte an Schwachstellen platzen.

Mit dem menschlichen Körper verhält es sich sehr ähnlich. Die kleinen Gefäße, beispielsweise im Gehirn oder in der Niere, vertragen nur einen bestimmten Maximaldruck. Der ist von Mensch zu Mensch verschieden. Generell kann man aber sagen, dass es ab ungefähr 200 mmHg sehr kritisch wird. Hirnblutungen und Einblutungen in andere Organe drohen – selbst die Augen können betroffen sein. Menschen mit Bluthochdruck laufen Gefahr, alle diese katastrophalen Folgen der Erkrankung zu spüren zu bekommen. Allerdings sind Hirn- und andere Organblutungen eher eine Gefahr von plötzlichen Blutdruckspitzen. Die sind so gefährlich, dass in der Regel ein Notarzt kommen muss, um die Folgen abzumildern und dem Patienten im Extremfall auch das Leben zu retten.

Die eigentlichen Probleme des erhöhten Blutdrucks ergeben sich aber aus der dauernden Belastung für die Gefäße. Wir haben das schon einmal kurz beim Thema Herzerkrankung besprochen. Die verschiedenen Bestandteile des Blutes »knallen« bei Hypertonikern (an hohem Blutdruck erkrankten Menschen) immer wieder mit großer Wucht gegen die Wände der Gefäße, insbesondere der Arterien. Durch die ständige Belastung ermüden diese, und kleinste Risse entstehen, die letzten Endes zur Entwicklung einer Arteriosklerose beitragen – das ist die bereits erwähnte Verkalkung der Gefäßwände, die im Herzen zu einer koronaren Herzkrankheit und letzten Endes zum Herzinfarkt führen kann. Betrifft die Verkalkung andere Bereiche des Gefäßsystems wie beispielsweise das Hirn oder den Darm, können entsprechend Schlaganfälle oder Darminfarkte die Folge sein. Der Bluthochdruck ist einer der größten Risikofaktoren für die Entwicklung dieser Erkrankungen. Weil aber auch das Rauchen ein wichtiger Risikofaktor für beides – den Bluthochdruck und die Arteriosklerose – darstellt, spricht man in diesem Zusammenhang bei Beininfarkten beispielsweise auch von einem Raucherbein.

Sie kennen jetzt also die Langzeit-, aber auch die plötzlich auftretenden Folgen der Erkrankung und können sich deshalb sicher denken, dass die hauptsächliche Gefahr eben darin liegt, dass man einen erhöhten Blutdruck, so man nicht regelmäßig misst, erst relativ spät erkennt, nämlich erst, wenn schon ernste Folgen aufgetreten sind.

Aber wie kann man das Problem beheben?

In erster Linie ist natürlich ein angepasster Lebensstil wichtig. Leider ist dieses Vorhaben nicht immer ohne Weiteres umzusetzen. Wie oft haben Sie sich schon vorgenommen, sich weniger über Kleinigkeiten zu ärgern, den Chef einfach mal Chef sein zu lassen oder nach der Arbeit noch eine Runde joggen zu gehen – wenigstens zweimal in der Woche? Und wie oft hat das dann letzten Endes funktioniert? Aber gerade das ist von großer Wichtigkeit. Allein durch die Anpassung des Lebensstils ist es möglich, das mit einem erhöhten Blutdruck einhergehende Risiko entscheidend und nachhaltig zu senken. In manchen Fällen ist die

Umstellung der Ernährungs- und Fitnessgewohnheiten aber nicht genug. Manche Patienten schaffen es auch schlichtweg nicht, die notwendige Disziplin für eine Umstellung aufzubringen, oder sie sind nicht gewillt, an sich zu arbeiten. Hier müssen dann Medikamente her.

Als wir die verschiedenen Arten und Gründe des hohen Blutdrucks besprochen haben, habe ich Ihnen erklärt, dass es neben der sogenannten primären Hypertonie, also der, über deren Entstehung nicht alles bekannt ist und bei der man sich nur über bestimmte Risikofaktoren im Klaren ist, auch die sekundäre Hypertonie gibt. Wie gesagt, führen hier Erkrankungen verschiedener Organe, wie beispielsweise der Nebennieren oder auch der Nieren selbst, zur Entstehung eines hohen Blutdrucks, der mehr als Symptom denn als Grunderkrankung zu sehen ist. In einem solchen Fall muss natürlich die zugrunde liegende Störung beseitigt werden – verschwindet die Krankheit, verschwindet auch der hohe Blutdruck. Der Großteil der Hypertoniker wird aber früher oder später um Medikamente nicht herumkommen.

Dabei gibt es in der Behandlung des Bluthochdrucks ganz unterschiedliche Herangehensweisen. Im Prinzip unterscheiden wir vier verschiedene Gruppen sogenannter antihypertensiver Medikamente, also Arzneimittel gegen hohen Blutdruck. Zwar gibt es eine ganze Menge mehr Substanzen, die den Druck aus dem Kessel nehmen, die folgenden vier sind aber die wichtigsten.

Praktischerweise fangen die Medikamentengruppen mit den ersten vier Buchstaben des Alphabets an, sodass man sie sich wunderbar merken kann:

- **A**CE-Hemmer,
- **B**etablocker,
- **C**alciumkanalblocker (die englische Schreibweise, auf Deutsch würde es mit K anfangen),
- **D**iuretika.

Beginnen wir also mit den ACE-Hemmern. Dahinter verbirgt sich eine Medikamentenklasse (zu jeder der oben genannten Klassen gehört eine Vielzahl unterschiedlicher Medikamente), deren Aufgabe es ist, ein Enzym* zu blockieren, das eine Schlüsselrolle in der Produktion von bestimmten Stoffen spielt – und zwar Stoffe, die in letzter Konsequenz dazu führen, dass sich die Blutgefäße zusammenziehen und somit der Blutdruck steigt. Das ist nicht ganz so einfach zu verstehen. Wichtig ist aber auch nicht, wie die Pillen genau arbeiten, sondern dass sie funktionieren. Das wohl bekannteste Medikament aus dieser Gruppe ist das Ramipril. Wenn Sie oder sonst jemand aus Ihrem Freundes- und Familienkreis das Medikament nehmen, dann wissen Sie jetzt zumindest in etwa, warum es notwendig ist und was es in Ihrem Körper bewirkt. Ungefähr 10 % der Patienten bekommen von ACE-Hemmern einen trockenen Husten. Hier sollte der Arzt dann auf Alternativpräparate, wie beispielsweise die Betablocker, umsteigen.

Deren Aufgabe ist die Hemmung von sogenannten Betarezeptoren. Das sind Moleküle im Herzen und in den Gefäßen, die im aktivierten Zustand ebenfalls zu einem Zusammenziehen der Gefäße beitragen. Man kann sich das in etwa vorstellen wie bei einem Schlüssel. Der ist in unserem Beispiel ein Hormon, beispielsweise Adrenalin. Dieses Stresshormon dockt an den Betarezeptor (das Schlüsselloch) an, und durch Aktivierung des Mechanismus kommt es zum Zusammenziehen der Blutgefäße oder, je nachdem wo genau sich der Betarezeptor befindet, zu einer Steigerung der Herzarbeit. Betablocker verhindern das, indem sie sich einfach vor das Schloss schieben und eine Aktivierung desselben unmöglich machen. Bekannte Medikamente aus dieser Klasse sind beispielsweise Metoprolol oder Bisoprolol.

---

* *Unter einem Enzym versteht man eine Substanz, die in der Lage ist, bestimmte Vorgänge im Organismus zu beschleunigen oder zu regulieren. Man spricht daher auch von sogenannten Biokatalysatoren. Ohne Enzyme funktionieren biologische Systeme nicht. Folglich wäre Leben jedweder Art überhaupt nicht möglich. Es sind also nützliche kleine Teilchen. Man kann sie mit Schrauben vergleichen, die ein Regal zusammenhalten. Obwohl alle Einzelteile zur Verfügung stehen, wird es nicht gelingen, das Regal ohne Schrauben aufzubauen.*

Während die Betablocker an der Oberfläche der Gefäß- oder Herzzelle arbeiten, verhindern Kalziumkanalblocker das Einströmen von Kalzium in die Zelle. Kalzium ist nämlich sehr wichtig, und ohne den Stoff ist es den Blutgefäßen nicht möglich, sich zusammenzuziehen, was zu einer Senkung des Blutdrucks führt. Ein bekanntes Medikament ist hier Verapamil.

Diuretika verfolgen dagegen einen ganz anderen Ansatz. Während die ersten drei Arzneimittel alle irgendwie zu einer Entspannung der Blutgefäße führen, sorgen Diuretika für eine vermehrte Ausscheidung von Wasser und Blutsalzen über die Niere. Dadurch verringert sich das Blutvolumen, und der Druck nimmt ab. Ein typisches, bei Hypertoniepatienten eingesetztes Diuretikum ist das Medikament HCT.

So, das waren ziemlich viele Infos, und einiges davon ist sicher schwer zu verdauen. Deshalb zum Schluss dieses Kapitels noch ein kleiner Funfact: Früher behandelte man den Bluthochdruck mittels des Aderlasses. Das Prinzip dahinter schien schlüssig. Ähnlich wie

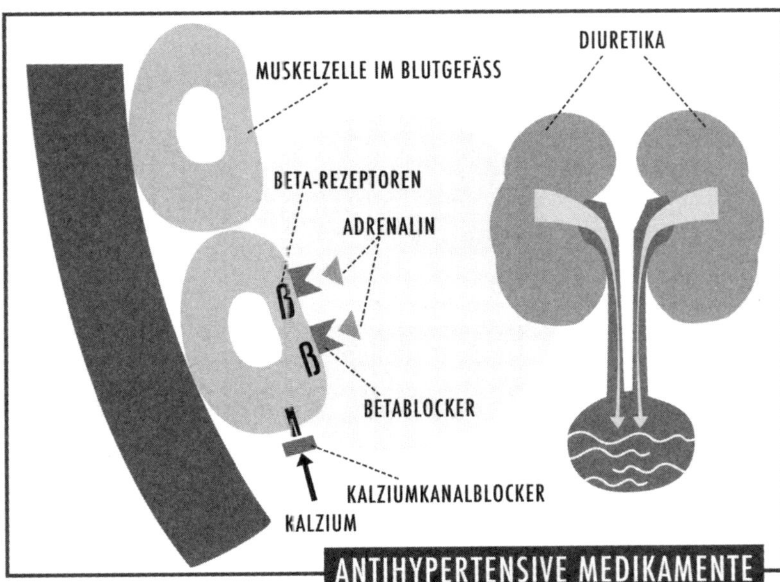

ANTIHYPERTENSIVE MEDIKAMENTE

beim Einsatz von Diuretika heute dachte man, durch eine Verringerung des Blutvolumens könne man eine Abnahme des Blutdruckes herbeiführen. Doch während sich beim Einsatz von Diuretika lediglich Wasser und Salze verabschieden, verliert der Körper durch den Aderlass auch viele rote Blutkörperchen, die Träger des so wichtigen Sauerstoffs. Das bedeutet natürlich einen ungeheuren Stress für den Organismus, der dann konsequenterweise was tut? Na klar, er schüttet Stresshormone aus und erhöht den Blutdruck auf diese Weise noch mehr.

AORTENDISSEKTION

Wenn das Blut den falschen Weg einschlägt

Streng genommen gehört dieses Krankheitsbild eigentlich nicht mehr zum Thema Herz. Jetzt reden wir nämlich über die Aorta, die Hauptschlagader des Menschen. Obwohl sie eigentlich »nur« ein langer Muskelschlauch ist, kommt der Arterie doch eine enorme Bedeutung zu. Mit Fug und Recht kann sie als die Hauptstraße des Lebens bezeichnet werden. Ohne Aorta kann das Herz so viel schlagen, wie es will – bei den Organen, die das Blut ja letztendlich zum Leben benötigen, würde kein Tropfen ankommen.

Wie Sie bereits wissen, besteht das menschliche Gefäßsystem aus Arterien, Venen und Kapillaren. Die Arterien transportieren das in der Lunge »aufbereitete« Blut zu den Organen. In den Venen wird das »verbrauchte« Blut zur Lunge abtransportiert, und die Kapillaren sind die kleinsten Gefäße des Menschen, in ihnen findet der tatsächliche Stoffaustausch statt.

Damit nun alle Organe – also Hirn, Darm, Leber, Muskeln, Nieren und so weiter – mit Blut versorgt werden können, muss das Herz ganz schön arbeiten. Mit ordentlich Wumms pumpt es das Blut durch den Körper und sorgt dafür, dass selbst der kleine Zeh noch genug abbekommt. Dabei ist der Druck sehr hoch. Um eine Vorstellung davon zu bekommen, wie hoch er tatsächlich ist, möchte ich Ihnen von einer Operation erzählen. Es handelte sich um eine Unterschenkelamputation, die ich, zusammen mit meinem damaligen Oberarzt, relativ am Anfang meiner Laufbahn als Arzt durchführen sollte. Der Patient hatte einen großen Tumor am Bein, und den zu entfernen war ohne den Verlust der Extremität nicht möglich. Wir begannen also mit der OP und arbeiteten uns bis zu den Gefäßen vor, die es nun abzuklemmen galt. Leider verrutschte die Klemme. Sofort spritzte das Blut durch den ganzen OP und klatschte immer wieder pulsierend ans Fenster des Raumes – was ungefähr drei Meter entfernt war. Ich war beeindruckt von der Power des Herzens. Diesen unheimlich großen Kräften muss nun die Hauptschlagader, sprich die Aorta, bei jedem einzelnen Schlag standhalten. Sie können sich also vorstellen, wie unglaublich robust das Gefäß dafür gebaut sein muss.

In der Regel hält die Aorta auch das ganze Leben ohne Probleme. In der Regel. Leider kann auch sie erkranken. Und dann wird's ziemlich brenzlig. Wie so oft in der Medizin lässt sich kaum sagen, was genau der Auslöser dafür ist – wir kennen wieder mal nur Risikofaktoren. Und selbst wenn die alle vorhanden sind, heißt das noch lange nicht, dass es auch wirklich zur Erkrankung kommt – das Risiko ist eben nur größer.

Bei der Aortendissektion ist alles gefährlich, was die Gefäße schwächen könnte: Arterienverkalkung und Bluthochdruck natürlich als Allererstes. Es existieren aber auch genetisch bedingte Bindegewebsschwächen, die die Lebensdauer der Gefäße reduzieren.

Nun aber mal zum Punkt – was ist denn so eine Aortendissektion eigentlich genau? Im Grunde ist das ganz einfach. Sie erinnern sich vielleicht daran, dass wir bereits kurz über den Aufbau einer Arterie gesprochen haben. Sie besteht aus einem Muskelschlauch, der Gefäßinnenhaut und der Gefäßaußenhaut. Bei der Aortendissektion reißt die Gefäßinnenhaut ein. Da reicht nur ein winziger Riss, und durch den extrem hohen Druck strömt das Blut in die Wunde und trennt die Gefäßinnenhaut immer weiter von der Muskelschicht ab. Das hat natürlich fatale Folgen, denn es bildet sich mitten im Gefäß ein zweites. Man spricht hier von einem sogenannten »falschen Lumen*«, Sie können sich das wie einen blind endenden Ausläufer eines Flusses vorstellen. Das Wasser, das dorthin fließt, kann nicht dazu beitragen, den nächstgrößeren Fluss zu füllen, und ist daher verloren. Im Falle des Gewässers ist das keine große Sache – sehr wohl aber beim Blut. Denn das wird ja dringend gebraucht im Körper.

---

* *Unter einem Lumen versteht der Mediziner den Innenraum eines Hohlorgans, also beispielsweise landet das Essen im Lumen des Magens, und das Blut fließt eben im Lumen der Gefäße.*

Wie Sie sich vielleicht denken können – wenn eine Hautschicht einreißt, dann tut das weh! Entsprechend ist *das* typische Zeichen der Aortendissektion der plötzlich einsetzende Brustschmerz. Er wird als stechend beschrieben und ist manchmal so stark, dass die Betroffenen kaum noch klar denken können. Wir sprechen auch vom sogenannten Vernichtungsschmerz. Sie können sich das in etwa so vorstellen, als ob Ihnen jemand ein Messer ganz langsam zwischen die Schulterblätter schiebt. Auch Atemnot und viele andere Beschwerden können hinzukommen. Manchmal sieht es sogar aus, als habe der Patient einen Herzinfarkt oder einen Schlaganfall, zu sehen daran, dass manche Betroffene ganz plötzlich eine oder mehrere Extremitäten nicht bewegen können. Das liegt dann darin begründet, dass es sein kann, dass das Innenhäutchen genau dort aufreißt, wo sich die Hauptschlagader verzweigt und damit die ent-

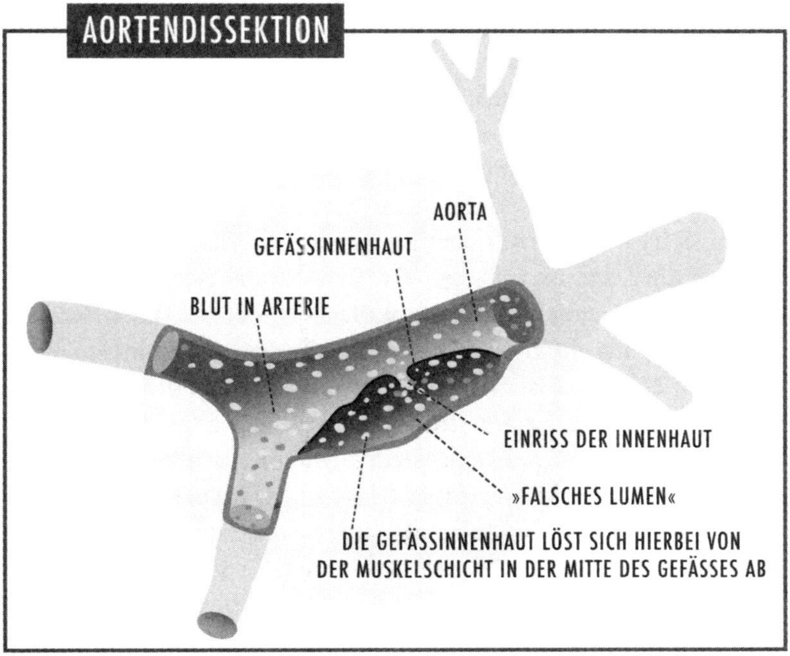

sprechenden Gefäße abdrückt. Alles, was danach kommt, verliert nach und nach seine Funktion. Es stirbt ab.

Eine Aortendissektion ist ein medizinischer Notfall. Unerkannt führt sie, zumindest wenn sie den ersten Teil (den sogenannten aufsteigenden Teil) der Hauptschlagader betrifft, oft innerhalb kürzester Zeit zum Tode. Diagnostizieren müssen die Ärzte die Erkrankung in der Notaufnahme – und das so schnell es nur irgendwie geht. Dazu gibt es zwei Möglichkeiten: Wenn der Patient mit solch starken Schmerzen eingeliefert wird, dann muss erst einmal Blut abgenommen und ein EKG, die elektrische Ableitung der Herzströme, durchgeführt werden. Schließlich kann man jetzt noch nicht wissen, ob sich hinter den Brustschmerzen des Betroffenen nicht vielleicht ein Herzinfarkt verbirgt. Mit der Diagnose muss es also schnell gehen. Oft finden sich im Blut Hinweise auf eine Aortendissektion. Die sogenannten D-Dimere sind Abbauprodukte der Blutgerinnung, die bei einem solchen Krankheitsbild – allerdings auch bei einer Lungenembolie – erhöht sind. Besteht der geringste Verdacht auf eine Aortendissektion, dann geht's sofort ab in die Computertomographie. Die Schichtröntgenmethode kann genau zeigen, ob sich die Hauptschlagader aufgespalten hat. Dem Patienten wird dafür ein sogenanntes Kontrastmittel verabreicht. Das ist eine Flüssigkeit, die auf den Bildern der CT-Untersuchung besonders hervorsticht und mit der sich eine Aortendissektion prima aufdecken lässt.

Sehen die Ärzte im CT, dass der Auslöser der Beschwerden tatsächlich eine Aufspaltung der Hauptschlagader ist, dann handelt es sich meist um einen lebensbedrohlichen Notfall. Es muss sofort gehandelt werden. Als Allererstes muss unbedingt der Druck aus dem System. Logisch, oder? Mit allen Mitteln versuchen die Mediziner, den Blutdruck also so niedrig wie möglich zu halten – so um die 100/60 mmHg, mehr nicht. Das ist gar nicht so leicht, denn die Patienten leiden ja nachvollziehbarerweise unter Schmerzen. Und die erhöhen den Blutdruck. Also muss ein Schmerzmittel her.

Manchmal ist die Situation auch so kritisch, dass der Patient sofort künstlich beatmet werden muss.

Was nun tatsächlich zu tun ist, kommt darauf an, wo sich der Einriss befindet. Betrifft er den aufsteigenden Teil der Hauptschlagader*, dann muss sofort operiert werden. Ohne OP versterben die meisten Patienten. Bei der Operation wird das defekte Schlagaderstück entfernt und durch eine Prothese ersetzt. Dabei handelt es sich um eine der größten und kompliziertesten (Notfall-)OPs, die es überhaupt gibt. Schließlich muss der Brustkorb geöffnet und die Schlagader ausgekoppelt werden. Um die Durchblutung der restlichen Organe sicherzustellen, wird ein Bypass gelegt. Trotzdem besteht die Gefahr von Nieren-, Leber- und Hirnschäden. Die Rekonvaleszenz, also die Zeit, in der sich der Patient von der OP erholt, ist langwierig und anstrengend. Und auch die Tage direkt nach der Operation sind noch extrem gefährlich. Die Patienten liegen oft längere Zeit im künstlichen Koma auf der Intensivstation. Lungenentzündungen, Schlaganfälle und sogar Multiorganversagen sind in dieser Zeit leider häufig eintretende Komplikationen.

Nicht ganz so schlimm sind Aortendissektionen, die den absteigenden, also den zweiten, Teil der Hauptschlagader betreffen. Hier versuchen die Ärzte meist, ohne OP auszukommen. Schwierig wird es trotzdem, wenn der Einriss die Öffnung zu einem wichtigen Organ verdeckt und es von der Blutzufuhr abschneidet. In einem solchen Fall muss dann manchmal doch noch operiert werden. Trotzdem – die Sterbewahrscheinlichkeit der sogenannten Typ-B-Dissektion ist viel geringer.

Sie sehen also – manchmal sind es gar nicht hoch komplizierte biochemische Vorgänge, die uns krank machen. Ein winziger Riss in einem dünnen Häutchen kann den Menschen binnen kürzester Zeit das Leben kosten. Ist schon irgendwie gruselig, oder?

*

* *Mediziner nennen diese beiden Typen der Erkrankung Stanford-A- und Stanford-B-Dissektion. Dabei betrifft die Stanford-A-Dissektion den aufsteigenden Teil der Ader, also den, der direkt aus dem Herzen kommt. Als Typ-B-Dissektion bezeichnet man die Erkrankung, wenn sie den zweiten, also den absteigenden, Teil des Gefäßes betrifft.*

Jetzt haben wir uns doch eine ganze Weile mit den Erkrankungen des Herzens beschäftigt. Vieles wird vielleicht neu und, wie gesagt, einiges schwer zu verstehen gewesen sein. Aber machen Sie sich keine Sorgen! Auch wir Mediziner brauchen mitunter lange, um die Krankheiten wirklich zu begreifen und deren Therapie zu verinnerlichen. Nicht umsonst dauert so ein Medizinstudium mindestens sechs Jahre. Und Sie sollen nach der Lektüre dieses Buches ja auch kein voll ausgebildeter Arzt sein. Vielmehr finde ich es wichtig, Ihnen einen Überblick zu geben. Ich möchte, dass Sie verinnerlichen, was da eigentlich in Ihrem Körper passiert, wenn der Arzt Ihnen sagt, dass Sie gerade einen Herzinfarkt hatten oder dass Sie an erhöhtem Blutdruck leiden. Meiner Erfahrung nach nehmen die meisten Menschen diese Informationen oft kommentarlos hin. Das liegt sicher daran, dass sie zum einen im Moment der Diagnosestellung heillos überfordert sind und allein die Aufarbeitung der emotionalen Komponente einer solchen Nachricht erst einmal einige Zeit in Anspruch nimmt. Zum anderen trauen sich viele Patienten auch einfach nicht zu fragen, um nicht dumm dazustehen oder dem Arzt nicht zur Last zu fallen. Aber gerade bei schweren, einschneidenden Erkrankungen sind Informationen das A und O, um vernünftige Therapien zu akzeptieren und zu verstehen, aber auch um Ängste abzubauen und eigenverantwortlich mit dem Schicksalsschlag umgehen zu können.

Um Schicksalsschläge geht es nun auch im nächsten Kapitel, dem über Erkrankungen der Lunge. Denn wer kennt nicht mindestens einen Menschen mit Raucherasthma? Deshalb wird natürlich das leidige Thema »Rauchen« erneut eine große Rolle spielen.

KAPITEL 2

LUNGE IN NOT

Halten Sie doch mal 30 Sekunden die Luft an! … 27, 28, 29, 30! Puh, geschafft!

Ganz schön schwierig, was? Was will ich Ihnen damit verdeutlichen? Die Atmung gehört zu den wichtigsten Körperfunktionen überhaupt – schon eine halbe Minute ohne bringt den Körper in ernsthafte Bedrängnis. Wobei das Ganze natürlich relativ zu sehen ist, denn wenn das Herz nicht schlägt, dann kann die Lunge so gut funktionieren, wie sie will – das »frische« Blut wird nicht mehr in den Körper transportiert und kann seinen Aufgaben auch nicht mehr nachkommen. Das Leben ist immer ein Zusammenspiel aller wichtigen Organe, und nur auf ganz wenige kann der Körper auch tatsächlich verzichten.

Was aber macht die Lunge nun so unglaublich besonders für unser Überleben? Schon im Kapitel über die Herzkrankheiten ist angeklungen, dass »altes« oder auch »verbrauchtes« Blut aus dem Körper in die Lunge transportiert wird, um dort »wiederaufbereitet« zu werden. Das trifft den Kern der Sache ganz gut. Blut hat viele Aufgaben. Eine der wichtigsten aber ist der Transport von Nährstoffen und Sauerstoff. Lassen wir die Nährstoffe vorerst mal außen vor. Zu ihnen werden wir noch kommen, wenn wir uns mit dem menschlichen Darm beschäftigen. Bleibt der Sauerstoff – das Lebensmolekül aller Säugetiere.

Sauerstoff, kurz O_2, ist ein bemerkenswertes Zeug. Obwohl es nur zu circa 21 % in unserer Atemluft enthalten ist, wäre ohne das kleine Molekül* kein Leben möglich. Das liegt daran, dass die Energiegewinnung in unserem Körper nur mit Sauerstoff funktioniert. Man kann sich das Ganze ein bisschen wie einen Ofen vorstellen. Ohne Lüftung brennt das Feuer nicht. Und auch unabhängig davon ist der Vergleich wirklich treffend, denn die Prozesse, die in so einem Ofen ablaufen, ähneln denen im menschlichen Körper auf erstaunliche Weise.

---

* *Ein Molekül ist eine Aneinanderreihung von Atomen. Im Falle des Sauerstoffs besteht es aus lediglich zwei Atomen, nämlich zwei sogenannten Oxygenium-Atomen.*

Schauen wir also mal in diesen Ofen hinein. Was passiert da eigentlich? Normalerweise schichtet man Holz aufeinander, immer darauf bedacht, genug Platz zwischen den einzelnen Scheiten zu lassen, um eine gute Lüftung (da haben wir sie wieder) zu garantieren. Dann zündet man das Ganze an. Mehr ist es eigentlich nicht. Nach kurzer Zeit, so denn das verwendete Holz trocken genug ist, brennt die ganze Sache lichterloh, und der Besitzer kann sich über gemütliche Wärme im ganzen Haus freuen.

Ganz ähnlich laufen auch die Prozesse im Körper des Ofenbesitzers ab. Dabei werden bestimmte kohlenstoffhaltige Elemente mit Sauerstoff in Verbindung gebracht. Es folgt eine chemische Reaktion, man nennt den Vorgang Oxidation. Hierbei wird Energie frei – im Ofen in Form von Wärme. Ein loderndes Feuer resultiert. Sie werden mir vermutlich beipflichten, dass ein Feuerchen im menschlichen Körper eher kontraproduktiv wäre, weshalb die Verbrennung hier viel langsamer und kontrollierter abläuft. Tausende und Abertausende kleine Helfer, die Enzyme, sorgen dafür, dass wir nicht plötzlich in Flammen aufgehen wie die Holzscheite. Das Resultat ist aber das gleiche: Energie. Im Falle unseres Körpers aber eben nicht Feuer, sondern – ganz pathetisch gesagt – Lebensenergie.

Die Aufgabe der Lunge ist es nun, der Umgebungsluft den Sauerstoff zu »entreißen«, damit er dem Körper zur Verfügung gestellt werden kann. Denn egal welches Organ: Ohne Sauerstoff geht einfach nichts. Er ist wie Benzin. Damit Sie sich das mal bildlich vorstellen können: Sie haben ja bereits am Anfang des Kapitels gemerkt, dass es nach einer halben Minute Luftanhalten langsam etwas eng wird. Na gut, vielleicht sind Sie trainiert, dann atmen Sie eben mal eine Minute nicht. Spätestens dann ist aber Schluss. Allein dieser Versuch zeigt ja, wie wichtig der Sauerstoff ist.

Unserem Körper stehen Mechanismen zur Verfügung, die uns letzten Endes zum Atmen zwingen. Niemand, egal wie trainiert und willensstark, kann die Luft bis zur Bewusstlosigkeit anhalten. Wir kommen später noch dazu, warum das so ist. Der Sauerstoff ist so wichtig, dass das Hirn lediglich ein paar Minuten* ohne frischen Sauerstoff auskommen kann. Das Herz gibt nach circa 90 Minuten den Geist auf, der Darm nach ein paar Stunden. Selbst die Beine sterben ab, wenn sie länger als sechs Stunden nicht mit Sauerstoff versorgt werden. Das ist zum Beispiel wichtig, wenn ein Blutklumpen die Gefäße der Organe verstopft. Der Arzt muss genau wissen, wie viel Zeit ihm zum Handeln bleibt.

Wie aber funktioniert das mit der Atmung nun eigentlich?

Erinnern wir uns nochmals an die Aufgabe des Herzens. Das rechte Herz wird von den Venen gespeist, die »verbrauchtes« Blut aus dem Körper beinhalten. Die Organe haben den Sauerstoff »verbrannt« und die so anfallenden Abfallprodukte (allen voran das sogenannte Kohlendioxid, auch bekannt als CO_2 oder Treibhausgas) in die Blutbahn entlassen. Von hier müssen sie zurück zur »Aufbereitung« in die Lunge geschickt werden, was über die Venen realisiert wird. Das Blut, das im rechten Herzen ankommt, ist also »alt« und »verbraucht«. Von hier aus wird es in die Lunge gepumpt, seine Aufbereitungsstätte. Aber was passiert nun in diesem mysteriösen Organ?

Die Lunge ist, wie schon öfter erwähnt, für die Wiederaufbereitung des Blutes zuständig. Das Abfallprodukt des menschlichen Stoffwechsels, CO_2, wird aus dem Blut ausgewaschen. Gleichzeitig kommt neuer Sauerstoff dazu. Allerdings liegen diese Gase nur sehr bedingt in gelöster Form in unserem Blut vor. Der Großteil des Sauerstoffs ist an ein Molekül gebunden, das wir Hämoglobin nennen. Jedes dieser Moleküle verfügt über vier »Fangarme«. Diese können den Sauerstoff so lange halten, bis er in den Organen benötigt wird.

Das hat einen ganz einfachen Grund. Blut an sich kann, wie gesagt, nur eine sehr begrenzte Menge an Gasen direkt lösen. Erhöht sich der Umgebungsdruck, wie das etwa beim Tauchen der Fall ist, erhöht sich die Anzahl der gelösten Gasmoleküle. Da wir aber

---

* *Je nach äußeren Umständen zwischen drei und maximal sieben Minuten.*

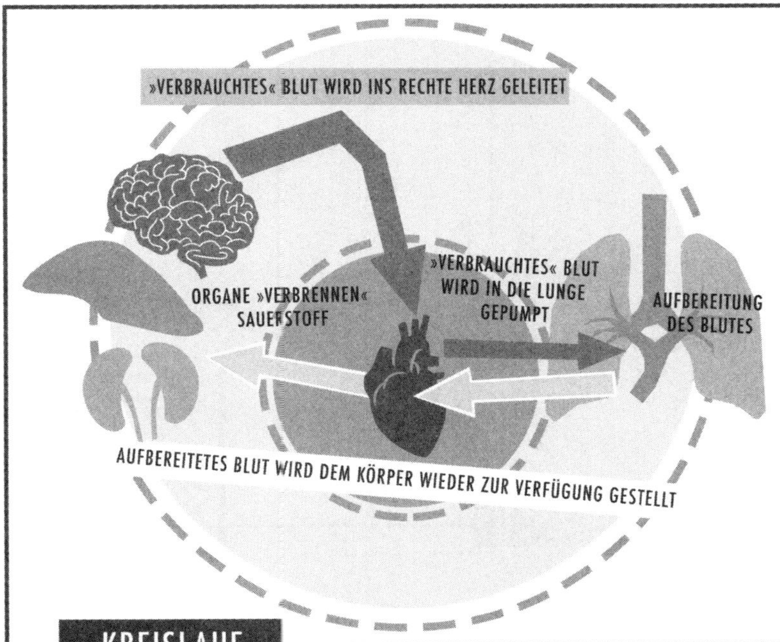

KREISLAUF

nun mal nicht in 60 Meter Wassertiefe leben, würde die Menge Sauerstoff, die man im Blut auflösen kann, niemals reichen, um alle Organe zu versorgen. Ab einem bestimmten Grenzwert würde das Gas dann einfach ausperlen, wie bei einer geschüttelten Wasserflasche.

Um das zu verhindern, hat die Natur auf den genialen Trick mit dem Hämoglobin zurückgegriffen, das die Sauerstoffmoleküle nicht löst, sondern bindet. Auch wenn das auf den ersten Blick ziemlich ähnlich klingt, besteht ein extremer Unterschied. Auf diese Weise kann genügend Sauerstoff zu den Organen transportiert werden. Bei jedem einzelnen Atemzug wird also Sauerstoff an das Hämoglobinmolekül gebunden, während CO_2 abgespalten wird. Übrigens: Das Hämoglobin wirkt wegen eines Eisenatoms in seiner Mitte rot und wird deshalb auch als roter Blutfarbstoff bezeichnet.

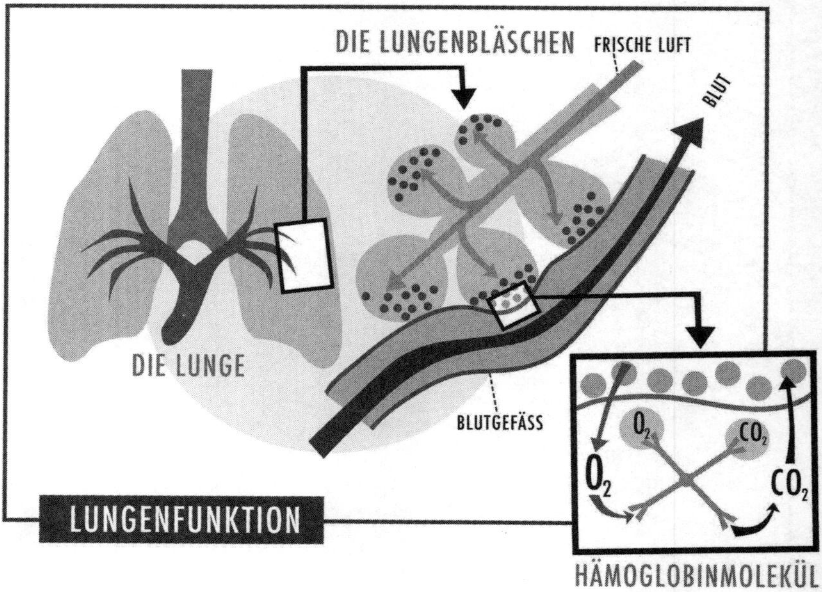

Der Zeichnung oben können Sie nicht nur entnehmen, wie in etwa der Austausch der beiden Gase Sauerstoff und Kohlendioxid (also das Abbauprodukt des menschlichen Stoffwechsels) vonstattengeht, sondern Sie bekommen auch einen ungefähren Eindruck vom Aufbau unserer Lunge. Der ist nämlich ziemlich wichtig. Denn zum einen muss natürlich ausreichend Luft hereinströmen können, zum anderen muss die in engen Kontakt mit dem »alten« Blut kommen, sodass ein Austausch der beiden Gase überhaupt stattfinden kann.

Sie können sich das Organ beinahe vorstellen wie einen Schwamm. Die Luft kommt über Mund und Nase in den Rachenraum und wird von dort in die Luftröhre geleitet, die durch den Kehlkopf vor Fremdkörpern geschützt wird. Die Luftröhre verzweigt sich dann in zwei Bronchien und von dort immer weiter in Tausende und Abertausende kleinere Arme, die man als Bronchiolen bezeichnet. Entzünden sich diese Strukturen, so spricht man übrigens von Bronchitis. Am Anfang, da wo sie noch relativ groß sind, bestehen die Bronchien aus Knorpel, der mit einer dünnen Haut überzogen ist. Doch je kleiner sie werden und je weiter sie sich verzweigen, desto geringer wird der Knorpelanteil. Am Ende bleibt nur noch eine ganz dünne Hautschicht übrig. Aus der bestehen die Lungenbläschen. Und obwohl dieses Häutchen so dünn ist, wird es von unglaublich vielen kleinen Gefäßen durchzogen.

Die Barriere zwischen Blut und Luft besteht hier, ganz tief in der Lunge, lediglich aus dem dünnen Lungenhäutchen und einem dünnen Gefäßhäutchen. Diese Schichten sind so unglaublich fein, dass Sauerstoff und Kohlendioxid durch sie hindurchtreten können wie durch einen seidenen Vorhang. Allein der Konzentrationsunterschied zwischen den beiden Seiten des »Vorhangs« reicht, um die Gase zum Fließen zu bringen. Das kann man sich wie bei einem offenen Fenster vorstellen. Im Zimmer ist es warm, draußen kalt. Öffnet man das Fenster und zieht lediglich die Gardine zu, dann vermischen sich kalte und warme Luftmassen, und das Zimmer kühlt ab.

So funktioniert das auch in der Lunge. In den Lungenbläschen befindet sich viel frische Luft und somit auch viel Sauerstoff. Im »verbrauchten« Blut sind viel Kohlendioxid und wenig Sauerstoff. Beide Gase gleichen sich nun ganz automatisch aus. Der Körper braucht überhaupt nichts zu tun. Bei manchen Krankheiten wie beispielsweise der Lungenfibrose sind die beiden Häutchen – das Lungenhäutchen und das Gefäßhäutchen – verdickt, was zu einer Behinderung genau dieses Mechanismus führt.

Bevor wir nun aber zu den Krankheiten kommen, die die Lunge befallen, fehlen noch ein paar Zeilen zur Frage, wieso wir überhaupt atmen – die hatte ich Ihnen ja noch versprochen. Dass der Vorgang der Atmung kein aktiver und unserem Willen unterzogener ist, sollte klar sein. Wäre dem nämlich so, könnten wir nicht schlafen, dürften niemals abgelenkt sein, um ja keinen Atemzug zu vergessen. Zwar können wir die Art, *wie* wir atmen, beeinflussen, allerdings auch nur in sehr engen Grenzen.

Um sicherzugehen, dass einem Atemzug auch garantiert ein weiterer folgt (und das bis zum letzten), hat die Natur mal wieder in die Trickkiste gegriffen und sich etwas ganz Besonderes einfallen lassen. So sitzen in unseren großen Arterien – beispielsweise der Schlagader im Hals, die einen Großteil des Gehirns mit Sauerstoff versorgt – sogenannte Chemorezeptoren. Die kleinen Kerle sind in der Lage, die Konzentration eines bestimmten Gases im Blut zu messen, und sind damit wahre Hightech-Geräte. Können Sie sich vorstellen, um welches Gas es sich hierbei handelt?

Klar, Sauerstoff – logisch!?

Stimmt aber nicht. In Wahrheit beginnen wir nämlich einen neuen Atemzug nicht, wenn die Sauerstoffkonzentration im Blut sinkt, sondern wenn die Kohlendioxidkonzentration steigt. Ersteres geht nämlich viel schneller, sodass unser Körper – selbst wenn wir schon, wie am Anfang des Kapitels, nach 30 Sekunden oder vielleicht auch einer Minute, einen enormen Lufthunger verspüren – immer noch ausreichend Sauerstoffreserven zur Verfügung hat. Es handelt sich also um einen Backup-Mechanismus, der uns zum Atmen zwingt, lange bevor es wirklich knapp wird.

Übrigens – wirklich knapp wird es erst, wenn man das Bewusstsein verliert. Beruhigend, oder?

COPD

Vier Buchstaben mit verheerender Wirkung

Von allen Folgen des Rauchens ist wohl diese Krankheit mit den unscheinbaren vier Buchstaben die sicherste. Und das nicht im Sinne von »Sicherheit«, ganz im Gegenteil. So gut wie jeder Raucher wird früher oder später an einer COPD erkranken und, so ihn nicht irgendetwas anders früher dahinrafft, auch an ihr sterben. Ungefähr 90 % aller Patienten sind Raucher, der Rest oft Menschen, die in ihrem Leben überdimensional große Mengen an Schadstoffen einatmen mussten, wie beispielsweise Minenarbeiter. Das Tückische an der Erkrankung: Ursache und Wirkung liegen meist Jahrzehnte auseinander. Das macht die Forschung über mögliche Auslöser natürlich unglaublich schwierig.

Trotzdem sollte uns das Wissen um die Krankheit die Diskussion um niedrige Feinstaubwerte in unseren Städten aus einem ganz anderen Blickwinkel sehen lassen. Denn eines ist ganz klar: Die Lunge mag keine großen und festen Partikel. Schon in der Einleitung für dieses Kapitel haben wir ja besprochen, wie das Organ aufgebaut ist und dass ganz unten, dort wo der Gasaustausch stattfindet, eigentlich nur eine kleine Membran aus zwei Zellschichten gespannt ist, damit Sauerstoff und Kohlendioxid ungehindert passieren können. Dass diese feinen und filigranen Strukturen durch Minipartikel in der Luft, die wir einatmen, geschädigt werden, kann man sich eigentlich ganz gut vorstellen. Der Mensch ist nicht geschaffen für die kontinuierliche Inhalation von Staub. Ein paar Mal geht das schon, kein Problem. Aber über Jahre hinweg macht es eben krank. Die Schadstoffbelastung ist mittlerweile so schlimm geworden, dass die COPD in einigen Teilen der Welt zu den häufigsten Erkrankungen überhaupt gehört. Das sollte uns schon irgendwie zu denken geben.

Aber was passiert da eigentlich genau? Stellen wir uns doch mal vor, wie so eine Lunge auf das Einatmen von Fremdkörpern reagieren könnte! Haben Sie sich schon mal verschluckt? Wahrscheinlich schon. Beim Verschlucken passiert eigentlich etwas ganz Ähnliches wie bei der Entstehung der COPD, nur in viel ausgeprägterer Form. Ein Nahrungsbolus, der eigentlich in die Speiseröhre soll, weicht vom Wege ab und verirrt sich in die Luftröhre. Das Ergebnis ist ein hässlicher Hustenanfall. Aber so unangenehm das auch ist – der Husten reinigt die Luftröhre und befördert den verschluckten Speisebrocken dahin, wo er hingehört. Diesen Reflex kann man auch nicht selbst unterdrücken, denn er dient dem Überleben.

Das Gleiche passiert im Grunde, nur in viel kleinerem Maßstab, wenn der Mensch immer und immer wieder kleinste Staubpartikel einatmet. Dummerweise sind die viel zu winzig, um effektiv durch Husten wieder entfernt zu werden, weshalb sie an der Wand der kleinen und kleinsten Atemwege, also zum Teil sogar der Lungenbläschen, haften bleiben. Doch da gehören sie nicht hin! Was also tut der Körper? Denken Sie mal nach! Wie antwortet Ihr Körper, wenn Sie, sagen wir mal, eine Wunde an der Hand haben und die mit Schmutz kontaminieren? Na klar – eine Entzündung ist die Folge. Im Falle der Hand wird die wahrscheinlich sehr stark ausfallen, die Wunde könnte sogar eitern und den Einsatz von Antibiotika notwendig machen.

Bei der Lunge ist das etwas anders. Hier reagiert das Immunsystem nicht mit einer akuten, eitrigen Infektion*, sondern mit einer chronischen. Kontinuierlich kämpfen die verschiedenen Immunzellen des Körpers gegen die winzigen Eindringlinge, von denen sie nicht so richtig wissen, was sie sind (um lebende Organismen handelt es sich ja nicht – die wären unter Umständen nämlich viel leichter zu erledigen), mit all ihren Möglichkeiten an. Das bedeutet, sie schütten Entzündungsstoffe und andere kleine Botenmolekü-

---

* *Das passiert im Übrigen, wenn Sie sich an einem Essensbrocken verschlucken und den nicht wieder herausgehustet bekommen – also, wenn Sie nicht daran ersticken. Das Ergebnis hier ist in der Tat eine eitrige Lungenentzündung.*

le aus, die die umgebenden Zellen dazu anhalten, sich gegen den »Dreck« in der Lunge zur Wehr zu setzen.

Dumm nur, dass sie dem eigenen Organismus (also Ihnen, dem Menschen) damit viel mehr Schaden zufügen als den Feinstaubpartikeln. Die interessiert das nämlich so gar nicht. Das Immunsystem des menschlichen Körpers ist in allererster Linie auf die Abwehr von Fremdorganismen wie Bakterien oder Viren spezialisiert. Und als solche werden die Feinstaubpartikel angesehen – einfach weil der Körper es nicht besser weiß. Nun sind die kleinen Krümelchen aber keine Mikroorganismen, sondern Mikroteilchen, weshalb sie sich einfach nicht am Angriff des Immunsystems stören. Weil sie aber so klein und zahlreich sind, schafft die Lunge es auch nicht, sich ihrer zu entledigen.

Wir haben ja bereits den Husten als Möglichkeit kennengelernt, Fremdkörper aus der Lunge zu transportieren. Es gibt aber noch einen ziemlich cleveren Mechanismus, die sogenannte »Mukoziliare Clearance«. Dieses denglische Wort bezeichnet die Eigenschaft der kleineren Luftwege, Schleim und anderen »Schmodder« (wie beispielsweise abgestorbene Zellen oder erledigte Bakterien) nach draußen zu befördern. Dafür sitzen auf der Oberfläche der Lungenschleimhaut ganz winzige Härchen, die sich simultan in eine Richtung bewegen, nämlich immer in Richtung Ausgang, also Luftröhre. Dieser Mechanismus ist genial, weil sich sonst im Laufe eines Lebens allerlei Abfallmaterial in den Tiefen der Lunge ansammeln würde. Leider sind die winzigen Staubteilchen, die durch verschmutzte Luft und Zigarettenrauch in unsere Lunge kommen, nicht nur viel zu klein, um durch die Härchen nach draußen geschoben zu werden, sie können deren Funktion auch nachhaltig beeinträchtigen.

Und so passieren letztlich mehrere Dinge gleichzeitig und tragen alle zur Entstehung von COPD bei: Durch die dauernde Entzündung entsteht eine Schwellung im Lungengewebe. Das wiederum produziert Schleim, der nicht mehr so richtig nach draußen transportiert werden kann. Durch die Reizung ziehen sich die kleinen

Luftwege zusammen, was ihren Durchmesser reduziert. Alles in allem verschleimt die Lunge nach und nach. Das macht dem Patienten dann vor allem Probleme beim Ausatmen. Weil der Ausatemvorgang, im Gegensatz zum Einatmen, nämlich ein passiver ist und nicht bis ins Unendliche erzwungen werden kann, kommt kontinuierlich mehr Luft in die Lunge, als wieder herausströmt.

Das Ergebnis: eine chronische Überblähung. Man nennt das Emphysem. Im Extremfall kann diese Überblähung so schlimm werden, dass ganze Bereiche der Lunge zu funktionslosen großen Luftblasen verkommen. Die Folgen sind klar: Durch die massiv verkleinerte Fläche, die dem Organ nun zum Gasaustausch zur Verfügung steht, werden selbst kleinste Anstrengungen zum Problem. Für den Betroffenen bedeutet das, die Puste geht aus. Und weil die Lunge ja mit der chronischen Entzündung völlig ausgebrannt ist, fehlen die notwendigen Ressourcen, um Infektionen abzuwehren. Schon kleinste Infekte können das restliche Lungengewebe so schwer schädigen, dass sich die Menge des zur Verfügung stehenden Restgewebes kritisch verringert.

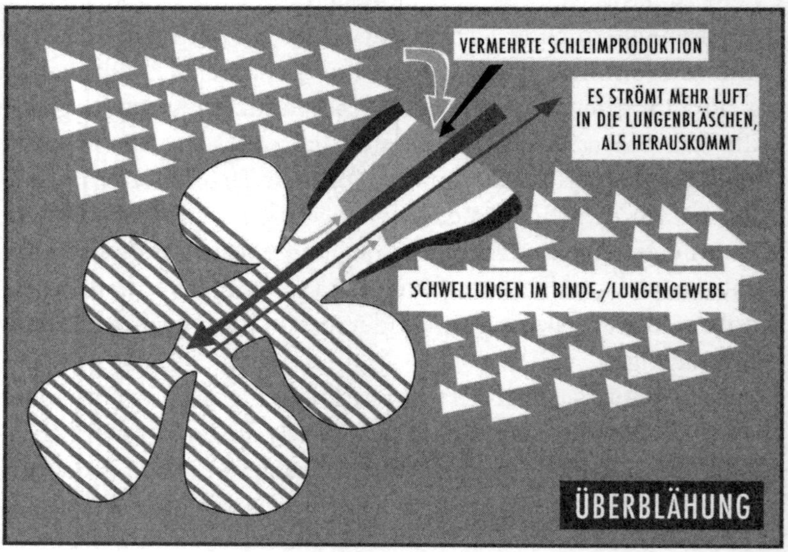

Eine eigentlich harmlose Infektion kann so im schlimmsten Fall zur Notwendigkeit einer Intubation, also einer künstlichen Beatmung, oder sogar zum Tode führen. Ich erinnere mich an einen Vortrag, den ich vor einiger Zeit zu diesem Thema gehört habe. Der Referent versuchte uns klarzumachen, dass jede Infektion bei Patienten mit einer COPD wie ein Herzinfarkt für die Lunge sei. Was dramatisch klingt, ist – sieht man sich die kalten Statistiken an – wohl gar nicht so falsch.

Aber woran erkennt der Arzt nun einen COPD-Patienten? Oft wird der Verdacht auf diese Erkrankung vom Hausarzt geäußert, der seine Pappenheimer ja über viele Jahre hinweg kennt. Der typische Kandidat raucht seit vielen Jahren, ist Passivraucher oder muss sich beruflich mit Schadstoffen herumschlagen. »Nach und nach«, wird der Betroffene dem Hausarzt erzählen, »musste ich mich immer öfter mit Luftnot herumärgern, die jetzt mittlerweile oft schon bei geringerer Belastung auftritt.« Solche Schilderungen sollten den Arzt immer aufhorchen lassen. Denn auch Herzerkrankungen können ein ähnliches oder sogar gleiches Beschwerdebild verursachen, wie Sie ja mittlerweile wissen.

COPD-Patienten plagen allerdings zusätzlich häufig wiederkehrende Bronchitiden, also Entzündungen der unteren Atemwege. Die gehen dann mit Husten, Auswurf und oft auch Fieber einher. Treten diese Symptome vermehrt auf, dann winkt früher oder später eine sogenannte spirometrische Untersuchung. Dabei muss der Patient ganz tief einatmen, um dann so intensiv wie möglich durch eine Art Strohhalm wieder auszuatmen. Der Doktor, entweder der Lungenfacharzt oder der Hausarzt selbst, kann dann sehen, ob die ganze eingeatmete Luft wieder aus der Lunge entweichen kann oder ob sie nur langsam wieder herauskommt.

Je nach Ergebnis sollte dann schon frühzeitig mit einer Therapie begonnen werden. Denn eines ist klar: Heilen kann man die COPD nicht. Man kann nur ihren Fortschritt aufhalten und versuchen, die angerichteten Schäden im Rahmen zu halten. Gestoppt werden kann der Krankheitsprozess allerdings nur durch einen sogenannten Expositionsstopp, was nichts anders bedeutet, als dass man mit dem Rauchen aufhören muss. Leider schaffen das nicht alle, und so schreitet die Erkrankung bei vielen Patienten trotz Therapie kontinuierlich fort. Irgendwann sind die Lungenbläschen zerstört und durch die andauernde Entzündung funktionslos geworden. Ärzte sprechen hier, wie gesagt, vom Lungenemphysem, ebenjener Überblähung der Lunge mit Luft, die man auf dem Röntgenbild als große schwarze Felder sehen kann.

Dabei handelt es sich genau um jene Areale, die ihre Funktion verloren haben und dem Gasaustausch deshalb nicht mehr zur Verfügung stehen. Die Atemnot der Betroffenen wird immer schlimmer. Ab einem gewissen Zeitpunkt ist das Leben ohne einen Sauerstoffkonzentrator kaum noch möglich, und die Menschen sind entweder an die Wohnung gefesselt oder müssen ständig eine Sauerstoffflasche mit sich rumschleppen. Zwar versucht man, die Atemwege mit bestimmten Sprays zu öffnen und somit das ge-

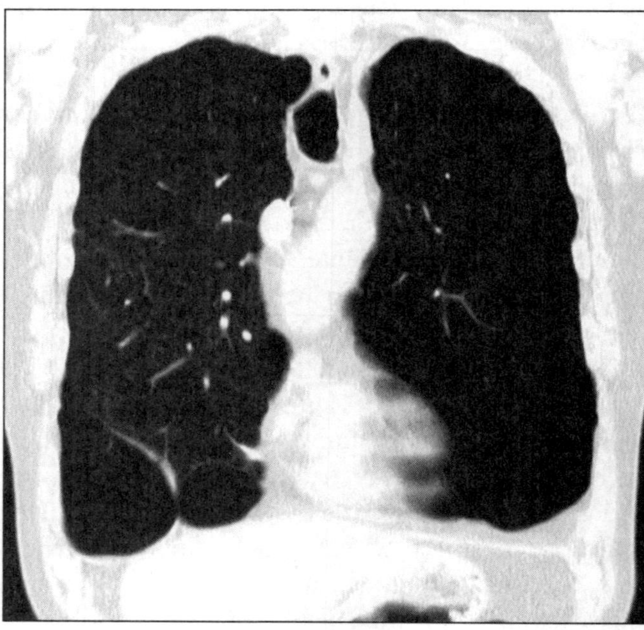

CT eines Lungenemphysems

(Abbildung zur Verfügung gestellt von Dr. J. Mariß, Radiologie Nordhessen)

fährliche »Air Trapping«* im Zaum zu halten. Heilen kann man die Erkrankung damit aber nicht. Setzt sich auf die so schlimm vorgeschädigte Lunge dann eine Infektion, kann das tödlich sein. Auch andere Faktoren wie ein plötzlicher Temperaturwechsel, bestimmte Allergene und andere Stoffe können einen COPD-Anfall auslösen, bei dem sich die kleinen Atemwege kritisch verengen. Für solche Fälle werden den Patienten Notfallsprays verschrieben, die ganz schnell gegensteuern können. Aber trotz aller medizinischer Möglichkeiten – die COPD ist eine ernst zu nehmende und reelle Gefahr für die Erkrankten und führt leider nicht selten zum Tod.

* *Beim Air Trapping handelt es sich um einen Ausdruck, der verdeutlichen soll, dass die eingeatmete Luft nicht mehr vollständig mit jedem Atemzug aus der Lunge entweichen kann. Stück für Stück wird so Lungengewebe zerstört.*

LUNGENEMBOLIE

Der stille Killer

Erst vor Kurzem ist eine Verwandte an einer Lungenembolie gestorben. Die Nachricht holte uns ein wie ein Donnerschlag. Damit hatte niemand gerechnet. Und genau das ist das Problem bei dieser heimtückischen und nicht selten tödlichen Erkrankung – oft tritt der Tod innerhalb von Sekunden bei einem vorher völlig gesunden Menschen ein. Man hört das dann oft von den Ärzten im Krankenhaus: »Wahrscheinlich war es eine Lungenembolie«, und gibt sich mehr oder weniger damit zufrieden.

Doch die meisten Menschen können mit dem, was sich hinter dem Begriff verbirgt, nicht viel anfangen. Was ist das, eine Lungenembolie? Und wieso sterben die Menschen daran so unvermittelt?

Ich kann Sie hoffentlich ein bisschen beruhigen. Nicht jeder, der eine Lungenembolie erleidet, erliegt ihr auch sofort. Der weit größere Teil der Erkrankten überlebt – oft auch unversehrt. Manchmal kriegen die Betroffenen überhaupt nicht mit, dass sich in ihrem Inneren etwas Derartiges abspielt oder abgespielt hat. Aber zurück zum Thema. Was verbirgt sich nun hinter dieser mysteriösen Krankheit?

Erinnern Sie sich noch daran, was wir über den Aufbau von Herz und Lunge gelernt haben? Das »verbrauchte« Blut strömt über die großen Hohlvenen in das rechte Herz, wird dort in die Lunge gepumpt, wo es »aufgearbeitet«, also mit Sauerstoff angereichert, wird. Eine Voraussetzung hierfür ist aber, dass alle Gefäße gut blutdurchlässig sind. Im Prinzip ist das so, als würden Sie duschen gehen. Das Wasser kann aus der Duschwanne nur abfließen, wenn keine Verstopfung vorliegt. Und im Falle einer Lungenembolie haben wir es genau damit zu tun – mit einer Verstopfung in Form eines Blutklumpens.

Meistens passiert Folgendes: Durch langes Sitzen, wie beispielsweise bei Interkontinentalflügen, bei Menschen, die Bürojobs nachgehen, oder aber auch durch die Einflüsse verschiedenster Medikamente (allen voran einige Formen der Antibabypille und natürlich Nikotin) wird die Flussfähigkeit des Blutes beeinträchtigt*. In den Arterien ist das freilich nicht so wichtig, denn hier wird das Blut ja aktiv gepumpt. Problematischer wird es in den Venen, die, wie Sie wissen, so gut wie keine Muskulatur in ihren Wänden haben, was bedeutet, dass das Blut mehr oder weniger passiv zum Herzen zurück »gezogen« werden muss. Im Normalzustand ist das auch kein Problem. Kommt jetzt aber ein Risikofaktor wie beispielsweise zu langes Sitzen dazu, und das am besten noch in Kombination mit der Einnahme bestimmter Hormonpräparate und dem Genuss der Zigarette danach**, dann besteht die Gefahr, dass das Blut verklumpt.

Das an sich ist zwar nicht besonders angenehm, bereitet aber alleine noch keinen allzu großen Grund zur Sorge, denn das Blut verklumpt meist da, wo es sowieso am langsamsten fließt – in den Unterschenkeln. Man spricht dann von einer Beinvenenthrombose***. Das betroffene Bein wird dick und fängt meist an zu schmerzen. Eine Behandlung ist nun dringend erforderlich, denn von der tiefen Beinvenenthrombose geht große Gefahr aus. Und das liegt ganz einfach an der Anatomie, also dem Aufbau der Beinvenen. Denn die münden nach und nach in immer größere Venen. Löst sich nun der Blutklumpen, so wird er in die größeren Gefäße ge-

* *Ärzte sprechen von der sogenannten Virchow-Trias. Das sind drei grundlegende Voraussetzungen, die einzeln oder in Kombination vorliegen müssen, um eine Verklumpung des Blutes in den Venen zu erreichen. Diese sind zum einen die erhöhte Tendenz des Blutes, Klumpen zu bilden (wir sprechen von Hyperkoagulabilität), Verletzungen in der Gefäßinnenhaut sowie eine Reduzierung des Blutflusses, wie sie bei längerem Sitzen vorkommt.*

** *Es existieren sehr viele Risikofaktoren. Die alle aufzuführen, würde jetzt aber den Rahmen und vor allen Dingen den Sinn dieses Buches sprengen. So haben beispielsweise Menschen, die sich gerade einer OP unterzogen haben, eine viel höhere Wahrscheinlichkeit, an einer Lungenembolie zu erkranken. Auch Mütter im Wochenbett können von der Diagnose getroffen werden.*

*** *Eine Thrombose bezeichnet ganz allgemein die Verklumpung von Blut. Löst sich dieser Blutklumpen und wird weggespült, so wird aus der Thrombose eine Embolie. Die beiden Begriffe unterscheidet also gar nicht so viel voneinander. Eine Thrombose kann, wie Sie gleich sehen werden, ganz schnell zur Embolie werden und damit großen Schaden anrichten.*

spült, weil ihn nichts aufhält. Am Ende kommt das Gerinnsel in den Hohlvenen und dann im Herzen an. Aber hier kann es noch nichts anrichten. Gefährlich wird es erst, wenn das Herz den Blutklumpen in die Lungenarterien schickt. Denn hier wird er zur Lungenarterienembolie, kurz Lungenembolie.

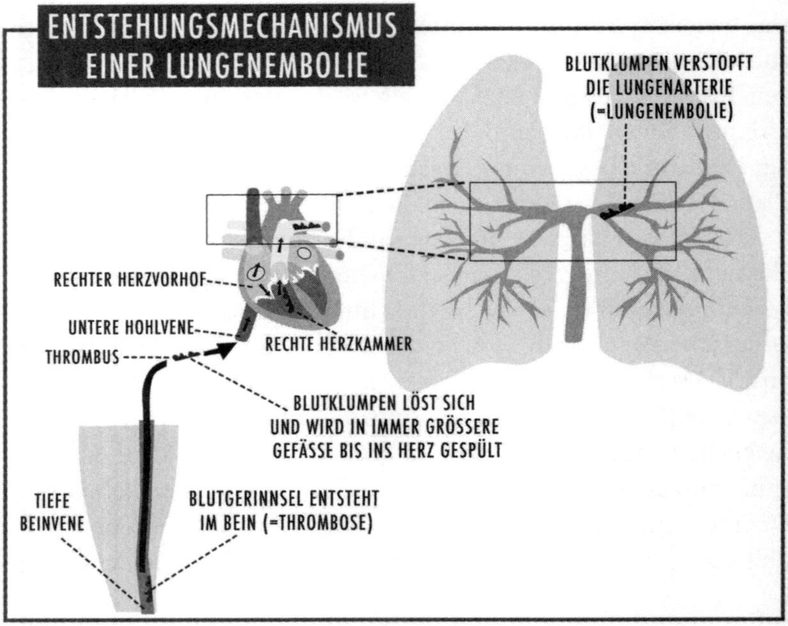

Jetzt wissen Sie also, was hinter dem Wort steckt. Aber worin liegt die enorme Gefahr begründet, die von der Lungenembolie ausgeht, handelt es sich doch eigentlich nur um einen verschwemmten Blutklumpen?

Zwei Dinge machen das verklumpte Blut in der Lunge so gefährlich. Bleiben wir fürs Erste doch kurz bei unserem Abflussbeispiel. Was passiert, wenn das Wasser in Ihrer Dusche nicht mehr richtig ablaufen kann? Richtig – es staut sich auf und wird irgendwann das Bad überschwemmen. Genauso verhält es sich auch im Körper. Natürlich wird hier nichts überschwemmt, das wäre ja noch schöner. Aber durch das verschlossene Gefäß muss das Herz ganz plötzlich gegen einen viel höheren Widerstand arbeiten. Das bedeutet zum einen, dass viel weniger Blut in die Lunge transportiert werden kann, was sich tatsächlich im Körper aufstaut. Man kann das den Patienten oft ansehen. Ihre Halsvenen sind viel dicker als bei normalen Menschen. Außerdem ist es sogar möglich, dass das Herz der enorm gestiegenen Anforderung gar nicht nachkommen kann und einfach den Dienst einstellt.

Bei Patienten, die mein Team und ich wiederbeleben müssen, ist die Lungenembolie immer eine Möglichkeit, wenn es darum geht, den Grund für den plötzlichen Herzstillstand zu erörtern. Natürlich hängen die Folgen dieses Verschlusses ganz davon ab, wo sich der Blutklumpen festgesetzt hat, und nicht jeder Lungenembolie-Patient muss gleich wiederbelebt werden. Häufig kommt es vor, dass das Gerinnsel zu klein ist, um gleich an einem Hauptast der Lungenschlagader stecken zu bleiben, wie im Bild gezeigt. Dann wandert der Klumpen immer weiter, bis er auf das erste Gefäß trifft, dessen Durchmesser kleiner ist als der des Gerinnsels. Je weiter der Embolus wandert, desto weniger Schaden richtet er verständlicherweise an.

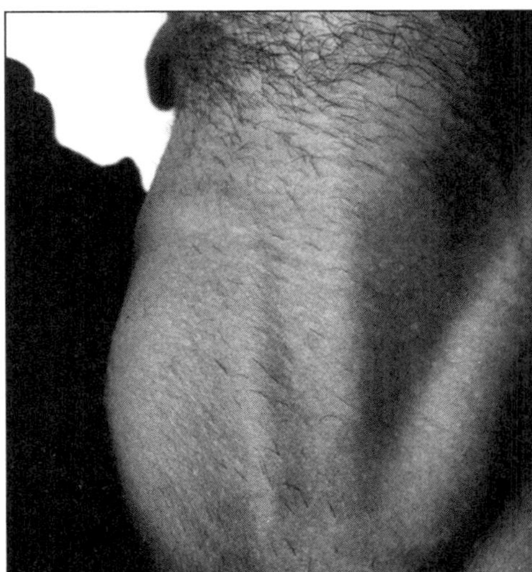

Gestaute Halsvenen

(Foto: Falk Stirkat)

Aber das Problem mit dem Aufstau des Blutes und der plötzlichen Druckbelastung des Herzens ist nur die eine Seite der Medaille. Auf der anderen führt die Embolie nämlich dazu, dass die ganzen Lungenabschnitte, die nach dem verschlossenen Gefäßstück kommen, plötzlich funktionslos werden. Auch hier gilt wieder: Je weiter der Embolus wandert und je kleiner die verschlossene Arterie ist, desto weniger gefährlich sind die Konsequenzen.

Nehmen wir aber mal an, die Lungenembolie verschließt nun einen der beiden Hauptäste der Lungenarterie. Das bedeutet dann nichts anderes, als dass ein ganzer Lungenflügel (also der rechte oder der linke) nicht mehr funktioniert. Einfach so, von jetzt auf gleich. Das wäre, als wenn Ihnen einfach jemand ein Stück Lunge entfernen würde, das dann naturgemäß seine Aufgabe nicht mehr erfüllen, will heißen: nicht mehr am aktiven Gasaustausch teilnehmen, kann. Den Patienten fehlt also Sauerstoff. Obwohl der durch den Atemvorgang ungehindert in die Lunge gelangt, ist die Anreicherung des Blutes mit dem lebenswichtigen Gas nicht möglich, weil das Blut an sich nicht mehr damit in Kontakt kommt. Ersticken von innen sozusagen. Hört sich ziemlich gefährlich an, ist es auch.

Wie aber merkt man denn, dass man eine Lungenembolie hat? Was macht sie für Beschwerden, und wie kann der Arzt die Erkrankung feststellen?

Auch die Antworten auf all diese Fragen hängen wieder davon ab, wo genau sich das Gerinnsel festgesetzt hat. Ist eine der beiden großen Lungenarterien oder ein nachgeschalteter großer Ast des Gefäßes betroffen, so kann es tatsächlich sein, dass der Erkrankte einfach tot umfällt. In diesem Fall gibt es leider durch den Arzt nicht mehr viel zu diagnostizieren – außer vielleicht durch den Pathologen. Kommt der Notarzt zu einem solchen Patienten, kann ihn wiederbeleben und stellt fest, es könnte sich vielleicht um eine Lungenembolie handeln, dann hat er die Möglichkeit, ein sogenanntes Lysemedikament zu verabreichen. Dabei handelt es sich um einen extrem potenten und schnell wirksamen Blutverdünner, der so gut wie sämtliche Gerinnung im menschlichen Körper ausschaltet und somit auch das Gerinnsel in der Lunge auflösen kann.

Die Gabe dieses Medikamentes ist aber wirklich eine letzte Hoffnung, denn natürlich hat man eine ganze Latte an Nebenwirkungen zu befürchten (Beispiel: Hirnblutung). Hinzu kommt, dass der Erfolg keinesfalls garantiert ist. Aber wie gesagt, nicht jede Lungenembolie endet tödlich. Befindet sich der Blutklumpen in einem kleineren Gefäß, so hat der Patient durchaus gute Chancen und wird vermutlich nicht immer gleich an eine Lungenembolie denken, wenn er den Arzt aufsucht oder den Rettungsdienst verständigt.

Das Hauptsymptom der Erkrankung ist, Sie werden es schon vermuten, die Atemnot. Das ist auch mehr als logisch, denn was sonst sollte ein Mensch empfinden, wenn plötzlich ein Teil der Lunge nicht mehr arbeitet? Um das zu kompensieren, atmet der Betroffene ganz automatisch plötzlich viel schneller. Ärzte sprechen von einer sogenannten Tachypnoe. Außerdem spüren Patienten mit Lungenembolie häufig einen stechenden Brustschmerz – fast als hätte man ihnen ein Messer zwischen die Rippen geschoben. Genau wie bei der Aortendissektion, denken Sie jetzt? Stimmt. Die beiden Krankheiten ähneln sich in Bezug auf die Symptome wirklich sehr.

Alles in allem sind die Beschwerden aber oft sehr unspezifisch und nicht eindeutig. Das ist übrigens ein Grund dafür, dass es oft gar nicht so leicht ist, eine Lungenembolie zu erkennen. Manchmal führt Husten (zum Teil mit Blutbeimengung) sogar eher zum Verdacht, die Beschwerden des Patienten ließen sich auf eine Lungenentzündung zurückführen. Auch lohnt sich von Zeit zu Zeit ein Blick auf die Unterschenkel des Betroffenen. Sieht man hier Zeichen einer Thrombose, so macht das die Lungenembolie als Ursache für die Beschwerden wahrscheinlicher – keinesfalls aber sicher!

Sie sehen also, dass die Symptome sehr diffus sind. Deshalb ist das Wichtigste für uns Ärzte, überhaupt daran zu denken, dass hinter den vorgebrachten Beschwerden eine Lungenembolie stecken könnte. Wie aber kann man sich da gänzlich sicher sein? Welche

Schritte wird der Arzt einleiten, wenn der Verdacht auf eine Embolie im Raum steht?

In allererster Linie wird Ihr Hausarzt, so Sie den aufgesucht und nicht gleich den Notruf gewählt haben – was bei plötzlich einsetzender Luftnot ja mehr als nachvollziehbar wäre –, Sie ins Krankenhaus einweisen, wenn er befürchtet, hinter Ihren Problemen könnte eine Lungenembolie stecken. Dort angekommen, werden bei Ihnen dann eine ganze Menge Untersuchungen durchgeführt. Neben den mittlerweile bekannten Befragungen zur Erhebung der Krankengeschichte und der ordentlichen körperlichen Untersuchung, bei der die Ärzte sehr viel Wert auf das Abhören der Lunge legen, muss schnell Blut abgenommen werden, um eventuell anderen Ursachen für die Beschwerden des Patienten auf die Schliche zu kommen. Das wird im Labor auf bestimmte Werte untersucht. Auch die Herzwerte, die sogenannten Troponine, die Sie aus dem Herzkapitel schon kennen, werden die Ärzte bestimmen, um auszuschließen, dass hinter den Beschwerden ein Herzinfarkt steckt.

Während der Patient auf das Ergebnis der Untersuchung wartet, wird er meist noch zum Röntgen gefahren, damit die Lunge genauer durchleuchtet werden kann. Auch ein Ultraschall dieses Bereiches* wird vielleicht durchgeführt werden. Aber all diese Untersuchungen reichen nicht aus, um eine Lungenembolie zu beweisen – nur widerlegen kann man sie damit. Es gibt nämlich einen bestimmten Wert, der sich im Blut bestimmen lässt, die sogenannten D-Dimere. Das sind die Abbauprodukte der Blutgerinnung. Sind die nicht erhöht, so liegt keine Lungenembolie vor**. Eine Erhöhung ist aber leider sehr unspezifisch und erfordert weitere Untersuchungen.

---

* *Beim Ultraschall der Lunge handelt es sich um eine Untersuchung, deren Wert erst in letzter Zeit immer deutlicher geworden ist. Früher ging man davon aus, dass man die Lunge mit dem Ultraschallgerät praktisch nicht beurteilen kann, weil ja die Rippen im Weg sind. Neuere Forschungen haben aber gezeigt, dass das sehr wohl geht – und zwar ziemlich gut.*

** *Es gibt Ausnahmen. Lungenembolien können auch durch Fett, Fruchtwasser oder Luft verursacht werden. Das ist aber extrem selten und hat in einem Buch über die Grundlagen gefährlicher Krankheiten einfach nichts verloren.*

Auch das Röntgenbild kann keine Embolie, sondern nur alternative Ursachen der Beschwerden wie beispielsweise eine Lungenentzündung aufzeigen.

Letztendlich beweisen lässt sich die Lungenembolie nur durch zwei Untersuchungen. Die werden aber nicht routinemäßig bei jedem Patienten mit Atemnot durchgeführt, sondern nur wenn die erste Untersuchungswelle (Blut, Röntgen, Ultraschall, Untersuchung, Erhebung der Krankengeschichte) den Verdacht zumindest erhärtet hat. Der Beweis lässt sich dann also entweder mit einer Computertomographie oder mit einer sogenannten Ventilations-Perfusions-Szintigraphie erbringen. Das klingt jetzt kompliziert. Dabei ist das Prinzip hinter beiden ganz einfach. Beim CT wird dem Patienten ein bestimmtes Kontrastmittel gegeben, das die Durchlässigkeit der Gefäße gut anzeigt. So kann man genau sehen, ob sich dort ein Gerinnsel festgesetzt hat. Die Untersuchung ist allerdings mit einer erhöhten Strahlenbelastung verbunden, und das Kontrastmittel geht ganz schön auf Nieren und Schilddrüse. Einige Menschen sind sogar allergisch dagegen.

Die Alternative ist die Untersuchung mit dem furchtbar kompliziertem Namen Ventilations-Perfusions-Szintigraphie. Dabei wird dem Patienten ein radioaktiver Marker (nicht erschrecken, das ist nicht in Ansätzen so schlimm, wie es vielleicht klingen mag) zum einen injiziert, zum anderen atmet der Betroffene ein Gasgemisch ein, das ebenfalls mit einem (allerdings anderen) radioaktiven Marker versetzt ist.

Der Vorteil dieser Stoffe ist, dass man ihre Verteilung mit einer speziellen Kamera bildlich darstellen kann. Auf diese Weise können die Ärzte sehen, welche Lungenareale zum einen belüftet und durchblutet, belüftet, aber nicht durchblutet und durchblutet, aber nicht belüftet sind. Bei einer Lungenembolie ist das Stück Lunge, das nach dem verstopften Gefäß kommt, zwar belüftet, die Blutversorgung ist aber abgeschnitten. Sieht man ein solches Bild, dann ist eine Lungenembolie bewiesen.

Aber was nun? Jetzt kennen die Ärzte die Ursache der Beschwerden. Wie soll man das wieder in Ordnung bringen? Man kann den Blutklumpen ja kaum aus dem Gefäß rausoperieren. Na ja, zumindest tut man das heute nicht mehr.

Die Behandlung der Lungenembolie richtet sich nach der Schwere der Erkrankung. Befindet sich der Embolus in den ganz großen Lungengefäßen, so müssen die Ärzte als Erstes die sogenannten Vitalfunktionen sicherstellen. Denn in der Tat ist eine sehr große Lungenembolie ein lebensbedrohlicher Zustand, der umgehend behandelt werden muss. Der Patient kommt auf die Intensivstation, und wenn die normale Gabe von Sauerstoff beispielsweise über eine Maske nicht ausreicht, müssen die Intensivmediziner den Patienten intubieren, ihm also einen Schlauch zum Atmen in die Luftröhre schieben. Dadurch wird die Menge an Sauerstoff, die dem intakten Lungenrest zur Verfügung steht, erhöht. Und weil eine große Lungenembolie auch Auswirkungen auf den Kreislauf haben kann (wegen der plötzlichen Erhöhung des Widerstands, gegen den das Herz arbeiten muss), ist es wichtig, den sehr intensiv zu überwachen und bei Bedarf auch mit Medikamenten zu unterstützen.

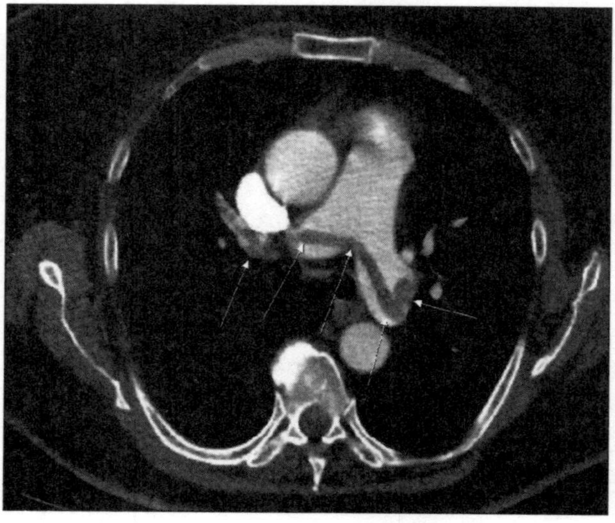

CT einer Lungenembolie

(Abbildung zur Verfügung gestellt von Dr. J. Mariß, Radiologie Nordhessen)

All das ist die Aufgabe der Intensivmediziner. Deren Kernkompetenz besteht nämlich genau darin, Patienten zu behandeln, deren Kreislauf gerade dabei ist zu versagen. Blöderweise ändern diese Maßnahmen freilich überhaupt nichts am Grundproblem, sondern unterstützen nur die lebenswichtigen Funktionen so lange, bis ebendieses Problem, also der Blutpfropf, gelöst ist.

Dafür stehen den Ärzten verschiedene Möglichkeiten in Form von Medikamenten zur Verfügung, die auch wieder abhängig von der Größe der Embolie eingesetzt werden können. Die Grundlage all dieser Medikamente ist die Notwendigkeit, das Blut zu verdünnen und den Blutklumpen aufzulösen. Sind Kreislauf und Atmung schwer beeinträchtigt, bleibt den Ärzten keine andere Wahl, als zur sogenannten Lyse zu greifen. Sie kennen das Medikament schon von weiter oben. Es schaltet mehr oder weniger die gesamte Blutgerinnung aus und kann den Embolus, also den Blutpfropfen in der Lunge, auflösen*. Wegen der Gefahr von Nebenwirkungen ist dieses Medikament aber wirklich als letzte Möglichkeit gedacht.

Patienten, deren Kreislauf und Atmung noch nicht beeinträchtigt sind, die also an kleineren Embolien erkrankt sind, bekommen in der Regel einen normalen Blutverdünner. Hier werden beispielsweise Marcumar® oder Heparin eingesetzt. Vielleicht erinnern Sie sich noch ans Vorhofflimmern, auch hier greift man auf diese Mittel zurück. Bei der Lungenembolie tut man das, um den Blutklumpen am Wachsen zu hindern – und zwar den in der Lunge und den im Bein, wo die Lungenembolie ja meist ihren Ursprung hat. Je nach Risikogruppe müssen die Patienten die Mittel dann entweder lebenslang einnehmen oder können sie nach einiger Zeit wieder absetzen.

Wichtig ist aber, dass die Betroffenen genau wissen, was sie einnehmen und wie sie es zu tun haben, denn beispielsweise bei der Einnahme von Marcumar® sind einige Dinge zu beachten. So muss

* *Die Beschreibung ist sehr vereinfacht. Die Blutgerinnung ist so komplex, dass es Spezialisten gibt, die sich um nichts anderes kümmern.*

das Medikament vor Operationen oder Zahnbehandlungen abgesetzt und durch sogenannte Bauchspritzen ersetzt werden. Auch wird Patienten geraten, schon bei kleinen Verletzungen lieber früher als später einen Arzt aufzusuchen, weil die Wunden oft sehr lange und ausführlich bluten und so schon ein einfaches Nasenbluten zur Gefahr werden kann. Früher hat man den Betroffenen auch kleine Schirmchen in die Hohlvene implantiert, die dann eventuelle Blutklumpen abfangen sollten, bevor sie in die Lunge gelangen. Heute ist man davon aber bis auf wenige Ausnahmen wieder abgerückt.

Trotz modernster Medizin ist die Lungenembolie noch immer eine äußerst gefährliche Erkrankung. Denn ist die akute Lebensbedrohung abgewendet, kann es immer noch zu Komplikationen kommen, wie beispielsweise Lungenentzündungen des betroffenen Gewebes. Außerdem neigen Menschen, die einmal eine Embolie hatten, oft dazu, eine weitere zu bekommen, wenn man sie nicht behandelt. Wenn allerdings alles gut läuft, so »verschmilzt«* der Blutklumpen im Laufe der Zeit mit der Gefäßwand, und der Körper stellt nach und nach einen geordneten Blutkreislauf wieder her. Ganz wichtig hierbei ist aber, dass die Patienten vertrauensvoll mit ihren Ärzten zusammenarbeiten und die verschriebenen Medikamente ein- und die damit einhergehenden regelmäßigen Blutuntersuchungen verlässlich wahrnehmen.

Übrigens: Die sogenannte tiefe Beinvenenthrombose, aus der sich im schlimmsten Fall die Lungenembolie entwickeln kann, behandelt man ganz ähnlich. Nur sind die Patienten hier oft wesentlich kürzer auf die Blutverdünner angewiesen als bei der Lungenembolie.

---

* *Mediziner sagen, der Embolus organisiert sich.*

LUNGENENTZÜNDUNG

Die unterschätzte Gefahr

Als Hillary Clinton im US-Wahlkampf 2016 kollabierte, konnte schon wenig später Entwarnung gegeben werden. Es handle sich lediglich um eine Lungenentzündung – nicht weiter schlimm. Ich war etwas verwundert, konnte ich diese Einschätzung, so denn tatsächlich eine Entzündung des Lungengewebes vorlag, nicht recht teilen.

Tatsächlich ist die Pneumonie, wie Ärzte die Krankheit nennen, nicht ganz ungefährlich und kann sogar tödlich enden. Speziell Menschen im letzten Lebensabschnitt sterben häufig daran. Das bedeutet natürlich nicht, dass nicht auch junge Menschen eine Entzündung der Lunge bekommen können und diese dann meist ohne Weiteres überstehen und auskurieren. Erst gestern führte ich ein langes Telefonat mit einem ehemaligen Studienkollegen, der jetzt als Kinderarzt arbeitet.

Er berichtete mir von einem 14-jährigen Jungen, den sie wegen einer hartnäckigen Pneumonie behandeln mussten. Und natürlich ist der nicht gestorben. Einer meiner Mentoren erklärte mir im Rahmen einer Diskussion zu diesem Thema: »Früher legten sich die Menschen einfach ins Bett, wurden krank und starben. Schuld war meist die Pneumonie.« Dabei weiß ich gar nicht, ob das wirklich wahr ist, und ich bezweifle, dass es irgendjemanden gibt, der dieser Frage wissenschaftlich nachgegangen ist. Trotzdem – die Vorstellung scheint mir passend, sind wir Menschen doch noch nicht allzu lange in der Lage, Antibiotika für uns nutzbar zu machen.

Aber ganz von vorn. Da die Lungenentzündung die erste entzündliche Erkrankung ist, über die wir reden, sollte ich vielleicht erst einmal klarstellen, um was es sich bei einer solchen eigentlich handelt. Obwohl jeder das Wort »Entzündung« kennt und regelmäßig benutzt, ist den wenigsten medizinischen Laien klar, was genau das ist. Ich versuche das Wesen der Entzündung, auch Inflammation genannt, mal kurz und einfach darzustellen.

Im Prinzip handelt es sich um eine Reaktion des Körpers auf Fremdstoffe – in den allermeisten Fällen auf Mikroorganismen wie Bakterien oder Viren. Grundsätzlich also eine gute, ja sogar extrem wichtige Eigenschaft unseres Immunsystems. Ein Beispiel: Nehmen wir an, Sie schneiden sich in die Hand. Mit dem Messer haben Sie vorher Fleisch zerkleinert, sodass davon auszugehen ist, dass sich an der Klinge ein Sammelsurium an kleinen Plagegeistern befindet, was diese Mikroorganismen nun zu »Bewohnern« Ihrer Wunde macht.

Der Körper reagiert wenig freundlich auf alles, was er nicht kennt. Sofort weiten sich die Gefäße im Schnittbereich, sodass möglichst viel Blut und – damit einhergehend – auch möglichst viele Abwehrzellen in Richtung Handverletzung gelangen können. Und jetzt beginnt ein Kampf. Ein Kampf auf Leben und Tod. Ein Kampf zwischen den Abwehrzellen* Ihres Körpers und den Eindringlingen. In aller Regel gewinnt der Körper. Zum einen dringen durch so einen Schnitt ja nicht unbedingt so extrem viele Bakterien ein, zum anderen ist das Immunsystem des Menschen eine hochgradig spezialisierte Abwehrmaschinerie, die so schnell nichts in die Knie zwingt.

Es gibt aber auch Situationen, in denen die fiesen Mikrobiester gewinnen. Das kann ganz verschiedene Gründe haben. Vielleicht ist die Abwehr des Patienten geschwächt, oder es handelt sich um ganz besonders heimtückische Bakterien. In so einem Fall dauert der Kampf lange, die Fronten weiten sich aus, und es gibt viele Tote zu beklagen. Übersetzt bedeutet das, dass sich eine Infektion

* *Im menschlichen Blut existieren unglaublich viele Abwehrzellen. Grundsätzlich kann man die der Gruppe der weißen Blutkörperchen zuordnen. Aber das ist eigentlich gar nicht so wichtig zum Verständnis der Infektion. Sie müssen nur wissen, dass es eben Abwehrzellen gibt und die mit dem Blut zu so gut wie jedem Infektionsort gelangen können.*

entwickelt. Die vielen Leichen auf dem Schlachtfeld Ihres Fingers nehmen Sie selbst als Eiter wahr. Spannend, oder? Eiter ist also nichts anderes als abgestorbene Zellen und eine Menge anderer »Schmodder«, der nicht in den Körper gehört. Verschiebt sich das Gleichgewicht zugunsten der Eindringlinge, dann kann es auch sein, dass sich so eine Infektion ausbreitet. Entweder lokal auf die ganze Hand, oder sie gelangt ins Blut – und verursacht dort eine Blutvergiftung. Das ist dann schon ziemlich gefährlich. Aber dazu kommen wir später noch. Auch verursachen manche Mikrotierchen ganz spezielle Krankheitsbilder: Denken Sie nur an den Tetanus, gegen den Sie hoffentlich alle geimpft sind.

Jetzt aber zurück zur Lunge. Auch hier können sich Fremdkörper einnisten, die dann eine Infektion verursachen. Entzündet sich die Lunge, sprechen Ärzte von einer Pneumonie. Pneumonien sind für Mediziner eine ziemlich komplexe Angelegenheit und auch heute, in der Ära der Antibiotika, noch immer eine große Herausforderung. Denn es florieren immer mehr kleine Bakterien, die man mit den herkömmlichen Antibiotika gar nicht mehr so ohne Weiteres bekämpfen kann. Das gilt insbesondere für Infektionen, die sich Patienten in Krankenhäusern geholt haben. Denn dort besteht oft das Problem der multiresistenten Krankenhauskeime. Gelangt ein solcher in die Lunge eines Patienten, dessen Abwehrstatus nicht gut ist, dann kann daraus eine lebensgefährliche Lungenentzündung resultieren.

Und genau hier zeigt sich das Wesen der Pneumonie. Sie kann entweder sehr milde verlaufen, bei bestimmten Patientengruppen aber zum Tode führen. Aber nicht nur die multiresistenten Keime lösen die Entzündungen unseres Atmungsorgans aus. Es gibt auch andere Ursachen. Zum einen denke ich hier natürlich an das gesamte Spektrum anderer Krankheitserreger wie Viren und Parasiten. Aber auch Pilze* können eine Lungenentzündung auslösen.

* *Hier sind natürlich nicht die leckeren gemeint, die wir als Beilage oder im Omelett verspeisen. Es gibt auch noch andere, richtig fiese Pilze. Befallen diese winzigen Organismen die Lunge, dann kann es richtig haarig werden.*

Auf Viren möchte ich noch mal kurz etwas spezieller eingehen, denn die Pneumonie ist im Prinzip die gefürchtete Komplikation einer Influenzainfektion. Sie erinnern sich – Influenza? Das ist der Virus, der mindestens zweimal im Jahr in der öffentlichen Diskussion steht: im Herbst, wenn es darum geht, wer sich impfen lassen sollte, und im Winter, wenn es darum geht, wie lange die aktuelle Influenzawelle noch anhält. Bei der Influenza handelt es sich eigentlich um die richtige, echte Grippe. Vieles, was wir heute gemeinhin als Grippe bezeichnen, ist in Wahrheit ein harmloser grippaler Infekt der oberen Atemwege, der durch ganz andere Tierchen ausgelöst wird. Die »echte« Grippe dagegen kann schon mal gefährlich werden. Das passiert dann, wenn sie sich in der Lunge ausbreitet und eine Entzündung derselben hervorruft. Ich habe sogar schon erlebt, wie zwei junge Frauen, nicht älter als 20 Jahre, daran gestorben sind.

Seltenere, dafür aber nicht ungefährlichere Ursachen einer Lungenentzündung sind chemische Stoffe wie Reizgase oder Magensäure*.

Aber auch eine erhöhte Strahlenbelastung kann Lungenentzündungen hervorrufen. Weitere ziemlich interessante Auslöser sind die Lungenembolie und das Herzversagen. In beiden Fällen können bestimmte Teile der Lunge nicht mehr ausreichend (oder gar nicht) mit Blut versorgt werden. Da Blut aber auch Abwehrzellen mit sich trägt, ist in einem solchen Fall die lokale Abwehr besonders schlecht. Das Resultat: Lungenentzündung.

Sie sehen also, es gibt eine Menge Dinge, die unsere Lunge schädigen und damit zur Infektion führen können. Bei einigen, wie etwa den meisten Bakterien und Viren, ist die Voraussetzung ein

* *Bei Patienten mit gestörtem Schluckreflex, wie er beispielsweise nach Schlaganfällen oder bei Ohnmächtigen auftritt, kann Magensäure durch die Speiseröhre nach oben fließen und in die Lunge gelangen. Das ist dann richtig gefährlich. Fließt zu viel Mageninhalt in das Atmungsorgan, dann kann der Patient sofort ersticken. Überlebt er das Ganze, droht eine ausgewachsene und kaum therapierbare schwere Lungenentzündung.*

geschwächtes Immunsystem. Andere Auslöser, zum Beispiel bestimmte chemische Stoffe, gedeihen auf jedem Acker.

Wie aber merken Sie, wenn sich Ihre Lunge entzündet hat? Merken Sie das überhaupt?

In aller Regel tun Sie das – und nicht zu knapp. Eine Lungenentzündung macht sich meist mit heftigem Fieber, Schüttelfrost, Husten und typischem, meist rot-braunem Auswurf bemerkbar. Selbstverständlich gibt es Ausnahmen. So kann auch ein schlechter Allgemeinzustand, der anfangs gar nicht an eine Pneumonie denken lässt, Symptom dieser Erkrankung sein. Und auch die Blutvergiftung kann als Auslöser eine Lungenentzündung haben und ist manchmal sogar ihr erstes Symptom. Unterm Strich lässt sich wohl sagen: Menschen mit Lungenentzündungen geht es in aller Regel einfach richtig schlecht.

Und das ist oft die Schwierigkeit für den Arzt – denn auch Menschen mit Infektionen anderer Organe geht es meist ziemlich dreckig. Und andere wiederum haben auch bei einem banalen Infekt schon das Gefühl, sterben zu müssen (Männergrippe). Für den Arzt gilt es also, den Grund herauszufiltern. Dafür hilft uns natürlich das, was der Patient über seine Beschwerden berichtet. Und selbstverständlich sind die Erkenntnisse aus der körperlichen Untersuchung, die wir bei jedem Patienten gewissenhaft durchführen, oft wegweisend.

Leider aber nicht immer. Während man bei manchen Menschen das Stethoskop auf die Lunge setzt und ein typisches »Blubbern« hört, kann es sein, dass wir bei anderen überhaupt nichts hören. Da kommt es nämlich auf so viele Dinge an – die Konfiguration des Brustkorbes (eher dicklich oder dünn), die Erfahrung des Untersuchers, der Ort der Lungenentzündung (also wo in der Lunge) und so weiter und so fort.

Nein, da muss ein besserer Test her, einer, der nicht so stark individuellen Schwankungen unterliegt.

Und da wären natürlich in allererster Linie die Untersuchung des Blutes sowie ein Röntgenbild des Brustraumes und der Lunge eine Superidee, finden Sie nicht?

Hier sieht man dann in der Regel schon ziemlich deutliche Hinweise auf eine Lungenentzündung. Zum einen sind die Entzündungswerte* im Blut erhöht, zum anderen kann man in der Lunge deutliche Weißfärbungen erkennen. Ich zeige Ihnen das mal. Hier sehen Sie eine gesunde Lunge im Röntgenbild:

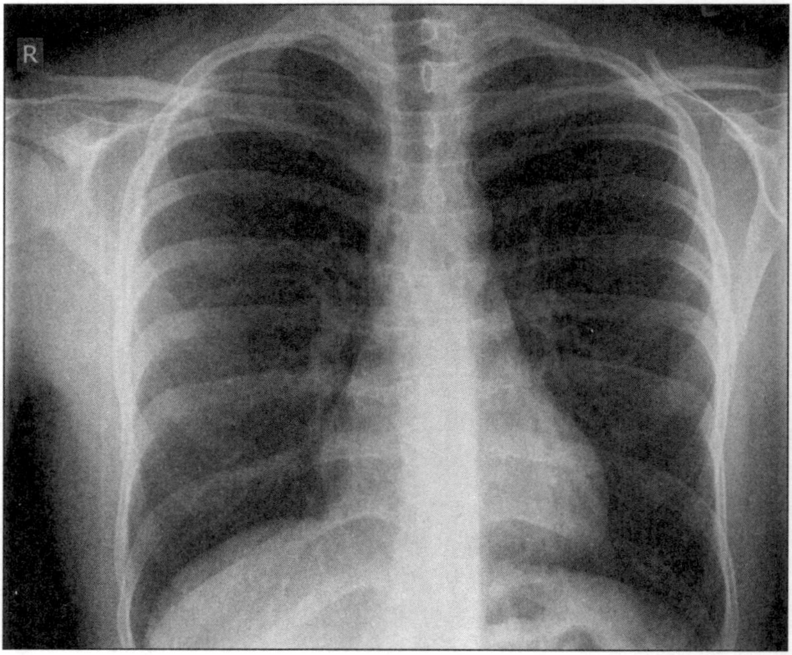

* *Unter Entzündungswerten versteht man bestimmte Stoffe, die man durch eine Laboruntersuchung im Blut nachweisen kann. Es handelt sich zum einen um die Leukozyten. Das sind die weißen Blutkörperchen, die im Falle einer Infektion ebendiese abwehren müssen. Dafür steigt ihre Anzahl im Blut. Außerdem ist das sogenannte CRP, das C-reaktive Protein, ein Marker, der bei bakterienbedingten Infektionen (und bei vielem anderen) ansteigt. Der Stoff wird in der Leber gebildet und ist ein ziemlich zuverlässiger und damit auch oft genutzter Marker für Infektionen. Manchmal wird auch noch das PCT, das Procalcitonin, bestimmt. Das soll aber für unsere Betrachtungen keinen Stellenwert haben.*

Und nun eine Aufnahme einer Lunge mit Lungenentzündung. Man muss kein Radiologe (Arzt für Röntgen) sein, um zu erkennen, dass hier etwas nicht stimmt.

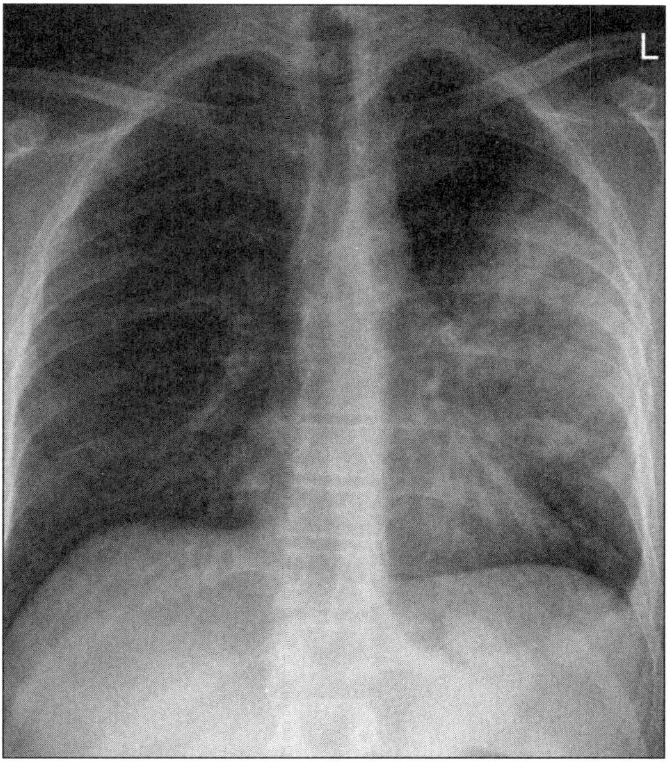

Linke Seite: Abbildung zur Verfügung gestellt von Dr. J. Mariß, Radiologie Nordhessen)

Hier: Abbildung www.wikipedia.org

Sie sehen in der Mitte der linken Lunge (im Röntgenbild ist rechts links und links rechts, weil wir es immer vom Patienten aus beschreiben) ein großes, weißes Areal. Das ist ein ziemlich deutliches »Pneumonie-Zeichen«. Oft machen sich Lungenentzündungen in den unteren Bereichen der Lunge bemerkbar, weil die Organismen dort von der Schwerkraft »hingezogen« werden, wenn sie in die Lunge eindringen. Ärzte sprechen von den »abhängigen Lungenpartien« und meinen damit »abhängig von der Schwerkraft«.

Neben diesen typischen Formen der Krankheit existieren auch noch andere, die sogenannten atypischen Pneumonien. Die sehen dann im Röntgenbild etwas anders aus und verursachen auch mildere Symptome. Zwischen diesen beiden Arten zu unterscheiden sprengt aber den Rahmen des Buches ein bisschen, handelt es sich doch wirklich um Spezialwissen für Mediziner.

Ist die Lungenentzündung erst einmal erkannt, wird der Arzt zu Antibiotika greifen. Auch wenn man immer wieder hört, dass diese Medikamente viel zu oft eingesetzt werden – in diesem Fall sind sie (über-)lebenswichtig. Denn sonst kann aus der Lungenentzündung leicht eine Blutvergiftung werden, die dann im Tod des Betroffenen enden könnte.

Erinnern Sie sich noch an die Aussage meines Mentors, laut dem die Menschen früher oft an Pneumonien verstarben? Das liegt vermutlich daran, dass Lungenentzündungen vor der Antibiotika-Ära oft kompliziert verliefen. Alte und Kranke, deren körpereigene Abwehr nicht mehr funktionierte, infizierten sich irgendwann über die Luft mit einem Keim, den der Körper nicht mehr bekämpfen konnte. Die Infektion ging ins Blut über, und die Betroffenen verstarben. Auch heute ist die Pneumonie manchmal noch die letzten Endes tödliche Komplikation vieler Erkrankungen. Besonders wenn sich Patient, Familie und Ärzte für ein palliatives, also ein symptomorientiertes Vorgehen entscheiden, weil die Grunderkrankung (oft Krebs) nicht mehr heilbar ist, ist es oft die Lungenentzündung, die den Patienten letzten Endes tötet und nicht die Grunderkrankung* selbst.

Bei gesunden Menschen oder Patienten, die nicht unmittelbar im Sterben liegen, ist die Prognose der Krankheit aber eigentlich ganz gut. Wichtig ist die Wahl des richtigen Antibiotikums. Denn nicht jedes ist gegen jeden Erreger wirksam. Es gibt, je nachdem wo

* *Natürlich hätte die Pneumonie ohne die Grunderkrankung, also oft den Krebs, keine Chance, weil die Immunlage besser wäre. Somit stirbt der Patient ›offiziell‹ natürlich am Krebs. Die Lungenentzündung ist dann aber die entscheidende Komplikation, die nicht überlebt wird.*

der Patient erkrankt ist (im Krankenhaus oder daheim), bestimmte Standards, die angewendet werden. Funktioniert die Heilung damit aber nicht, muss Sekret aus der Lunge ins Labor geschickt werden, damit die Ärzte sehen können, welcher Keim genau die Pneumonie hervorruft und auf welche Antibiotika er anspricht. In der Regel kann eine unkomplizierte Lungenentzündung daheim und unter Aufsicht des Hausarztes behandelt werden. Es gibt allerdings Ausnahmen. Sehr alte oder vorerkrankte Menschen sollten – genau wie jene, bei denen bestimmte Laborwerte verändert sind, was auf eine Funktionsstörung beispielsweise der Nieren hinweist – im Krankenhaus mit intravenösen Antibiotika behandelt werden.

TUBERKULOSE

Der große Imitator

Nähern wir uns nun einem sehr komplizierten Thema, das ich selbst im Studium als eher historische Krankheit kennengelernt habe, das aber heute eine ungeahnte Renaissance erlebt – sehr zu Lasten vieler Patienten. Das Krankheitsbild ist so komplex, dass selbst Ärzte oft Probleme haben, sich dem in seiner gesamten Bandbreite zu nähern, weshalb es heute Spezialisten gibt, die sich hauptsächlich mit dieser Erkrankung beschäftigen, der Tuberkulose (Tb). Besonders in Zeiten von zunehmender, Kontinente übergreifender Migration kommt der Tb eine sehr große Bedeutung zu.

Der Grund dafür liegt in den vielen »neuen«* Stämmen der auslösenden Bakterien mit dem gemeinschaftlichen Namen Mycobacterium-tuberculosis-Komplex. Unter diesem komplizierten Begriff werden viele verschiedene Bakterientypen zusammengefasst, die die Tuberkulose verursachen können. Am häufigsten von allen ist aber das sogenannte Mycobacterium tuberculosis. Das besondere Charakteristikum dieser kleinen Biester ist ihre extreme Widerstandsfähigkeit gegenüber den körpereigenen Abwehrmechanismen, weshalb es dem Immunsystem nicht möglich ist, die Bakterien effektiv zu bekämpfen. Sogar der Magensäure können die Viecher standhalten. Meist gelangen sie aber durch die Lunge in den Körper, sprich: Der Betroffene atmet sie ein. Nun schwirren glücklicherweise nicht überall Mycobacterien herum. Außerdem ist die Ansteckungswahrscheinlichkeit recht gering, selbst wenn man den feindlichen Tierchen ausgesetzt wurde. Besonders ge-

* *»Neu« bedeutet in diesem Zusammenhang: mutiert. Das heißt, der bakterielle Organismus passt sich den äußeren Bedingungen an und verändert sein Erbgut so, dass es ihm leichter fällt zu überleben. Im Falle von Bakterien entstehen auf diese Weise Resistenzen gegenüber Antibiotika.*

fährdet sind aber immungeschwächte Personen, wie beispielsweise HIV-Infizierte und Aidskranke. Bei diesen Personen besteht ein enorm großes Risiko, an Tb zu erkranken, sofern sie Kontakt zu den Mycobakterien hatten.

Wie läuft das nun ab? Der Betroffene atmet die Erreger ein. Das bedeutet, sie werden schön gleichmäßig in der Lunge verteilt, wo die Abwehrzellen des Blutes nun merken: Oho, hier stimmt was nicht. Sie holen das Immun-Sondereinsatzkommando, um die Eindringlinge zu vernichten – bloß keine Gefangenen machen! Leider können die Tb-Erreger über unser Immunsystem nur müde lachen. Wegen ihres extrem widerstandsfähigen Schutzwalls prallen alle Attacken einfach an ihnen ab. Die Immunzellen sind verzweifelt und suchen nach Alternativen, die Halunken doch noch zu vertreiben. Aber egal was sie versuchen – es gelingt ihnen nicht! Um zu verhindern, dass sich die Mycobakterien im ganzen Körper breitmachen und ihn attackieren, greifen die Immunzellen zu einer List. Sie finden sich in großer Anzahl zusammen und umschließen die Tb-Erreger.

Auf diese Weise entsteht ein Bakteriengefängnis mitten im Körper. Man nennt es Granulom. Weil um das Granulom eine Menge los ist und das Abwehrsystem so richtig aktiv sein muss, um die Konstruktion überhaupt zu bilden, schwillt meist ein Lymphknoten an (die schwellen oft als Reaktion auf Infektionen an). In vielen Fällen können Ärzte dann dieses Bakteriengefängnis und den dazugehörigen Lymphknoten auf dem Röntgenbild sehen. Interessanterweise bildet sich das Granulom meist auf der rechten Seite der Lunge ganz oben. Wieso genau, das weiß keiner so richtig, kommen die Bakterien doch eigentlich überall in der Lunge an. Trotzdem ist das einfach so. Man spricht vom sogenannten Primärkomplex*.

* *Der Primärkomplex besteht also aus dem Bakteriengefängnis (Granulom) und dem angeschwollenen Lymphknoten.*

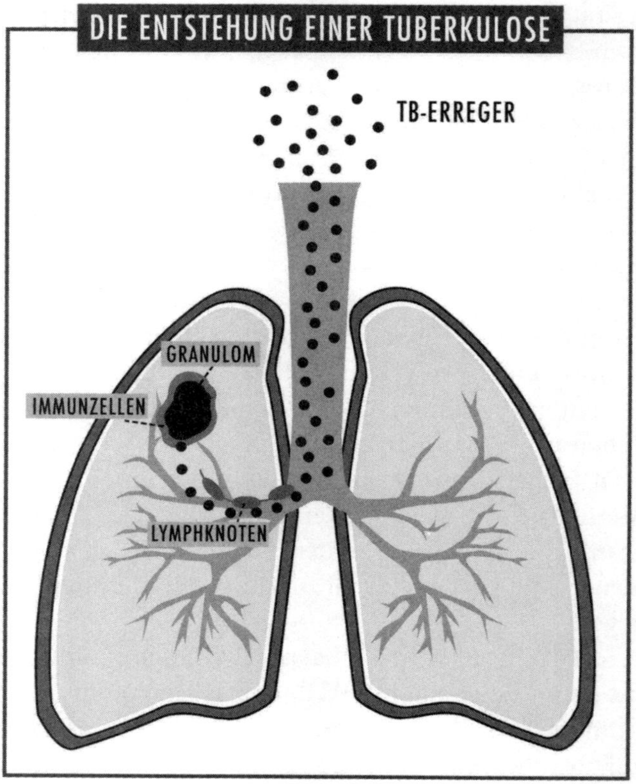

Und jetzt wird es so richtig kompliziert! Denn wie es nun weitergeht, weiß man nicht. Grundsätzlich gibt es drei Möglichkeiten*, was passieren kann, nachdem der Betroffene die Bakterien eingeatmet hat. Zum einen wäre das mehr oder weniger gar nichts. Bei gesunden Menschen mit einer guten Abwehrlage lässt sich die Infektion zwar ein paar Wochen später im Blut nachweisen, eine Erkrankung im klassischen Sinne bleibt aber aus. Selbst der Primärkomplex, also

* *Die Tuberkulose ist eine extrem komplexe Erkrankung. Was ich jetzt beschreiben werde, ist sehr vereinfacht dargestellt. Dafür soll es Ihnen aber helfen, das Ganze in seinen Grundzügen zu verstehen.*

das Bakteriengefängnis in der Lunge und der geschwollene Lymphknoten, sind im Röntgenbild nicht auszumachen. Man nennt diese Verlaufsform der Tb auch *Latente Tuberkulose.* Das ist sozusagen der absolut beste aller Fälle.

Weniger prickelnd ist da schon die *Primärtuberkulose.* Wie schon beschrieben, reagiert der Körper damit, die Erreger abzukapseln. Und jetzt kommt es darauf an, wo genau das Bakteriengefängnis gebildet wird. Richtig blöd ist es, wenn Gefäße oder Lymphkanäle oder im schlimmsten Fall ein Luftröhrenast in der Nähe sind. Denn dann kann sich die Infektion weiter ausbreiten – und zwar im ganzen Körper. Die Folge: überall geschwollene Lymphknoten oder ähnliche Bakteriengefängnisse in anderen Organen. Das sieht dann im Röntgen oder in der Computertomographie manchmal aus wie ein schweres Krebsleiden, das gestreut hat. Das ist der Grund, weshalb man die Tuberkulose auch den »großen Imitator« nennt.

Gerade in früheren Zeiten, als die Möglichkeiten der Diagnostik noch nicht so ausgeprägt waren, kam es nicht selten vor, dass Patienten mit der Diagnose Krebs konfrontiert wurden, obwohl sie am Ende »nur« eine Tuberkulose hatten. Und die Streuung der Tb kann wirklich in jedes Organ erfolgen. Da können sich Hunderte kleine Granulome in der Lunge befinden oder in der Milz, der Leber, den Nieren oder sonst wo. Richtig unschön wird es, wenn die Tuberkulosebakterien Anschluss an das Bronchial-, also das Luftröhrensystem finden. Denn in dem Fall spricht man von einer »offenen Tuberkulose«. Offen deshalb, weil die Bakterien auf diese Weise ausgehustet werden und damit andere Menschen anstecken können. Patienten mit offener Tb müssen unbedingt isoliert werden, bis die Erkrankung erfolgreich behandelt wurde und die Gefahr der Ansteckung anderer gebannt ist.

Die Primärtuberkulose kann aber auch ganz unkompliziert ablaufen. Das ist zum Beispiel der Fall, wenn die Bakterien das ganze menschliche Leben lang eingedämmt bleiben und in einen tiefen Schlaf fallen – sie stören den Patienten im Optimalfall nie wieder –, dann ist alles gut. Nur im Röntgenbild können die Ärzte sehen, dass da was ist.

Aber auch das Gegenteil ist möglich. Im allerschlimmsten Fall können die Tuberkuloseerreger ins Blut übergehen und eine tödliche Blutvergiftung auslösen.

Nun habe ich ja anfangs von drei möglichen Verlaufsformen der Tb gesprochen, bisher aber nur zwei erklärt. Weil es so kompliziert ist, noch mal zur Wiederholung: Es gibt die latente Tuberkulose, bei der die Ärzte lediglich im Blut sehen können, dass sich der Patient angesteckt hat, der selbst überhaupt keine Symptome aufweist. Die zweite Form ist die Primärtuberkulose, die entweder als Bakteriengefängnis (Granulom) in der Lunge isoliert auftritt oder sich im ganzen Körper verteilen kann. Hierbei spielten die Abwehrlage des Betroffenen sowie die Lokalisation des Granuloms eine entscheidende Rolle.

Die dritte Tb-Form ist nun die sogenannte *Postprimärtuberkulose*. Dabei kommt es Jahre nach der Infektion zu einer sogenannten endogenen Reinfektion. Bevor Sie jetzt das Buch wegwerfen, weil Sie einfach keine Lust mehr auf so viele komplizierte Begriffe haben: Spätestens hier raucht in der Regel auch Medizinstudenten der Kopf. Wie bereits gesagt, die Tuberkulose ist wirklich eine enorm komplizierte Erkrankung. Und dabei handelt es sich nur um ein paar Bakterien, die im Körper eine große Party feiern – leider tun sie das im Antiimmunsystem-Schutzanzug. Endogene Reinfektion heißt nichts anderes, als dass der Körper sich an sich selbst infiziert, beziehungsweise an etwas in sich selbst. In unserem Fall wäre das ein Granulom. Diese Dinger können nämlich aufbrechen und dann nach Jahren erneut zu einer Erkrankung führen.

Das mag ja alles schön und gut sein, mögen Sie denken. Aber wie soll das denn ablaufen? Wenn die Bakterien im Gefängnis sitzen, ist doch alles gut.

Leider nicht. Denn das Immunsystem ist ständig hochgefahren, was eine Menge Energie kostet. Früher nannte man die Tuberkulose auch Schwindsucht, da die Betroffenen förmlich schwinden. Und auch darin ist die Erkrankung vielen Krebsarten sehr ähnlich, was wieder ihren Stellenwert als großen Imitator untermalt. Denn die Tuberkulose macht sich oft durch die klassische Begleitsymptomatik von bösartigen Erkrankungen bemerkbar, auf die wir später noch zu sprechen kommen werden. Die Patienten beklagen Abgeschlagenheit, Müdigkeit, Nachtschweiß, allgemeine Leistungsschwäche und Gewichtsverlust. Außerdem können Husten und Fieber auftreten. Wenn sich dem Husten Blut beimengt, dann wird es langsam gefährlich, denn hier kann es sein, dass die Tuberkulosebakterien tatsächlich in die Luftröhrenzweige vorgedrungen sind und eine offene und damit hochansteckende Tb verursachen. Ist die Infektion in andere Organe eingedrungen, so können die Be-

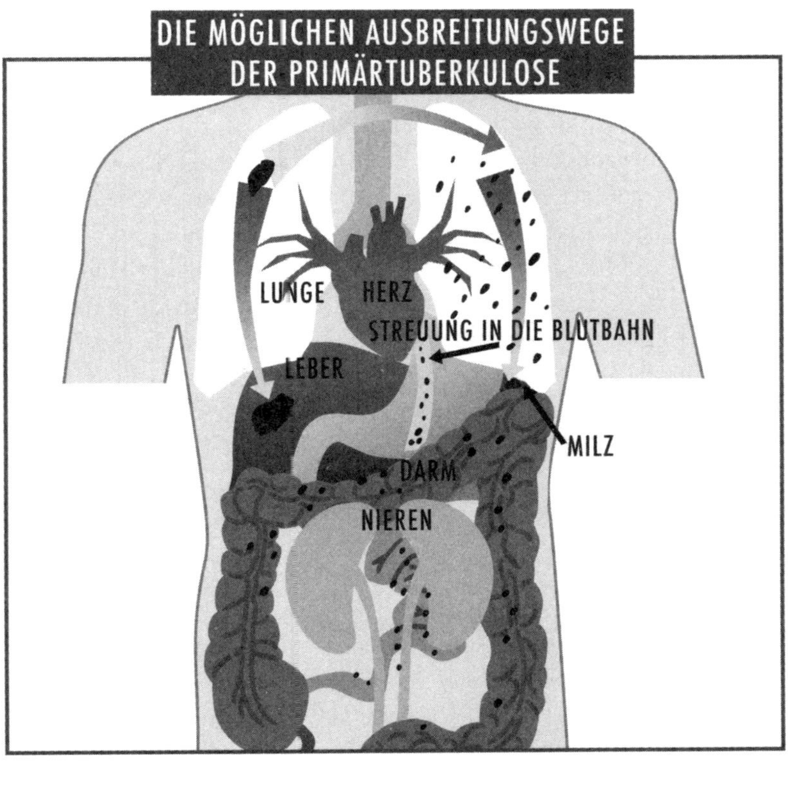

schwerden der Patienten schon wesentlich schwerwiegender sein. Je nach betroffenem Organ können sich zum Beispiel Hirnhautentzündungen und Blutvergiftungen entwickeln.

Wenn Sie glauben, die verschiedenen Verlaufsformen der Tb sind schwierig, dann haben Sie noch nichts von Diagnose und Therapie der Krankheit gehört. Die sind wirklich kompliziert, weshalb wir sie nur ankratzen und nicht im Detail besprechen. Im Prinzip kann man die Tuberkulose nur sicher diagnostizieren, indem man die Bakterien im Labor nachweist. Dummerweise braucht man dafür aber welche – und wie Sie wissen, sind die ja im Granulom eingesperrt.

Man muss also entweder einen der Tb-Herde anpiksen* oder sich eine Blutprobe (wenn der Verdacht auf eine Blutvergiftung besteht) beziehungsweise eine Probe der Rückenmarksflüssigkeit (bei Verdacht auf Hirnhautentzündung) holen. Auch im Magensaft kann man bisweilen Tuberkulosebakterien finden. Der Test ist aber nicht sehr genau. Das gilt auch für den sogenannten Tuberkulin-Hauttest. Dabei werden abgeschwächte und damit harmlos gemachte Tuberkulosebakterien unter die Haut des Unterarms gespritzt. Nach ein paar Tagen (in der Regel zwei bis vier) liest man das Ergebnis dann ab. Es bilden sich nämlich erhobene Areale auf der Haut. Man nennt das Induration. Je nach Größe der Induration kann man die Diagnose einer Tb vermuten oder auch nicht. Der Grund für die Schwellungen an der Einstichstelle bei Betroffenen ist eine Immunreaktion. Wenn die heftig ausfällt, dann bedeutet das, der Körper kennt den Eindringling schon – folglich war er der Tb schon einmal irgendwann ausgesetzt. Doof nur, dass der Test auch bei geimpften Personen positiv ist. Darüber hinaus gibt es noch eine Reihe anderer Möglichkeiten, auf eine Tb zu testen. Letzten Endes kommt es aber auch darauf an, in welchem der drei Stadien sich der Patient befindet. Also alles wirklich kompliziert.

---

* *Das muss man auf jeden Fall machen, um auszuschließen, dass es sich um Krebs handelt. Man nennt diese Prozedur »Biopsie«.*

Irgendwann steht dann aber auch die komplizierteste Diagnose, und es stellt sich die Frage der Behandlung. Auch die ist nicht unbedingt einfach – vor allen Dingen aber ziemlich reich an Nebenwirkungen. Prinzipiell stehen uns vier Antibiotika für die Behandlung der Tuberkulose zur Verfügung*. Üblicherweise werden die nach dem sogenannten Zwei-mal-vier- und Vier-mal-zwei-Schema verabreicht. Das bedeutet, die Patienten müssen zwei Monate alle vier Medikamente einnehmen und vier weitere Monate noch zwei der vier Antibiotika.

Was? Ein halbes Jahr Antibiotika nehmen? Ehrlich? Und dann auch noch vier verschiedene? Sollte man mit dem Einsatz von Antibiotika nicht vorsichtig sein?

Nicht bei der Tuberkulose. Hier ist die langfristige Einnahme (manchmal sogar noch länger als ein halbes Jahr) von großer Bedeutung. Das Problem: Das Tuberkulosebakterium entwickelt sich immer weiter – es mutiert. Und diese Entwicklung bringt immer mehr Erreger hervor, die nicht mehr so gut oder im allerschlimmsten Fall überhaupt nicht mehr auf die Antibiotika ansprechen – und dann wird das Ganze echt kritisch. Gefördert wird die Entwicklung dieser hochresistenten Tuberkulosestämme durch die fehlerhafte oder zu kurze Einnahme der Antibiotika.

Ich kann die Notwendigkeit einer regulären Einnahme also gar nicht stark genug betonen. Dumm nur, dass die Dinger so schlimme Nebenwirkungen haben. Die führen nämlich oft dazu, dass die Patienten die Therapie abbrechen. Beispiele für schwerwiegende, aber leider gar nicht so seltene Nebenwirkungen sind: Leberschäden, Übelkeit, Nierenschäden, Gicht, der Verlust des Farbsehens, Asthmaanfälle und vieles andere. Klingt nicht gut, oder? Ach ja, und man pinkelt in der Regel sechs Monate lang orange. Ohne Witz – der Urin der Patienten sieht meist aus wie Orangensaft.

---

* *Für die ganz Interessierten: Die Antibiotika heißen Isoniazid, Rifampicin, Pyrazinamid und Ethambutol.*

Verstehen Sie jetzt, wieso viele der Betroffenen sich Schöneres vorstellen können, als sich die Pillen einzuschmeißen? Aber es muss sein – wirklich.

Neben den Tabletten können zusätzlich auch chirurgische Verfahren zum Einsatz kommen. So kann man große, verwachsene Tuberkuloseherde* entfernen, um das Risiko der weiteren Streuung (endogene Reinfektion) einzudämmen.

So, genug davon!

Das war wirklich kompliziert und ist sicher auch das schwierigste der 33 Kapitel. Aber leider ist die Tuberkulose heute wieder so wichtig geworden, dass ich es nicht übers Herz bringen konnte, das Thema wegzulassen. Aber so furchtbar verwirrend wird's im Rest des Buches nicht mehr – versprochen.

Was ist jetzt aber wichtig für Sie?

Welche Schlüsse sollte man als normaler Mensch aus dem Wissen über das erneute Aufflammen der Tb ziehen?

Das Wichtigste: Selbst wenn Sie Tuberkulosebakterien einatmen, beträgt das Risiko einer Erkrankung nur ungefähr 10 %. Das ist gut, trifft aber nur zu, wenn Ihr Immunsystem in Ordnung ist. Bei immungeschwächten Patienten sieht das nämlich schon wieder ganz anders aus.

Auf jeden Fall sollten Sie nicht in Panik verfallen. Obwohl das Problem definitiv vorhanden ist und durch konsequente Therapie der Betroffenen angegangen werden muss, ist es nicht sinnvoll, sich zu große Sorgen zu machen. Die Tuberkulose ist zwar eine schwere Erkrankung, im Verhältnis zu anderen Infektionen ist sie aber immer noch recht selten.

---

* *Die nennt man Kavernen. Eigentlich sind Kavernen auch keine eingewachsenen, sondern eher eingeschmolzene Tuberkuloseherde. Sie können sich das vorstellen wie einen fetten Tb-Pickel mitten in der Lunge.*

PNEUMOTHORAX

Wenn die Lunge in sich zusammenfällt

Erinnern Sie sich noch? Das Einatmen ist ein aktiver Vorgang, das bedeutet, Sie können ihn beeinflussen. Wir haben im Kapitel über die COPD schon kurz darüber gesprochen. Ganz anders ist es beim Ausatemvorgang, der findet passiv statt. Ein Luftstrom kommt nur über den Druckunterschied zwischen dem Inneren und dem Äußeren unserer Lunge zustande. Um zu verstehen, was ein Pneumothorax ist, müssen wir uns leider ein kleines bisschen mit der Theorie des Einatmens beschäftigen. Aber keine Angst – ich mach's kurz.

Also – setzen Sie sich entspannt hin, machen Sie die Augen zu (nein, das vielleicht eher nicht, dann können Sie ja nicht weiterlesen), und atmen Sie ganz bewusst ganz tief ein. Pfffffff … – ein aktiver Vorgang. Und da wir Menschen für aktive Bewegungen einen Muskel bemühen müssen, gilt diese Regel selbstredend auch für die Atmung. Aber welcher Muskel wird hier aktiv? Haben Sie eine Idee? Genau – es ist das Zwerchfell. Denn in der Tat handelt es sich dabei um nichts anderes als eine große Muskelplatte, die tut, was Muskeln nun einmal am besten können – sich zusammenziehen. Dadurch vergrößert sich der Brustkorb ein klein wenig, und Luft wird von außen nach innen gezogen. Das ist ungefähr wie bei einem Blasebalg, nur andersherum. Entspannt der sich, dann erhöht sich sein Fassungsvermögen und wird mit Luft gefüllt.

So weit, so gut. Nun wissen Sie, wieso Luft überhaupt in die Lunge strömen kann. Jetzt wird es ein bisschen komplizierter. Die Lunge ist nämlich nicht an der Wand des Brustkorbes und damit am Zwerchfell befestigt. Sie liegt mehr oder weniger frei im Brustraum. Die Frage ist also, wieso die Luft trotzdem in ihr Inneres strömt.

Lassen Sie uns kurz einen Abstecher in den Chemieunterricht der Schule machen. Dort wird mit sogenannten Petrischalen ge-

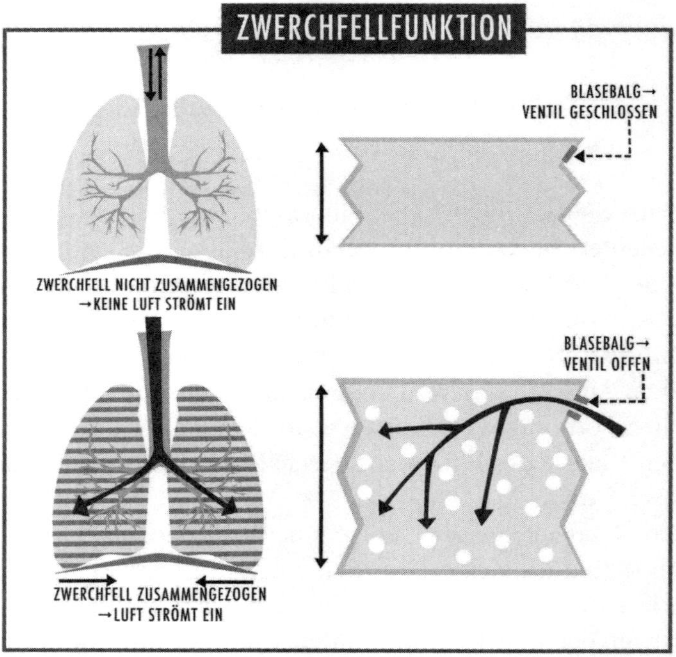

arbeitet. Das sind kleine Glasschälchen, in denen bestimmte Experimente durchgeführt werden können.

Stellen Sie sich nun vor, Sie würden den äußeren Boden der beiden Schalen leicht befeuchten und sie dann an ebenjener Stelle aufeinanderlegen. Eine Petrischale liegt nun also falsch herum vor Ihnen, die andere steht obendrauf. Zwischen den beiden Gefäßen befindet sich lediglich eine kleine Schicht mit Wasser. Jetzt heben sie die obere Petrischale an. Was passiert? Die zweite wird sich mit der ersten nach oben bewegen. Die Erklärung für dieses Phänomen bieten die sogenannten Kapillarkräfte*.

* *Sie lesen kein Physikbuch, weshalb ich Sie hier nicht mit den Einzelheiten der Kapillarkraft langweilen möchte. Grundsätzlich kommt die aufgrund der Oberflächenspannung von Flüssigkeiten und der Grenzflächenspannung von Oberflächen zustande und kann mitunter beeindruckende Wirkungen haben, wie Sie gleich sehen werden.*

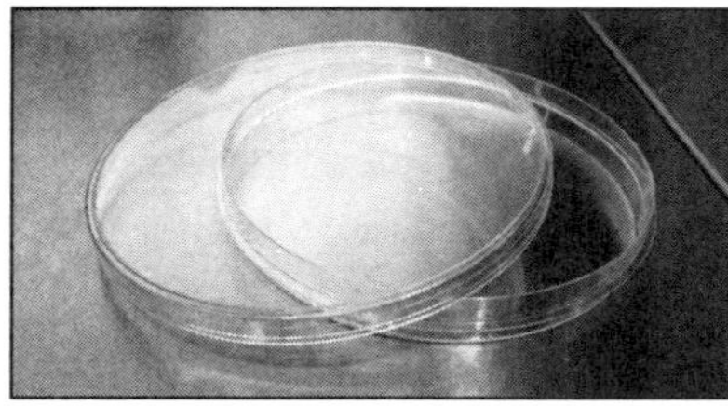

Petrischalen

Ganz ähnlich funktioniert die Entfaltung der Lunge. Das Organ sowie die Wand der Brusthöhle sind jeweils mit einer ganz dünnen Haut, der sogenannten Pleura, ausgekleidet. Zwischen den beiden Schichten (man nennt sie Pleurablätter) befindet sich eine kleine Menge Flüssigkeit. Und jetzt stellen Sie sich noch mal den Vorgang des Einatmens vor! Durch die Vergrößerung des Brustraumes, der mit der einen Hautschicht (sie heißt parietale Pleura) überzogen ist, wird die andere Hautschicht (viszerale Pleura) wegen ebenjenes Effektes, den Sie nun von den Petrischalen kennen, mitgezogen. Weil die innere Hautschicht (viszerale Pleura) mit der Lunge verwachsen ist, bläht die sich auf, und Luft kann einströmen.

Puh, ganz schön kompliziert, was? Schauen Sie sich das Ganze noch mal in der Grafik an. So schwierig ist es gar nicht, wenn man das Prinzip mit den Kapillarkräften verstanden hat.

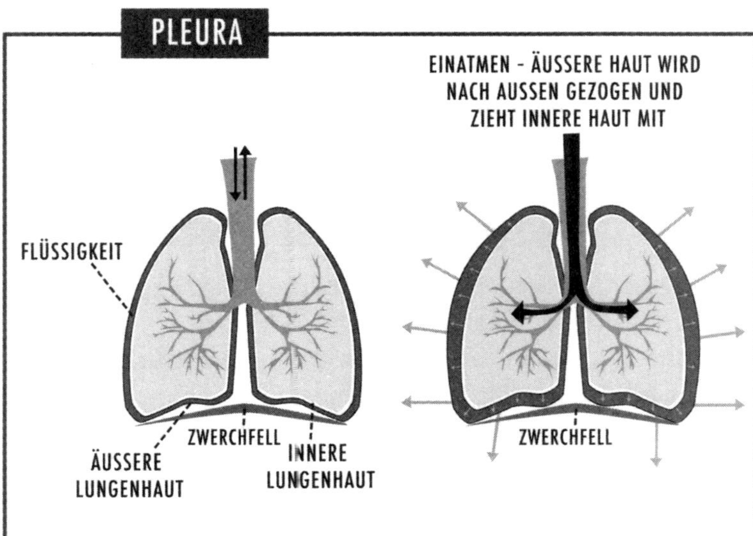

Leider kann ich Ihnen all das Physikzeugs nicht ersparen, wenn wir über das Thema Pneumothorax reden wollen. Und weil das eine ziemlich wichtige Erkrankung ist, sollte sie auch in diesem Buch besprochen werden. Was also ist dieser ominöse Pneumothorax nun?

Stellen Sie sich noch mal die Petrischalen vor! Was würde passieren, wenn sich der Abstand der beiden zueinander plötzlich vergrößert, sich also statt Wasser Luft zwischen den Bodenplatten befindet? Klar – die Petrischalen würden die Haftung zueinander verlieren, und die untere würde der oberen nicht mehr folgen. Bums, kaputt!

Genau das passiert beim Pneumothorax. »Pneumo« bedeutet Luft, »Thorax« ist der Brustraum; es dringt Luft in den Brustraum ein, und die innere Lungenhaut folgt der äußeren Haut nicht mehr. Sie können sich die Folgen sicher ausmalen. Die Lunge fällt in sich zusammen, weil sie sich nicht mehr ausdehnen kann. Je nachdem, wo die Luft in den Pleuraspalt (so heißt der flüssigkeitsgefüllte Raum zwischen der inneren und der äußeren Lungenhaut) eindringt, können auch nur Teile des Organs betroffen sein.

Aber wieso passiert so etwas? Sollte man nicht meinen, der Brustkorb sei durch die Rippen ganz gut geschützt? Nun, ganz grundlegend gibt es drei Situationen, die dazu führen können, dass Luft eindringt und die Lunge zum Kollabieren bringt. Können Sie sich vorstellen, welche das sind? Auf jeden Fall wenn jemand von außen dafür sorgt, wie das bei Stich- oder Schussverletzungen der Fall ist. Dass hier zusammen mit der Waffe oder der Kugel auch Luft in den Brustraum eindringt, ist ja klar.

Der zweite Auslöser eines Pneumothorax sind sogenannte iatrogene Verletzungen. Was so unglaublich knifflig klingt, bedeutet nichts anderes als eine »Komplikation durch medizinische Eingriffe«. Und davon gibt es eine Menge, die das Potenzial haben, einen Pneumothorax zu verursachen. Legen die Ärzte beispielsweise einen Katheter in die großen Venen des Körpers ein, was unter intensivmedizinischen Umständen durchaus von Zeit zu Zeit notwendig ist, so kann dabei eben auch die Lungenhaut verletzt werden und ein Pneumothorax entstehen. Aber auch viele andere Untersuchungen oder Behandlungen ziehen den Pneu, wie wir manchmal sagen, als Komplikation nach sich. Denken Sie nur an Operationen der Lunge. Da wird der Brustkorb aufgeschnitten, das Eindringen von Luft lässt sich hier nicht verhindern.

Die dritte Gruppe von Pneumothorax-Ursachen beschreibt die sogenannten endogenen Gründe. Endogen bedeutet »von innen kommend«. Während in den beiden ersten Fällen Luft von außen in den Pleuraspalt eingedrungen ist, kommt sie im dritten Fall von innen, also aus der Lunge selbst. Das beobachtet man beispielsweise bei der COPD. Erinnern Sie sich? Die chronische Bronchitis führt dazu, dass ganze Lungenareale zu großen, funktionslosen Blasen, den sogenannten Bullae, umgebaut werden. Platzt eine dieser Blasen, so kann es zu einem Pneumothorax kommen. Außerdem gibt es bestimmte Menschen, die dazu neigen, Spontaneinrisse in die Lunge zu erleiden. Ganz ohne erkennbare Ursache reißt die innere Lungenhaut ein, weil das Bindegewebe schlicht zu schwach ist. Meist handelt es sich bei den Betroffenen um große, dünne Männer, die beispielsweise unter dem sogenannten Marfan-Syndrom leiden.

Wie aber bemerkt der Betroffene den Pneumothorax? Bei der Sache mit dem Messer sollte der Fall klar sein. Der Pneu als Folge einer medizinischen Behandlung muss den behandelnden Ärzten auffallen. Wie aber ist es mit den Vertretern der dritten Gruppe? Jenen Pneus, die von innen heraus entstehen? Grundsätzlich empfinden die Patienten einen plötzlichen stechenden Schmerz und damit einhergehende Atemnot. Manchmal beginnt das Herz zu rasen, oft sind die ersten beiden aber die einzigen Beschwerden.

Weil aber viele Ursachen hinter solchen Symptomen stecken können, müssen die behandelnden Ärzte einen Pneumothorax als einen der Gründe annehmen und ausschließen. Das geht ganz gut mit einem Röntgenbild. Da das bei entsprechenden Symptomen routinemäßig durchgeführt wird, ist der Pneumothorax dann auch meistens schnell als Übeltäter identifiziert. Neuerdings wird auch der Ultraschall zur Diagnose eines Pneu eingesetzt, der Goldstandard ist aber noch immer das Röntgenbild.

Steht die Diagnose, müssen sich die Ärzte überlegen, ob eine Behandlung überhaupt notwendig ist. Denn gerade bei kleinen Pneus verschwindet die Luft von selbst wieder, und der Riss im Lungenhäutchen verschließt sich. Anders ist das bei sehr großen Mengen eingedrungener Luft. Neben der Behandlung der Ursache (beispielsweise der Messerstich) muss dann eine sogenannte Thoraxdrainage eingelegt werden. Dabei wird ein kleiner Schnitt auf der Seite des Brustkorbes durchgeführt, durch den dann ein ungefähr 0,5 cm durchmessender Schlauch geführt wird. Der liegt direkt an der Lunge an. Über den Schlauch wird von innen ein Sog erzeugt, der beide Lungenhäutchen wieder zusammenbringt. Je nach Größe und Ort des Pneumothorax muss die Drainage* allerdings ein paar Tage im Brustkorb und der Patient folglich im Krankenhaus liegen. In dieser Zeit können die behandelnden Ärzte darüber nachdenken, ob weitere Schritte eingeleitet werden müssen. So kann es zum Beispiel notwendig werden, größere Bullae (zur Erinnerung: das sind diese Blasen bei der chronischen Bronchitis) chirurgisch zu entfernen, um das Risiko eines weiteren Pneumothorax zu verringern.

*

So, das war eigentlich alles, was es zum Thema Pneumothorax zu wissen gibt – fast.

Denn es existiert leider eine lebensgefährliche Sonderform, der Spannungspneumothorax. Was so harmlos klingt, kann einen Menschen binnen weniger Minuten töten, weshalb ich Ihnen das Wissen um diese Erkrankung nicht vorenthalten möchte. Ein Spannungspneumothorax kann jederzeit und immer aus einem normalen

* *Das Wort kommt vom englischen Verb »to drain« und bedeutet: etwas abfließen lassen. In diesem Fall ist dieses Etwas die Luft.*

Pneumothorax entstehen. Der Unterschied ist, dass die Luft beim normalen Pneu zwar in den Spalt zwischen den beiden Lungenhäutchen gelangt, aber ungehindert zirkulieren kann. Beim Spannungspneu strömt die Luft im Prinzip eine Einbahnstraße entlang. Weil die Haut so unglücklich einreißt, dass eine Art Ventil entsteht, kann die Luft lediglich nach innen gelangen, jedoch nicht mehr nach außen. Dadurch sammelt sich bei jedem Atemzug ein bisschen mehr Luft zwischen den beiden Schichten der Lungenhaut.

Das Ganze geht nicht lange gut, denn es entwickelt sich ein nicht unerheblicher Druck, der zum einen aufs Herz wirkt, zum anderen die großen Hohlvenen im Brustkorb derart komprimiert, dass die kein Blut mehr an selbiges liefern können. Die Folge: Herzkreislaufstillstand binnen Minuten.

Das kann nur verhindert werden, indem der Arzt den Zustand sofort erkennt und dann nicht zögert, eine große Nadel mitten zwi-

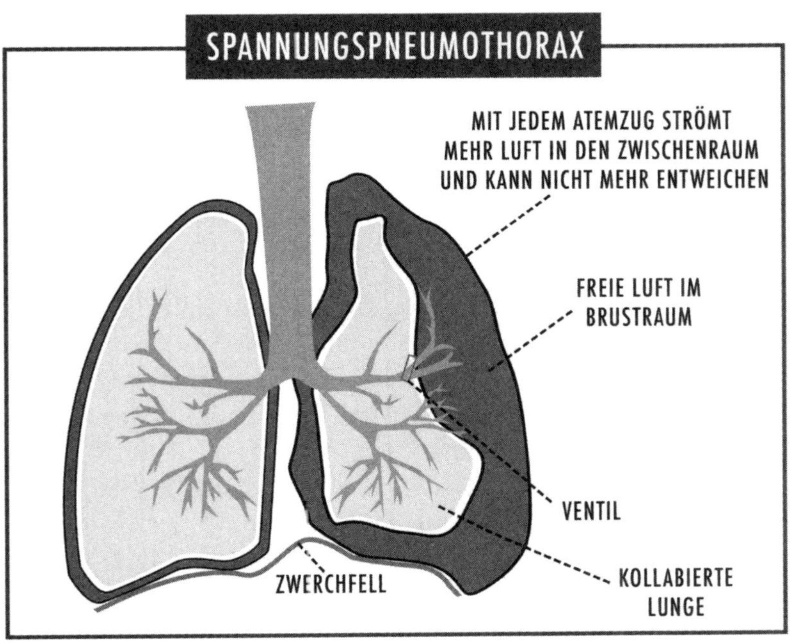

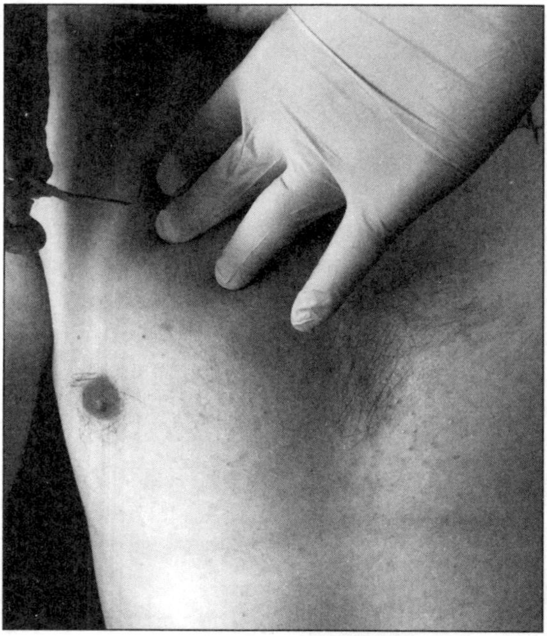

Rettung bei Spannungspneumothorax

(Foto: Falk Stirkat)

schen die Rippen zu stechen, durch die die Luft dann nach außen entweichen kann.

*

Sie sehen also; manchmal haben Krankheiten und die entsprechenden Behandlungen eine ganz »einfache« und mechanische Ursache – kein Mysterium, kein kleines Killerbakterium. Manchmal ist es schlicht und einfach die Physik, die uns umbringen kann – ähnlich wie bei der Aortendissektion.

Mit Physik haben die Krankheiten im nächsten Kapitel relativ wenig zu tun. Eher mit Chemie. Erinnern Sie sich an die Experimente im Chemieunterricht, nach denen der ganze Klassenraum immer so roch, als hätte einer der Mitschüler oder aber der Lehrer seine Schließmuskelfunktionen nicht mehr so hundertprozentig unter Kontrolle? Darum geht es im nächsten Teil unserer Reise durch den (kranken) Körper. Also natürlich nicht um pupsende Lehrer und auch nicht um die Experimente im Chemieunterricht. Nicht direkt jedenfalls.

Denn letztendlich ist unser Darm ein riesiges Chemielabor. Eine chemische Reaktion ist dadurch gekennzeichnet, dass aus zwei oder mehr Ausgangsstoffen unter Zuführen von Energie etwas gänzlich Neues wird. Und genau das geschieht auch im Magen-Darm-Trakt. Oder haben Sie schon einmal ein Sandwich so ausgeschieden, wie Sie es zu sich genommen haben? Wohl kaum. Durch Prozesse in unserem Inneren werden die komplexen Nährstoffe so umgebaut, dass sie für den Körper nutzbar sind. Aber dieses System ist sehr, sehr empfindlich und kann natürlich krank werden. Wir alle wissen, was ein verdorbenes Fischgericht mit uns anrichten kann. Aber das ist nur die Spitze des Eisberges. In unseren Gedärmen warten weit schlimmere Dinge als Durchfall und Erbrechen auf uns.

Also machen Sie sich bereit.

Denn jetzt wird's ein kleines bisschen unappetitlich.

KAPITEL 3

ALARM IM DARM

Bevor wir uns mit den ganzen Krankheiten beschäftigen, die sich in unseren Gedärmen einnisten können, müssen wir uns erst einmal ein paar Gedanken über deren Aufbau und Funktion machen. Fangen wir also mit der Frage an, woraus eigentlich der Magen-Darm-Trakt besteht. Zu diesem Organsystem zählt im Prinzip alles vom Mund bis zum Anus. Aber auch ein paar Organe, die nicht auf dem Weg dieser zusammenhängenden Röhre liegen, gehören zu unserem Verdauungsapparat. Beispiele sind die Leber, die Gallenblase, die Bauchspeicheldrüse oder das Bauchfell. Und dann wären da noch diejenigen Organe, die zwar im Bauchraum liegen, jedoch nichts mit der Verdauung an sich zu tun haben, wie die Milz. Aber dazu später mehr. Kommen wir nun zu den grundlegenden Fragen!

Was passiert, wenn Sie etwas essen? Eigentlich etwas absolut Bemerkenswertes. Sie nehmen ein Nahrungsmittel in einer bestimmten Form zu sich, und nach ein paar Metern im Verdauungstrakt hat der Körper das Wunderwerk verbracht, der Speise eine riesige Menge Energie zu entziehen. Was übrig bleibt, kann man getrost im Klo runterspülen. Zur Bewerkstelligung dieser lebenswichtigen Aufgabe ist ein Hightech-Chemielabor nötig – unser Verdauungssystem. Es beginnt ganz oben im Mund. Schon dort sorgen die Speicheldrüsen für einen ersten Verdauungsschritt, der die Nahrung in seine Bestandteile auflöst. Und zwar sowohl mechanisch durch die Zähne, als auch chemisch durch unseren Speichel. Weiter geht es in den Magen, den Zwölffingerdarm, den Dünndarm, den Dickdarm, den Mastdarm und den Enddarm. Auf diesem Wege werden dem Nahrungsbrei verschiedene Chemikalien zugeführt, die dafür sorgen, dass die guten Stoffe ins Blut übergeführt werden und die schlechten draußen bleiben. Nachdem die Nahrung gründlich zerkaut ist,* landet sie im Magen. Durch Schlucken wird sie über die Speiseröhre dorthin

* *Als Kind wurde mir immer gesagt, man müsse mindestens 35 Mal kauen. Das ist natürlich Humbug. Wichtig ist, dass die Nahrung ordentlich zerkleinert ist und im wahrsten Sinne nicht im Hals stecken bleibt. Außerdem vergrößert die Zerkleinerung der Nahrung die Angriffsfläche für die Verdauungssäfte. Eine fixe Zahl der »Kaueinheiten« ist mir aber nicht bekannt.*

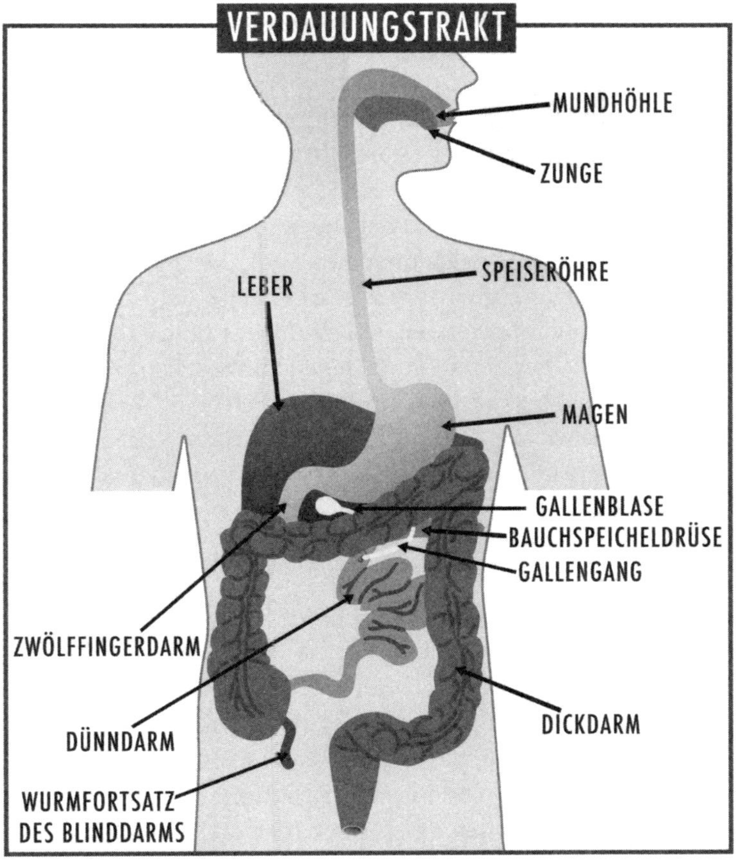

transportiert – und erst mal grundgereinigt. Denn der Magen besitzt die Fähigkeit, Salzsäure auszuschütten. Und wieder nehme ich Sie mit in den Chemieunterricht: Mit Salzsäure durfte da nur arbeiten, wer Schutzbrille und entsprechende Handschuhe trug. Dass nun im Magen Salzsäure vorkommt, bedeutet übrigens nicht, dass es ungefährlich ist, sie zu trinken. Zum einen ist die Konzentration der »menschlichen« Salzsäure nicht sehr hoch, zum anderen hält wirklich nur der Magen das Zeug aus. Gelangt es in die Speiseröhre, dann geht die kaputt, wie Sie später noch sehen werden.

Die Säure im Magen hat also die Aufgabe, die Nahrung von Bakterien, Viren und anderem, was da noch so kreucht und fleucht, zu befreien. Denn es gibt nur ganz wenige Mikroorganismen, die im sauren Milieu nicht sofort den Löffel abgeben*. Eine weitere Aufgabe der Magensäure ist die Aufspaltung bestimmter Nahrungsbestandteile. Außerdem werden im Magen noch zwei weitere Säfte ausgeschieden: das Pepsin und der sogenannte Intrinsische Faktor. Bei Letzterem handelt es sich um einen Stoff, der notwendig ist, um Vitamin B12 aufzunehmen. Interessanterweise wird das aber erst viel später, nämlich im letzten Abschnitt des Dünndarms, in die Blutbahn geleitet. Patienten ohne Magen können also kein Vitamin B12 aufnehmen, obwohl der Dünndarm noch da ist. In diesem Fall muss das lebenswichtige Vitamin dann gespritzt werden.

Nun zum Pepsin. Dabei handelt es sich um ein sogenanntes Enzym. Wissen Sie noch, was das ist? Wir hatten beim Bluthochdruck schon kurz darüber gesprochen. Für alle, die sich nicht erinnern, möchte ich nochmals kurz erklären, wie Enzyme funktionieren, denn sie werden im Verlauf des nächsten Kapitels immer mal wieder eine Rolle spielen.

Enzyme sind Biokatalysatoren. Na toll, jetzt erkläre ich ein Fremdwort mit einem Fremdwort. Zäumen wir das Pferd also lieber von vorn auf. Immer wenn zwei Stoffe miteinander reagieren, spricht man von einer chemischen Reaktion. Nehmen wir noch einmal unser brennendes Holz. Hier reagieren nicht etwa Holz und Feuer miteinander, sondern Holz und Luft – und im Holz der Kohlenstoff, in der Luft der Sauerstoff. Nun verbrennt Holz unter normalen Bedingungen nicht einfach so. Wenn es dann aber einmal Feuer gefangen hat, haben wir oft kaum eine Chance, den Brand wieder zu löschen. Übertragen auf unsere chemische Reaktion heißt das: Ist die erst mal in Gang, dann läuft sie ab, und kaum etwas kann sie daran hindern.

---

* *Eines davon ist das Ihnen bereits bekannte Mycobakterium tuberculosis. Es verursacht Tuberkulose.*

Um die Reaktion aber anzustoßen, benötigen wir Energie – zugeführt beispielsweise durch ein Feuerzeug. So viel zur chemischen Reaktion. Was aber ist nun ein Katalysator? Eigentlich tut der nichts anderes, als die Reaktion zu beschleunigen, ohne dabei selbst verbraucht zu werden. Außerdem – und das ist für den menschlichen Körper fast noch wichtiger – reduziert er die Energie, die notwendig ist, um die Reaktion in Gang zu bringen, um ein Vielfaches. Ohne Katalysatoren wäre der Mensch nicht lebensfähig. Entweder er wäre unendlich träge, oder er würde binnen kürzester Zeit explodieren. Unser Leben ist nur durch Energie möglich. Aber die muss kontrolliert eingesetzt werden. Und genau das tun Enzyme. Sie beschleunigen chemische Reaktionen und reduzieren die Energie, die benötigt wird, um die Reaktion in Gang zu bringen.

So, genug herumphilosophiert! Zurück zum Thema. Pepsin ist also ein Enzym. Dessen spezifische Aufgabe ist die Spaltung von bestimmten Proteinen in ihre Grundbausteine. Die nennt man Aminosäuren. Nur die kann der Darm dann später aufnehmen und wiederum in andere Proteine umwandeln.

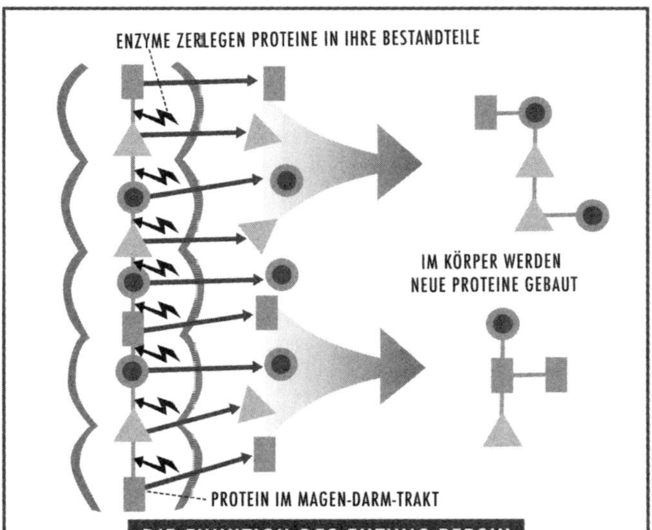

DIE FUNKTION DES ENZYMS PEPSIN

So wie ich Ihnen das jetzt beispielhaft mit dem Enzym Pepsin gezeigt habe, funktionieren etliche Schritte der Verdauung. Die Nahrung wird in ihre Grundbausteine aufgespalten und im Körper wieder neu zusammengesetzt. Weil Sie aber ein Buch über Krankheiten und nicht über die Funktion des Magen-Darm-Trakts gekauft haben (ich glaube, da gibt es schon ein ziemlich erfolgreiches), werde ich mich in Bezug auf die anderen Stoffwechselschritte kurz halten. Wichtig für Sie ist zu wissen: Es gibt drei große Grundstoffe – die Kohlenhydrate, die Proteine und die Fette. Daneben existieren noch eine Menge anderer Vitamine und Spurenelemente, die Sie momentan nicht zu interessieren brauchen. Proteine werden in Aminosäuren zerlegt, Fette in Fettsäuren und Kohlenhydrate nicht etwa in Kohlenhydratsäuren, sondern in die Grundzucker Glukose, Fruktose und andere*. All diese Prozesse benötigen Enzyme, damit sie funktionieren können – und diese Enzyme werden durch die verschiedenen Verdauungsdrüsen zur Verfügung gestellt.

Während der Nahrungsbrei also durch den Darm wandert, schütten Leber und Bauchspeicheldrüse ihre Säfte aus, die all die komplexen Verbindungen in unserer Nahrung immer weiter aufspalten – denn der Darm mag keine großen Moleküle. Ist das Essen dann in seine Bestandteile zerlegt, so wird es durch den Dünndarm ins Blut aufgenommen. Das Organ ist dafür spezialisiert. In den Wänden der Dünndarmzellen sitzen unzählige Transportmoleküle, die dafür zuständig sind, Proteine, Kohlenhydrate, Fette, Spurenelemente und Salze zu absorbieren und sie dann ins Blut weiterzuleiten.

Aber was dann? Irgendwo muss das ganze Zeug ja gespeichert werden. Schließlich kann es nicht die ganze Zeit im Blut herumschwimmen. Dort befindet sich nämlich nur eine geringe Anzahl der Energiespeicherstoffe. Es wird also eine Art Generator benötigt, der das nährstoffreiche Darmblut filtriert, die Nährstoffe, die gerade

---

* *In Wahrheit ist das viel, viel, viel komplizierter. Aber zugegebenermaßen auch ziemlich trocken. Und Sie sollen sich doch unterhalten fühlen beim Lesen des Buches.*

nicht benötigt werden, in eine speicherbare Form umwandelt und die Gifte (zum Beispiel Alkohol) wieder aus dem Blut fischt. Sie werden es erraten haben, besagtes Organ ist die Leber. Die Nährstoffe aus dem Darm gelangen über eine große Vene, die sogenannte Pfortader (kommt von Pforte), in das große Oberbauchorgan.

Weil die Funktionsweise der Leber so schwer verständlich und in ihrer Gesamtheit wahrscheinlich auch noch gar nicht richtig verstanden ist, möchte ich mich auf drei Hauptfunktionen des Organs beschränken. Die Leber ist zum einen zuständig für die Herstellung einer ganzen Menge Proteine. Ein gutes Beispiel hierfür sind viele Gerinnungsfaktoren*. Ist die Leber stark geschädigt, wie beispielsweise bei Alkoholikern oft der Fall, dann kann sie ihren Aufgaben nicht mehr nachkommen. Gerinnungsfaktoren werden nur noch in unzureichender Menge gebildet, und es kann zu lebensbedrohlichen Blutungen kommen.

Auch stellt die Leber eine Vielzahl anderer wichtiger Proteine her. Sie ist also das Kraftwerk unseres Körpers. Aber nicht nur das! Die Leber ist auch die Müllhalde des Menschen. Werden Stoffe nicht mehr benötigt, weil beispielsweise ihre Lebensdauer überschritten ist, dann hilft sie bei deren Abbau. Ein rotes Blutkörperchen lebt beispielsweise nur ungefähr 90 Tage. Danach löst es sich auf. Eine Menge Proteine werden frei, die nicht einfach so im Blut herumschwimmen dürfen. Die Leber filtert diese Stoffe heraus und macht sie unschädlich.

Auf diesem Weg entsteht Ammoniak, der sofort in Harnstoff weiterverarbeitet und dann über die Niere ausgeschieden wird. Bei Patienten mit Lebererkrankungen kann diese Umwandlung nicht mehr ohne Weiteres ablaufen. Ärzte sehen das an einem erhöhten Ammoniakspiegel im Blut. Auch die sogenannten Lipoproteine,

* *Blutet ein Mensch, dann bildet sich ja bekannterweise ein Grind auf der Verletzung und bringt die Blutung zum Stillstand. Dieser Grind besteht aus Gerinnungsfaktoren und Blutplättchen. In der Herstellung des Grindes spielen Dutzende dieser Proteine eine Rolle, die genau im richtigen Verhältnis im Blut vorhanden sein müssen, damit nicht zu viel oder zu wenig Gerinnung stattfindet.*

die in der Lage sind, Fette im Körper zu verteilen, werden von der Leber hergestellt. Wie Sie sich vielleicht vorstellen können, ist es unmöglich, Fette einfach so im Blut herumschwimmen zu lassen. Wenn Sie nicht wissen, was ich meine, dann nehmen Sie einfach mal ein Glas, füllen es mit Wasser und geben dann ein kleines bisschen Olivenöl darauf. Die Erkenntnis: Fett und Wasser vermischen sich nicht. Trotzdem müssen Fette ja im Körper transportiert werden, sonst hätten wir alle recht schnell eine ordentliche Fettleber. Auch für dieses Problem hat der Körper eine wunderbare Lösung gefunden. Die Fette werden von Proteinen umhüllt, und auf diese Weise können sie dann ohne Probleme »verschifft« werden – diese Gebilde heißen Lipoproteine. Bei Alkoholikern funktioniert auch dieser Vorgang nicht mehr gut. Das Resultat: die Fettleber.

Die dritte große Aufgabe der Leber ist die Entgiftung. Das Organ ist in der Lage, viele Gifte unschädlich zu machen. Auch hier ist Alkohol wieder nur eines von vielen Beispielen. Die Gifte werden mit einem bestimmten Stoff verbunden, um sie zu inaktivieren,

DIE FUNKTION DER LEBER

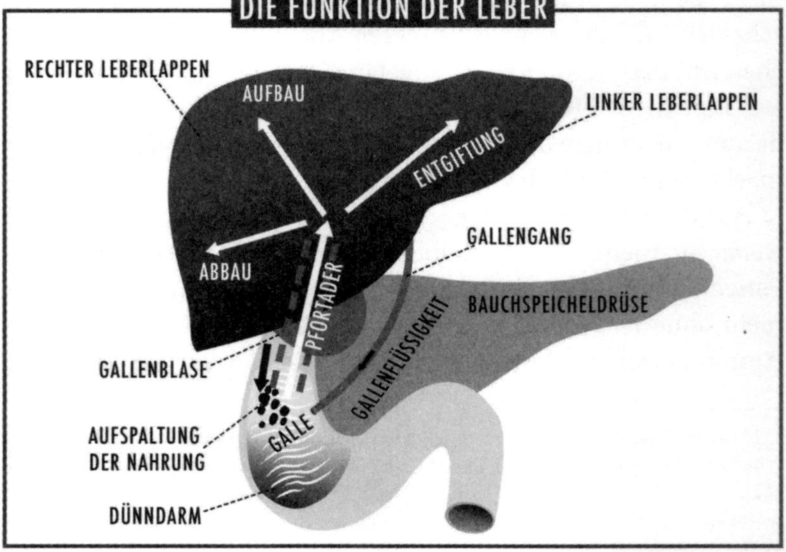

und dann meist über die Galle oder die Niere ausgeschieden. Die Leber ist schon ein faszinierendes Organ, finden Sie nicht auch?

So, jetzt wissen Sie, was mit den vielen Nahrungsbestandteilen geschieht, die Sie tagtäglich zu sich nehmen.

Bleibt noch die Sache mit dem Wasser. Nach etlichen Metern Dünndarm geht der Nahrungsbrei, dem die Nährstoffe ja bereits größtenteils entzogen sind, in den Dickdarm über. An dieser Stelle ist er aber noch sehr flüssig – ein grünliches Sekret. Nicht sehr lecker. Um aus dieser Brühe das zu »produzieren«, was am Ende bei uns hinten rauskommt, muss noch ganz viel Wasser ins Blut aufgenommen werden. Das ist unglaublich wichtig, sonst würden wir ganz schnell austrocknen. Der Dickdarm spielt eine Schlüsselrolle im Wasser-, aber auch im Salzhaushalt des Blutes. Denn die meisten Blutsalze, also Natrium, Kalium, Kalzium und so weiter und so fort, werden über diesen letzten Teil des Verdauungstraktes ins Blut aufgenommen. Außerdem befinden sich im Dickdarm Millionen und Abermillionen Bakterien, die sich vom menschlichen Kot ernähren. Dabei werden weitere wichtige Nährstoffe wie beispielsweise Vitamin K gebildet.

Denken Sie jetzt mal zur Abwechslung nicht an den Chemie-, sondern an den Biologieunterricht zurück! Dort hat uns der Lehrer immer erklärt, dass der Darm, würde man ihn in seiner gesamten Oberfläche auslegen, also quasi entfalten, ein ganzes Fußballfeld überziehen würde. Ob das genau stimmt, weiß ich nicht. Ich glaube auch nicht, dass das jemals irgendwer wirklich nachgemessen hat. Tatsache ist aber Folgendes: Um die ganzen Nährstoffe und das Wasser aufnehmen zu können, würden die paar Meter Darm, die einem Menschen nun mal nur zur Verfügung stehen, auf keinen Fall reichen. Die Natur hat hier mal wieder in die Trickkiste gegriffen und das Organ gefaltet. So ist die Oberfläche des Darmes um ein Vielfaches größer, als es auf den ersten Blick scheint – clever, was?

Aber zurück zur Anatomie. Da gibt es nämlich noch das ein oder andere, was wir nicht vergessen dürfen.

Am Übergang vom Dünn- in den Dickdarm befindet sich ein sehr wichtiges, wenn auch nicht besonders nützliches Gebilde: der Wurmfortsatz. Er wird oft als Blinddarm bezeichnet, dieser Name ist aber falsch. Der Blinddarm ist nämlich ein Teil des Dickdarms, der sehr wohl vonnöten ist. Ich zeige Ihnen das mal bildlich, damit Sie es sich besser vorstellen können:

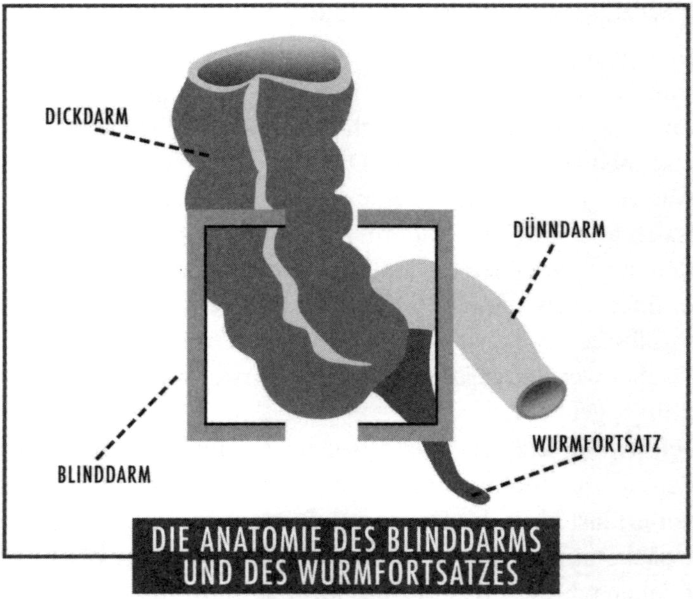

DIE ANATOMIE DES BLINDDARMS UND DES WURMFORTSATZES

Der Wurmfortsatz, auch Appendix veriformis genannt, ist deshalb so wichtig, weil er sich von Zeit zu Zeit entzünden und damit zu schwerwiegenden Problemen führen kann. Wir werden gleich noch einmal darauf zu sprechen kommen.

Der Dickdarm bewegt sich einmal durch den ganzen Bauchraum, angefangen rechts unten, und mündet letzten Endes über den S-Darm in den Enddarm, den letzten Teil des Verdauungssystems. Der Enddarm geht dann in den After über, und das war's. Wir sind einmal von oben bis unten durch. Schauen wir doch jetzt mal, welche Krankheiten sich im Magen-Darm-Trakt verstecken!

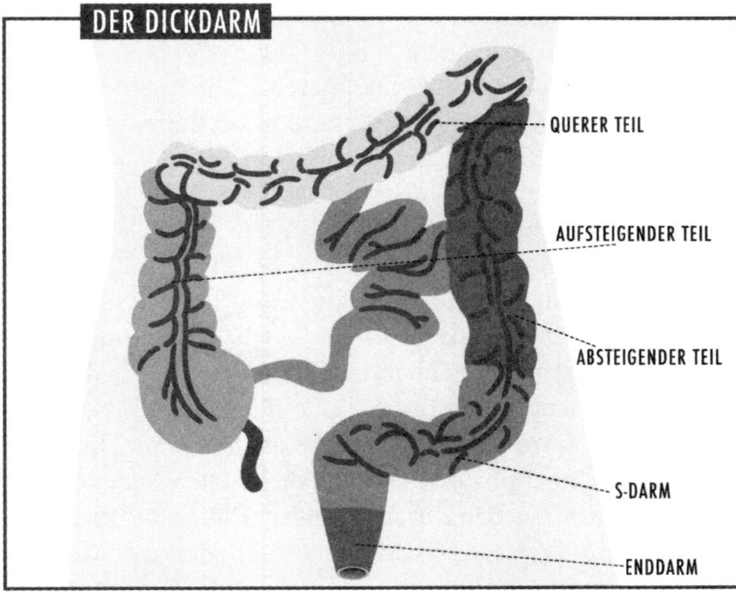

Um die richtig zu verstehen, sollten Sie allerdings noch eines wissen: Der gesamte Trakt* ist außen mit dem sogenannten Bauchfell überzogen. Die dünne Haut kleidet sowohl die Gedärme als auch die Bauchwand aus und sorgt dafür, dass sich der Darm nicht in sich selbst verknotet** und jedes Organ schön dort bleibt, wo es hingehört. Sie erinnern sich an die beiden dünnen Häutchen, die die Lunge überziehen? So ähnlich ist das auch im Bauchraum.

Nachdem wir nun einen groben Überblick über den Aufbau des Verdauungstraktes bekommen haben und bevor wir uns den Er-

* *Mit Ausnahmen, aber die sind an dieser Stelle absolut unwichtig.*
** *Was trotzdem manchmal vorkommt. Man nennt dieses Krankheitsbild Volvulus. Es ist aber eher bei Säuglingen und Kleinkindern anzutreffen.*

krankungen widmen, können wir noch eine wichtige Frage klären: Warum ist der Stuhl eigentlich braun? Auch wenn wir überhaupt nichts Braunes oder Rotes zu uns genommen haben – die Farbe unseres Kotes ist eigentlich immer braun. Manchmal heller, manchmal dunkler, aber im Prinzip immer mehr oder weniger gleich. Der Grund dafür ist ziemlich faszinierend: Die braune Farbe des Stuhlgangs wird durch die Abbauprodukte des Blutes erzeugt. Wir haben ja schon besprochen, dass es Aufgabe der Leber ist, bestimmte Stoffe abzubauen. Zu diesen Stoffen gehört auch das Hämoglobin, das sauerstofftragende Molekül in den roten Blutzellen. Ist deren Lebensspanne überschritten, so platzen die Zellen, und das Hämoglobin ergießt sich in den freien Blutstrom. Das passt der Leber natürlich gar nicht, und so filtert sie es so schnell wie möglich raus, baut es um und scheidet es über die Gallenflüssigkeit in den Darm aus. Das Zwischenprodukt in der Gallenflüssigkeit ist noch grün, daher auch die Farbe der Galle und die des Stuhls im Dünndarm. Über weitere Umbauprozesse entsteht aber letzten Endes ein brauner Stoff, den wir über den Kot ausscheiden. Hätten Sie das gewusst? Ich finde es immer wieder faszinierend – Wunderwerk Mensch!

GASTROÖSOPHAGEALE REFLUXKRANKHEIT

Dinge, die uns sauer aufstoßen

Beginnen wir unsere Reise durch den menschlichen Magen-Darm-Trakt am besten ganz oben. Sodbrennen und Oberbauchbeschwerden, die oft auf eine akute oder chronische Entzündung der Magenschleimhaut zurückgeführt werden können, sind mittlerweile zu Volkskrankheiten geworden. Die allgemeine Annahme, die Beschwerden würden durch Stress und einen ungesunden Lebensstil verursacht, trifft zwar oft, aber nicht in allen Fällen auch tatsächlich zu. Es gibt nämlich eine Vielzahl von Faktoren, die Sodbrennen, aber auch Magenentzündungen und Geschwüre begünstigen können.

Beginnen wir also nochmals kurz beim Aufbau des ersten Teils unseres Magen-Darm-Traktes. Wie Sie ja wissen, wird der Speisebrei nach dem Schlucken über den Schlund in die Speiseröhre und von dort in den Magen befördert. Sie wissen auch, dass der Salzsäure produziert, um Mikroorganismen abzutöten und erste Verdauungsschritte in Gang zu setzen. Allerdings ist Salzsäure eine ziemlich gefährliche Flüssigkeit, und längst nicht alle Gewebe können sie so gut vertragen wie die Oberfläche des Magens. So ist die Säure beispielsweise für Speiseröhre und Zwölffingerdarm (der Darmteil direkt nach dem Magen) eine echte Gefahr. Um diese Organe vor dem ätzenden Zeug zu schützen, hat die Natur auf einen Trick zurückgegriffen, die Pförtnermuskeln. Das sind kleine Muskelringe, die überall im Körper verteilt sind – auch am Mageneingang und dessen Ausgang. Diese Muskeln koordinieren den Nahrungsfluss, auf gut Deutsch: Sie bestimmen, was in den Magen rein und aus dem Organ wieder raus darf – und wann. Auf diese Weise wird sichergestellt, dass die Salzsäure weder Speiseröhre noch Zwölffingerdarm beschädigt.

Der Speiseröhrenpförtner lässt also den Speisebrei in den Magen passieren. Sobald die Nahrung aber ihr Ziel erreicht hat, verschließt

DIE AUFGABE DER SALZSÄURE IM MAGEN

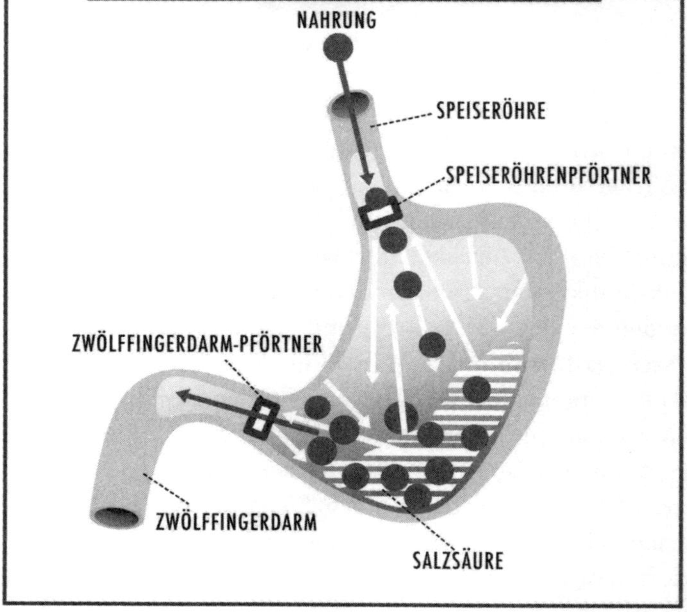

sich der Muskel sofort wieder und verhindert, dass Salzsäure in die Speiseröhre zurückschwappen kann. Nach demselben Prinzip funktioniert auch der Zwölffingerdarm-Pförtner. Der lässt den angedauten[*] Speisebrei erst durch, wenn der eine gewisse Zeit im Magen verbracht hat und von dem so richtig schön durchgeknetet wurde. Denn erst dann ist die Salzsäure gebunden und stellt keine Gefahr mehr dar. Durch das Zwölffingerdarm-Sekret wird verbleibende Salzsäure sofort neutralisiert[**]. Also – eigentlich alles gut.

---

* *Ja, dieses Wort gibt es wirklich. – »angedaut« bedeutet so viel wie noch nicht verdaut, aber auch nicht mehr so richtig appetitlich. Das Zeug, das Menschen erbrechen, kann man gut und gerne als angedaut bezeichnen. Na, haben Sie jetzt ein gutes Bild von der Bedeutung des Wortes?*

** *Dünndarmsekret ist reich an Bicarbonat, einer natürlichen Base. Vermischen sich Säuren und Basen, so entsteht ein Salz und freies Wasser. Das Zwölffingerdarm-Sekret schützt zum einen den Dünndarm vor der gefährlichen Wirkung der Salzsäure. Zum anderen können die Enzyme der Bauchspeicheldrüse nur in Abwesenheit von Säure (das bedeutet, in einem bestimmten pH-Milieu) arbeiten, weshalb das Bicarbonat einen enorm wichtigen Beitrag zur Verdauung leistet.*

Wenn, ja, wenn das alles immer so funktionieren würde. Denn die eben erklärten Mechanismen erfordern ein sensibles Gleichgewicht zwischen allen beteiligten Zellen (das sind sehr viele) und ihren Steuereinheiten. Dazu zählen zum einen Nervenzellen, zum anderen Botenstoffe und deren Rezeptoren*. Und hierbei muss nicht nur die Ausschüttung der Salzsäure kontrolliert und koordiniert werden. Auch die beiden beteiligten Schließmuskeln müssen wissen, wann sie sich öffnen und wieder schließen sollen.

Funktioniert die Kommunikation nicht richtig (auch im Körper kommt alles auf eine gute Kommunikation an), dann können ganz verschiedene Sachen passieren. Beispielsweise kommt es vor, dass der Schließmuskel (Ärzte nennen den übrigens Sphinkter) am Mageneingang nicht richtig arbeitet und zu lange offen bleibt – oder immer wieder zur falschen Zeit aufgeht – oder den Weg überhaupt nicht mehr richtig versperrt. In einem solchen Fall kann dann Salzsäure in die Speiseröhre gelangen und sie krank machen. Das passiert natürlich nicht, wenn einmal ein klein wenig Säure hochschwappt. Geschieht das aber ständig und über Jahre hinweg, dann wird der Betroffene krank. Man nennt diese Erkrankung GERD. Das ist eine englische Abkürzung und bedeutet ausgeschrieben Gastroesophageal Reflux Disease, zu Deutsch: die Refluxkrankheit, auch Sodbrennen genannt.

Und das ist gar nicht so harmlos, wie es vielleicht klingen mag. Die Betroffenen klagen oft über saures Aufstoßen, das vor dem Essen schlimmer ist als danach, sie messen dem aber selten viel

* *Okay, jetzt wird's wirklich ein kleines bisschen kompliziert. Aber um Magengeschwüre und Sodbrennen zu verstehen, ist ein kleiner Ausflug in die Welt der Steuereinheiten nötig. Im Prinzip gibt es zwei Gruppen: die Nerven und die Botenstoffe. Einfach erklärt funktioniert das so: Nerven in Mund, Speiseröhre, Magen und Nase signalisieren dem Gehirn, dass soeben eine Nahrungsaufnahme stattgefunden hat. Das wiederum befiehlt anderen, sich im Magen befindlichen Nervenzellen, den Botenstoff Histamin auszuschütten (der wird übrigens auch bei Allergien freigesetzt, weshalb Allergiker oft auch unter Magenbeschwerden leiden). Histamin seinerseits gibt den Magenzellen den Befehl, Magensäure zu produzieren und in den Magen abzugeben. Verrückt, oder? Was der Körper alles macht, ohne dass wir es mitbekommen, ist doch irre!*

Bedeutung bei. Dabei kann das Sodbrennen, wenn es unbehandelt und über Jahre hinweg besteht, durchaus gefährlich werden. Die immer wieder nach oben schwappende Magensäure schädigt die Schleimhaut der Speiseröhre auf Dauer so stark, dass der Körper irgendwann beginnt, diese durch eine Art Narbengewebe zu ersetzen. Das Blöde ist, dass es sich nicht wirklich um Narbengewebe handelt, sondern um eine Vorstufe von Krebs – die sich in ungefähr 10 % der Fälle auch tatsächlich in Krebs verwandeln kann. Und Speiseröhrenkrebs ist eine ziemlich üble Angelegenheit.

Aus diesem Grund macht es durchaus Sinn, den Betroffenen von Zeit zu Zeit eine Magenspiegelung zu empfehlen. Hier können die Ärzte zum einen sehen, ob der Magen nicht auch schon durch eine eventuell zusätzlich bestehende Salzsäureüberproduktion oder bestimmte Bakterien geschädigt ist. Zum anderen können sich die Mediziner einen genauen Überblick über den Zustand der Speiseröhre machen, um festzustellen, ob die schon Veränderungen aufweist.

Die Prozedur der Magenspiegelung an sich ist nicht besonders gefährlich oder belastend für den Patienten. Der bekommt meist eine Schlaftablette und infolge dessen von der Untersuchung nicht viel mit. Dann wird ein kleiner Schlauch in den Mund eingeführt, an dessen Ende eine hochauflösende Kamera und ein Kaltlicht befestigt sind und der nun immer weiter durch die Speiseröhre in den Magen und oft noch bis in den Zwölffingerdarm geschoben wird. Der Clou: Die Ärzte können sich mit dem Gerät nicht nur einen guten Überblick über den Zustand des ersten Teils unseres Verdauungsapparates verschaffen. Zusätzlich verfügt der Schlauch nämlich noch über eine kleine Kneifzange, mit der Proben aus der Schleimhaut geknipst werden können, die dann später durch den Pathologen untersucht werden. Unter dem Mikroskop kann der dann genau sehen, ob schon krankhafte Veränderungen vorliegen und, wenn ja, welcher Natur diese sind.

Außerdem können die Ärzte (in dem Fall handelt es sich meist um Internisten) den Grad der Schädigung der Speiseröhre auf einer

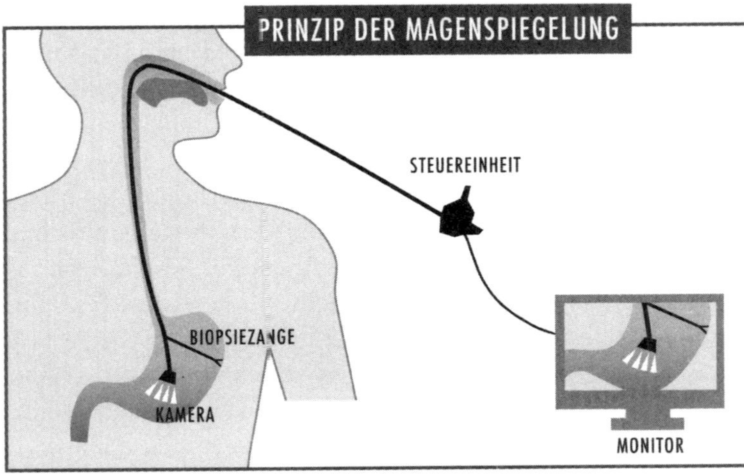

Skala von 0 (leichte Schädigung) bis 3 (schwere Schädigung) bestimmen. Interessanterweise geht dieser Schweregrad nicht unbedingt Hand in Hand mit den angegebenen Beschwerden. Es kann also durchaus vorkommen, dass Patienten einem großen Leidensdruck ausgesetzt sind, sich das aber gar nicht so richtig durch die Untersuchung quantifizieren lässt. Aber auch das Gegenteil kann der Fall sein.

Bestätigt sich ein Reflux als Ursache der Beschwerden, so kann umgehend therapiert werden. Die Empfehlung der Ärzte richtet sich nach dem Grund für die Refluxkrankheit. Im Normalfall funktioniert der Speiseröhrenschließmuskel nicht mehr, wie er soll, das hatten wir schon besprochen*. Es gibt aber durchaus auch andere Ursachen, wie beispielsweise starkes Übergewicht oder eine fortgeschrittene Schwangerschaft. Schwangere klagen oft über Sodbrennen. Dementsprechend sollte natürlich über die Ursache der Erkrankung nachgedacht werden, bevor man sich für eine Therapie entscheidet. In Sachen Schwangerschaft ist die Situation wohl relativ

* *Auch die Funktion des Muskels kann man mithilfe einer Untersuchung quantifizieren. Man nennt das Verfahren Manometrie.*

klar – nach der Entbindung ist in der Regel alles wieder in Ordnung. Auch starkes Übergewicht zieht eine eindeutige Handlungsempfehlung nach sich, die aber leider gar nicht so leicht umzusetzen ist.

Anders ist das, wenn der Speiseröhrenschließmuskel nicht mehr richtig arbeitet. In diesem Fall kann man zuallererst einige einfache Maßnahmen ausprobieren. Da wären beispielsweise das Meiden zu enger Hosen und fettiger Mahlzeiten. Auch ist es sinnvoll, die Nahrungsaufnahme auf den frühen Abend zu beschränken. Oft wissen Patienten genau, was die Beschwerden auslöst. So sollten diese Speisen und Getränke (meist handelt es sich um Kaffee, Schokolade, säurehaltige Lebensmittel und vor allen Dingen Alkohol), wenn möglich, gemieden werden. Was vielen Menschen außerdem hilft, ist der aufrechte Schlaf. Natürlich bietet es sich nicht an, die Nacht im Sitzen zu verbringen. Den Oberkörper aber ungefähr 30° hochgelagert zu betten, indem man beispielsweise statt einem zwei besonders große Kissen benutzt, ist eine einfache, aber oft effektive Lösung.

Ach so, und dann wäre da natürlich noch der Stress. Der schlägt ja bekanntlich auf den Magen. Dumm, dass auch Patienten nur Menschen sind. Das macht die richtige Therapie manchmal ziemlich schwierig. Wenn also eine Umstellung der Lebens- und/oder Nahrungsgewohnheiten nicht ausreicht, sollte zur Pille gegriffen werden. Und auch hier gibt es verschiedene Therapieoptionen. Zum einen wären da die sogenannten Protonenpumpenhemmer. Was so kompliziert klingt, kennen die meisten von Ihnen bestimmt. Hinter dem Wort verstecken sich populäre Medikamente wie Pantoprazol oder Omeprazol. Weil viele andere Pillen Magenbeschwerden hervorrufen, werden diese Mittel oft prophylaktisch verschrieben, wenn Patienten wegen anderer Leiden eine Vielzahl von Medikamenten einnehmen müssen.

Die Wirkung von Protonenpumpenhemmern ist verhältnismäßig leicht zu verstehen. Sie docken an demjenigen Transporter-Protein an, das für die Ausschüttung von Salzsäure in den Magen verantwortlich ist, und blockieren dessen Arbeit. Man kann sich das ein bisschen wie Sand im Getriebe vorstellen. Obwohl der Körper dem Magen befielt, Magensäure auszuschütten, kann der Aufforderung nicht nachgekommen werden, weil der nötige Baustein nicht mehr funktioniert. Auf diese Weise arbeiten viele Medis. Sie blockieren einfach ein Transportermolekül im Körper und machen damit bestimmte Kaskaden nicht mehr möglich. Ich finde das ziemlich faszinierend. Ein winziges Molekül wird gehemmt, und das Resultat ist eine deutliche Linderung der Beschwerden eines Menschen. Toll, oder?

Wenn die Säure nun nicht mehr richtig ausgeschüttet werden kann, sinkt logischerweise deren Menge im Magen. Und wo wenig ist, kann auch wenig in die Speiseröhre gelangen und diese somit nicht mehr schädigen. Neben den Protonenpumpenhemmern gibt es noch weitere Medikamente, die einen ähnlichen Effekt erzielen, deren Wirkmechanismus aber ein anderer ist. Ranitidin beispielsweise hat überhaupt keinen Einfluss auf die Ausschüttung der Säure, hemmt aber den Signalvorgang, der den Zellen des Magens befielt, Säure zur Verfügung zu stellen. Das Ergebnis ist ähnlich, jedoch schwächer als beim Einsatz von Protonenpumpenhemmern.

Helfen all diese Maßnahmen dem Patienten nicht weiter, so besteht immer noch die Möglichkeit einer chirurgischen Behandlung. Die ist aber seit Aufkommen jener Medikamente ein bisschen in den Hintergrund geraten. Die Ärzte können den fehlerhaften Schließmuskel nämlich ersetzen, und das auf eine absolut geniale Art. Das benutzte Verfahren heißt Fundoplicatio. Die Überlegungen hinter der Methode sind folgende: Wie kann man einfach und unkompliziert einen Schließmuskel »neu bauen«? Man muss bedenken, dass das Sodbrennen zwar eine unschöne Erkrankung ist, die aber nur in wenigen Fällen wirklich zum Krebs führt. Die eingesetzte OP-Methode sollte also nicht unnötig belastend für die Patienten sein. Kosten und Nutzen müssen im Verhältnis stehen.

Am allerbesten sollte die Schlüssellochchirurgie angewendet werden, damit der Operierte danach nicht unnötig entstellt ist. Früher hat man die OP logischerweise am offenen Patienten durchgeführt. Das ist aber heute, bis auf Ausnahmen, eine historische Herangehensweise. Die Herausforderung ist trotzdem groß, schließlich lässt sich ein Muskel nicht einfach so verpflanzen. Das macht insbesondere dann keinen Sinn, weil der Schließmuskel ja koordiniert arbeitet, sich also öffnen muss, wenn Nahrung ankommt, und den Eingang dicht halten muss, wenn sie durchgeknetet wird. Ein schlauer Chirurg hat das Problem dann folgendermaßen gelöst:

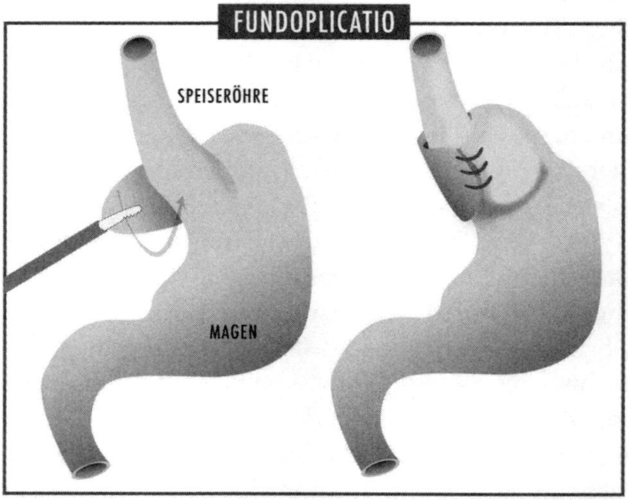

Das obere Stück des Magens wird einfach wie ein Schal um die Speiseröhre gelegt und dann an sich selbst wieder festgenäht. Somit umschließt diese Schlaufe den unteren Teil der Speiseröhre. Weil der Magen ein Hohlmuskel ist, führt er jetzt genau die gewünschten Aufgaben aus. Denn schluckt der Patient, dann ist der Magen entspannt, so auch die Schlaufe. Befindet sich aber etwas im Magen, so wird es durchgeknetet, damit sich der Nahrungsbrei ordentlich mit Säure und Enzymen vermischen kann. Dafür zieht der Magen sich wellenförmig zusammen – auch die Schlaufe, die um die Speiseröhre gelegt wurde – und verschließt auf diese Weise seinen eigenen Eingang. Genial, oder?

Aber wie gesagt, diese Methode findet heute nur noch selten Anwendung, und zwar dann, wenn alle konventionellen Therapieversuche mit Medikamenten und einer Änderung des Lebensstils gescheitert sind.

Auf jeden Fall sind aber regelmäßige Kontrollen mittels Magenspiegelung sehr wichtig, um auf eventuelle Veränderungen in der Beschaffenheit der Speiseröhre frühzeitig aufmerksam zu werden und einen Krebs, so unwahrscheinlich er auch ist, gar nicht erst wachsen zu lassen. Die Krebserkrankung der Speiseröhre ist nämlich die gefährlichste und gefürchtetste Komplikation der Gastroösophagealen Refluxkrankheit.

*

Diese Erkrankung ist übrigens bei Weitem nicht die einzige, die auf ein Ungleichgewicht in der Magensäureproduktion zurückzuführen ist. Auch Formen der Gastritis, der Magenentzündung, haben ihre Ursache in einem Überschuss an Magensaft. Und was nach oben geht, funktioniert logischerweise auch nach unten. Gelangt zu viel Magensaft in den Zwölffingerdarm, kann der nicht mehr neutralisiert werden. In der Folge entstehen dort Geschwüre, ähnlich wie die allseits bekannten Magengeschwüre, die selbstredend auch auf einen überproportional großen Anteil an Magensäure zurückzuführen sind.

GALLENBLASENENTZÜNDUNG UND GALLENSTEINE

Die gefürchteten sechs F

Wer kennt sie nicht? Die rechtsseitigen Oberbauchbeschwerden nach fettigem Essen. Manchmal treten sie als Koliken auf, manchmal als konstantes Unwohlsein im Oberbauch. Aber was steckt dahinter? Was bedeutet das, wenn die Ärzte einem Gallenprobleme attestieren? Beginnen wir mal mit der Galle an sich. Was ist das eigentlich? Und wofür brauchen wir die?

Die Gallenblase ist ein kleines, rundes Anhängsel der Leber. Sie schmiegt sich an die große Schwester und ist sogar daran festgewachsen, wird aber gemeinhin als separates Organ betrachtet. Allerdings, und das ist die gute Nachricht, ist die Gallenblase verzichtbar. Sie dient lediglich der Speicherung des Gallensaftes. Der wiederum wird in der Leber produziert und enthält beispielsweise die Abbaustoffe des roten Blutfarbstoffs Hämoglobin. (Erinnern Sie sich an die Einleitung? Das ist der Stoff, der unseren Kot letzten Endes braun färbt.) Aber auch für die Verdauung wichtige Komponenten – wie etwa Gallensalze – befinden sich im Gallensaft. Die werden in der Leber produziert und in die Gallengänge abgegeben, die wiederum mit anderen kleinen Gallengängen zusammenfließen, bis der Hauptgallengang entsteht. Das ist ungefähr so wie bei einem Fluss, der sich aus Dutzenden (im Falle der Galle Tausenden) Armen speist.

Die Gallensalze nehmen eine zentrale Rolle in der Fettverdauung ein. Außerdem findet man in der Gallenflüssigkeit noch viele andere Bestandteile, die alle ihren Beitrag zur Verdauung oder Entgiftung unseres Körpers leisten. Der Hauptgallengang selbst fließt dann, zusammen mit dem Bauchspeicheldrüsengang, in den Zwölffingerdarm und wird so dem halb verdauten Nahrungsbrei zugeführt. Die Gallenblase hat hier, wie gesagt, keine richtige Funktion und ist eigentlich nur zur Speicherung da. Allerdings kann sie krank werden. Das ist so ähnlich wie mit dem Blinddarm. Eigentlich kann der Mensch ganz gut ohne ihn leben.

Eine bekannte Funktion hat die Galle aber doch (nur deren Fehlen ist, im Falle einer chirurgischen Entfernung des Organs, durchaus verschmerzbar). Weil sich deren Flüssigkeit ja mit der Nahrung vermischen muss, um ihre Funktion ordentlich ausüben zu können, ist es natürlich logisch, dass das Zeug erst mal irgendwo zwischengespeichert wird, um nicht andauernd in kleinen Mengen in den Darm entlassen zu werden. Nimmt man nun Nahrung zu sich, so entsteht ein Reiz, der die Gallenblase veranlasst, sich zu entleeren.

Sprechen wir also jetzt mal darüber, wieso ein so friedliches Organ wie die Gallenblase plötzlich anfängt, Stress zu machen.

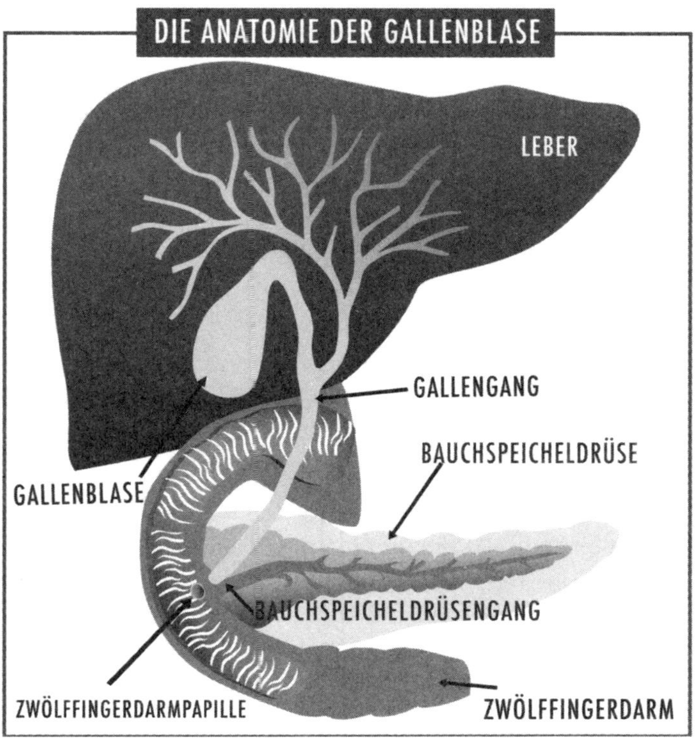

Die häufigste Ursache für Gallenblasenentzündungen sind Gallensteine. Die entstehen, wenn sich das Verhältnis zwischen Fetten und Salzen im Gallensaft verschiebt. Das Ganze ist im Grunde eine Frage des chemischen Gleichgewichtes. Es gibt auch andere Gründe für die Entstehung von Gallensteinen, die häufigsten sind aber die sogenannten Cholesterinsteine. Von diesem Leiden sind ziemlich viele Menschen betroffen. Sie kennen bestimmt auch den einen oder anderen. Oder vielleicht sind die Dinger auch bei Ihnen selbst schon einmal diagnostiziert worden. Im Grunde ist das auch nicht sonderlich dramatisch, denn die Steine entstehen meist direkt in der Gallenblase, weil dort die Gallenflüssigkeit eine Zeit lang gespeichert wird.

In aller Regel machen Gallensteine keine Probleme. Gefährlich wird es nur, wenn sich sehr kleine Steinchen bilden – die können dann nämlich den Eingang zur Gallenblase blockieren. Das eingeschlossene Sekret kann nicht mehr abfließen. Und dann passiert das, was Sie beobachten können, wenn Sie einen Joghurt zu lange im Kühlschrank lassen. Er wird gammelig. Im Falle der Gallenblase versucht sie, sich gegen die abgestandene Flüssigkeit in ihrem Inneren zu wehren, und entzündet sich. Aber nicht nur die Blase selbst kann krank werden. Je nachdem, wo sich der Gallenstein verklemmt hat, kann auch das ganze Gallensystem, ja sogar die Bauchspeicheldrüse, betroffen sein.

Wie gesagt, Gallensteine kommen häufig vor und machen oft überhaupt keine Probleme. Besonders häufig sind die kleinen Plagegeister übrigens bei einer bestimmten Patientengruppe, die man mit den sogenannten sechs F beschreiben kann. Das wären hellhäutige, fruchtbare, etwas vollere Frauen um die 40, in deren Familie Gallensteine seit jeher ein Thema sind*. Ist das nicht ziemlich pauschalisierend? Aber tatsächlich haben Forscher herausge-

* *Die sechs F kommen aus dem Englischen. Dort fasst man die Risikofaktoren für Gallensteine folgendermaßen zusammen: female (weiblich), forty (um die 40), fair (heller Hauttyp), fat (erklärt sich von selbst), fertile (fruchtbar) und family (Gallensteine in der Familie).*

funden, dass Gallensteine bei genau dieser Gruppe Menschen eine große Rolle spielen.

Wenn Sie selbst Steine haben, dann kennen Sie vielleicht die typischen Beschwerden. Verklemmte Steinchen führen nämlich klassischerweise zu sogenannten Koliken. Das Gallensystem versucht, den Fremdkörper loszuwerden, indem sich die Muskeln in den Wänden der Gallengänge wie verrückt zusammenziehen und gegen den Eindringling kämpfen. Das tut weh. Wegen des immerwährenden An- und Abspannens sind die Schmerzen mal stärker und mal schwächer. Das nennt man Kolik.

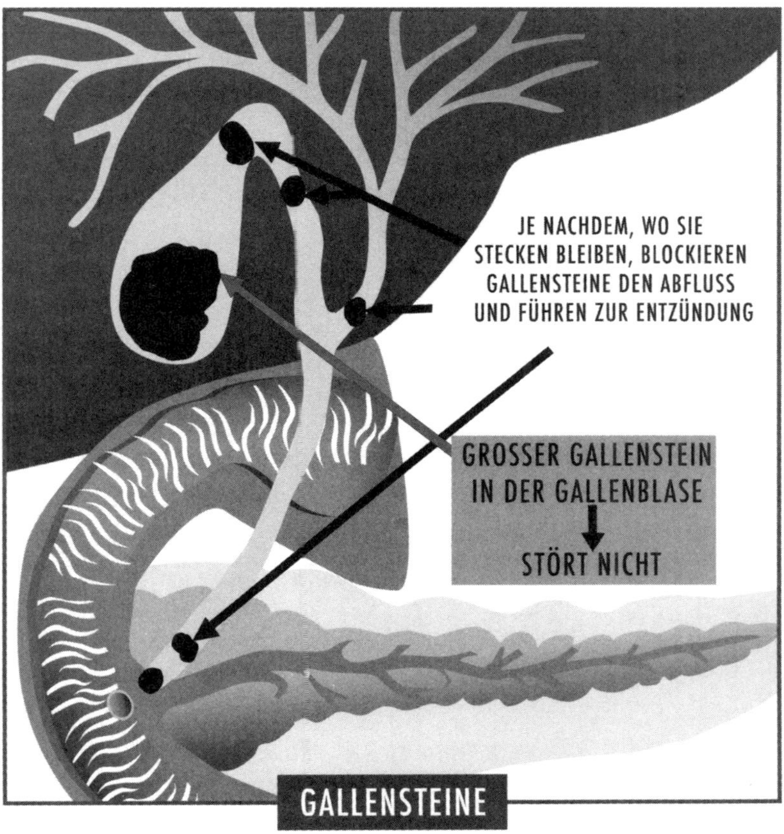

Tatsächlich ist diese Taktik auch oft erfolgreich, und den Gallengängen gelingt es, den Stein loszuwerden. Funktioniert das Ganze nicht von allein, so können hier auch entspannende und schmerzlösende Medikamente helfen, die die Gallengänge völlig zur Ruhe bringen und so deren Durchmesser ein klein wenig vergrößern. Oft rutscht der Stein dann von ganz alleine heraus. Manchmal aber auch nicht. In diesem Fall können sich die Gallenblase, aber auch die Gallengänge entzünden, was zu einem ziemlich unangenehmen Krankheitsbild führt. Betroffene leiden unter Oberbauchschmerzen, oft auch Fieber und einem alles in allem ziemlich schlechten Allgemeinzustand.

Der Weg zum Arzt wird unumgänglich. Dort wird man nach einer ausführlichen körperlichen Untersuchung relativ schnell Blut abnehmen und einen Ultraschall des Bauchraumes durchführen. Im Blut wird besonderer Wert auf die sogenannten Entzündungszeichen gelegt, da diese Aufschluss darüber geben, ob irgendwo im Körper eine Entzündung vorliegt. Außerdem wird das Blut auf Leber- und Gallenwerte untersucht*.

Dabei handelt es sich um Enzyme (was das ist, wissen Sie bestimmt noch), die sich fast ausschließlich in Leber- oder eben Gallenzellen befinden. Diese Enzyme gelangen ins Blut, wenn die entsprechenden Zellen absterben. Das ist genauso wie beim Herzinfarkt. Auch da sucht man ja im Blut nach Anzeichen für das Absterben von Herzzellen, um den Herzinfarkt zu beweisen oder eben auszuschließen.

Das Gleiche funktioniert übrigens auch mit den Bauchspeicheldrüsenwerten, die im Blut bestimmt werden. Verheddert sich der Gallenstein nämlich ganz vorne, also kurz bevor er in den Darm fließt, dann ist es gut möglich, dass er neben dem Gallengangsystem

---

* *Die medizinische Bezeichnung dieser Werte ist ALT, AST und Gamma-GT. Das ist eigentlich nicht wichtig, aber falls Sie das mal auf der Ärztevisite hören, wissen Sie nun etwas damit anzufangen.*

auch das Bauchspeicheldrüsengangsystem verschließt, was zu einer zusätzlichen Bauchspeicheldrüsenentzündung führen kann*.

Zusätzlich zu den Laborwerten zeigt ein Ultraschall den Ärzten zwei Dinge auf. Zum einen wird danach geschaut, ob die Gallenblase Anzeichen einer Entzündung erkennen lässt. Klassisch ist hier die sogenannte Dreischichtung des Organs. Die Gallenblase erkennt man im Ultraschall nämlich ziemlich gut. Normalerweise sieht man auf dem Untersuchungsmonitor eine runde Struktur. Manchmal kann man auch große Steine im Inneren erkennen. Bei einer Gallenblasenentzündung ist die Organwand nicht schön dünn und gleichmäßig, sondern so stark verdickt, dass man im Ultraschall nicht nur eine, sondern drei separate Schichten sehen kann. Das liegt daran, dass Gewebe im Falle einer Entzündung dazu tendiert, anzuschwellen. Jeder, der sich schon mal den Finger in der Tür eingeklemmt hat, kennt das. Auch eine Zahnentzündung führt dem Patienten das Charakteristikum des anschwellenden Gewebes oft eindeutig vor Augen. Genauso verhält es sich auch mit allen anderen Organen.

Das zweite Anzeichen, das im Ultraschall für eine Erkrankung der Gallenwege spricht, sind die verbreiterten Gallengänge. Stellen Sie sich vor, ein Stein steckt irgendwo in diesem kleinen, zarten Gangsystem fest. Die Galle hört ja nicht einfach auf zu fließen. Was passiert also? Sie staut sich vor dem Hindernis wie der Urlaubsverkehr vor den wieder eingeführten österreichischen Grenzkontrollen. Als Folge vergrößern sich die Gallenwege. Das kann man im Ultraschall nicht nur sehen, sondern auch ausmessen. Sieht der Arzt ein solches Bild, dann wird er den Patienten so schnell wie

* *Mit der akuten Bauchspeicheldrüsenentzündung, auf Medizinerdeutsch akute Pankreatitis, ist wahrlich nicht zu spaßen. Sie ist die wesentlich gefährlichere Komplikation eines solchen Gallengangverschlusses (in dem Fall Bauchspeicheldrüsengangverschlusses). Das liegt daran, dass die Bauchspeicheldrüse ein paar ziemlich wichtige Verdauungsenzyme zur Verfügung stellt. Stauen die sich zurück, dann verdaut das Organ erst sich selbst und dann die restlichen Organe im Bauchraum. So etwas kann ruck, zuck auch mal tödlich enden.*

möglich ins Krankenhaus schicken (falls er da nicht bereits ist), um dort eine zielgerichtete Therapie einzuleiten.

Im Falle einer Gallenblasenentzündung wird der arme Patient erst mal auf Diät gesetzt, um die Produktion von Gallensäften und das damit einhergehende Zusammenziehen der Gallenblase zu verhindern. Außerdem müssen Antibiotika verabreicht werden, um die Entzündung zu bekämpfen. Nach ein paar Tagen sollte dann die Gallenblasenentfernung erfolgen*.

Steckt aber ein Stein in den Gallengängen, dann muss man ganz anders vorgehen. Wie gesagt, oft verschwinden die kleinen Plagegeister von ganz allein oder rutschen mithilfe einiger Medikamente raus. Manche sind aber ziemlich hartnäckig. Um die zu finden und dann auch gleich zu entfernen, gibt es ein medizinisches Verfahren mit dem Namen ERCP. Ausgesprochen ist diese Untersuchungsmethode wohl eines der klassischen medizinischen Zungenbrecher, weshalb ich Ihnen das volle Vergnügen natürlich nicht vorenthalten will. ERCP heißt nämlich »Endoskopische retrograde Cholangiopankreatikographie«. Klasse, oder?

Dahinter steckt eigentlich etwas ganz Einfaches. Im Grunde funktioniert das Ganze wie eine Mischung aus Magenspiegelung und Herzkatheteruntersuchung. Der Patient schluckt einen Schlauch, der über den Magen bis in den Dünndarm vorgeschoben wird. Dort sucht der Arzt eine kleine Erhebung, die ihm zeigt, dass hier der Gallengang in den Darm mündet. In diese Erhebung spritzt er ein Kontrastmittel, um dann unter Zuhilfenahme eines mobilen Röntgengerätes, des sogenannten C-Bogens, die Gallengänge sichtbar zu machen. Auf diese Weise kann der Arzt auch sehr kleine

* *Der Zeitraum für die Gallenblasenentfernung ist wichtig. Wenn »nur« eine Gallenkolik stattgefunden hat und die Gallenblase nicht entzündet war, dann wartet man in der Regel ein paar Wochen. Wenn aber im Blut und im Ultraschall eindeutige Zeichen einer Entzündung zu sehen sind, dann sollte nach wenigen Tagen operiert werden, um der inneren Narbenbildung zuvorzukommen, die eine OP sinnlos erschweren würde. Sofort operiert man eine Gallenblasenentzündung eigentlich nur, wenn ersichtlich ist, dass das Organ bereits geplatzt ist und sich Gallensaft im Bauchraum verteilt.*

Steine im Gallengangsystem erkennen und in der gleichen Untersuchung mithilfe von sehr grazilen Werkzeugen entfernen. Das ist moderne Medizin der Extraklasse, oder?

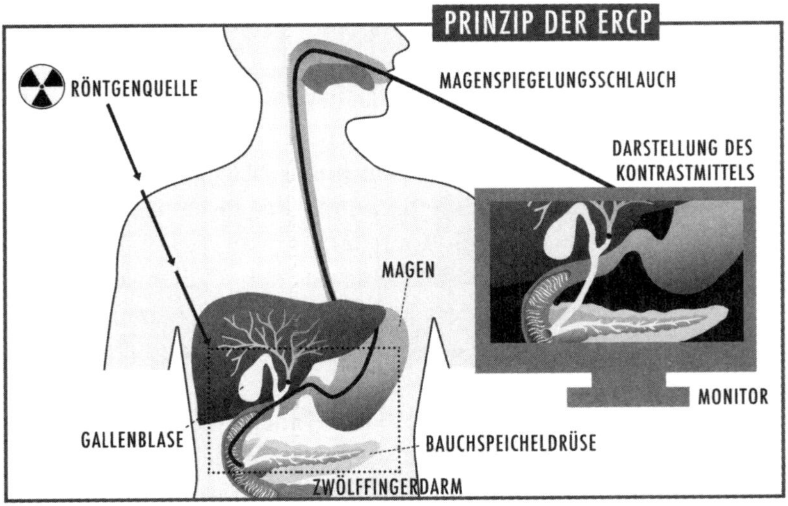

Haben die Spezialisten den Stein geborgen, wird noch ein paar Tage ein Antibiotikum gegeben. Nach ungefähr sechs Wochen wird dann die Gallenblase herausgeschnitten. Das macht man, weil Steine meist dort entstehen. In den Gängen, in denen die Gallenflüssigkeit relativ schnell fließt, haben Steine gar keine Möglichkeit, sich zu entwickeln. Sie brauchen das ruhige Milieu der Gallenblase.

Heute wird die Gallenblasenentfernung fast ausschließlich mithilfe der Schlüssellochchirurgie durchgeführt. Über einen kleinen Schnitt am Bauchnabel wird eine Kamera in den Bauchraum eingeführt. Über diesen Schnitt wird später auch die Gallenblase »geborgen«. Außerdem werden noch zwei oder drei Einschnitte gemacht, die als Zugangspforten für chirurgische Instrumente dienen. Auf diese Weise kann das kleine Organ ohne Probleme von dem umliegenden Gewebe gelöst und schlussendlich entfernt werden. Die Sache mit der Schlüssellochmethode wird nur dann schwierig, wenn der Patient voroperiert ist. In einem solchen Fall kämpft man oft mit Verwachsungen im Bauchraum (das sind innere Narbenstränge), die eine offene Operation über den sogenannten Rippenbogenrandschnitt erforderlich machen.

Sie sehen: Obwohl man doch eigentlich davon ausgehen könnte, dass eine so häufige Erkrankung wie die des Gallensteinleidens und die damit oft einhergehende Gallenblasenentzündung relativ einfach zu therapieren sind, ist dem nicht so. Gerade dieses »einfache« Krankheitsbild erfordert ein hohes Maß an Expertise und High-End-Medizin. Denn die Sache mit der ERCP, also der Darstellung der Gallengänge mit Röntgenkontrastmittel und der eventuellen Bergung kleiner Gallensteine aus dem Gallengangsystem, kann nicht jeder. Es erfordert Jahre der Übung, bis man als Arzt irgendwann in der Lage ist, eine solche Untersuchung sicher durchzuführen.

Falls Sie jetzt in Panik geraten, weil Ihnen Ihr Hausarzt gesagt hat, dass Sie auch ein paar Gallensteine haben, sich aber keine Sorgen zu machen brauchen, und Sie diesen Rat nun anzweifeln – ich kann Sie beruhigen. Große Steine machen schließlich gar nichts. Sie können ja nicht durch den kleinen Gallenblasengang rutschen und so Schaden anrichten. Manche Menschen haben drei, manche noch mehr Gallensteine in der Gallenblase. Da passt zum Teil kaum noch Flüssigkeit dazwischen. Gefährlich sind wirklich nur die kleinen Dinger – die können ernsthafte Beschwerden verursachen. Und wenn sie das einmal getan haben, dann sollte auch ernsthaft über eine Entfernung der Gallenblase nachgedacht werden.

BAUCHAORTENANEURYSMA

Gefährliche 5,5 Zentimeter

Bei dieser Erkrankung handelt es sich streng genommen nicht um eine des Magen-Darm-Traktes, sondern der Hauptschlagader. Da die entsprechenden Veränderungen aber im weitesten Sinne im Bauchraum vorkommen* und das Bauchaortenaneurysma eine schwerwiegende Erkrankung sein kann, habe ich mich entschlossen, es in diesem Kapitel vorzustellen. Um zu verstehen, um was genau es sich beim Aneurysma der Bauchaorta handelt, sollten wir als Erstes kurz deren Verlauf durch den menschlichen Körper besprechen. Wie Sie vielleicht aus dem Kapitel über die Erkrankungen des Herzens noch wissen, schließt sich die Aorta, also die Hauptschlagader, direkt an die linke Herzkammer an, um dann erst nach oben aufzusteigen und dann in einem großen Bogen, den man passenderweise Aortenbogen nennt, bis ins Becken abzufallen.

Auf ihrem Weg gibt die Aorta lauter kleinere und größere Gefäße ab, die verschiedene wichtige Organe mit Sauerstoff und Nährstoffen versorgen. Da wären beispielsweise das Gehirn, der Darm, die Leber, die Extremitäten, die Geschlechtsorgane und so weiter und so fort. Die Hauptschlagader des Menschen versorgt überhaupt alle Organe des Körpers. Auch das Herz selbst wird durch Gefäßabgänge der Aorta mit Sauerstoff und anderen wichtigen Nährstoffen geflutet. Ohne dieses Gefäß gäbe es kein Leben. Man kann gut und gerne vom Baum des Lebens sprechen, denn die Hauptschlagader verzweigt sich immer weiter und weiter, bis sie auch die kleinsten Bereiche aller Organe erreicht hat. Ein wahrlich wichtiges Kon-

* *Selbst das stimmt nicht ganz. Denn der Bauchraum unterteilt sich auf vertikaler Ebene noch mal in den echten Bauchraum und den Bauchrückraum. Man spricht auch von Peritonealhöhle und Retroperitoneum. Die Hauptschlagader befindet sich im Bauchrückraum.*

strukt, das wir genauso hegen und pflegen sollten, wie wir das mit unserem Herzen tun müssen.

Und tatsächlich machen der Aorta auch genau die Dinge zu schaffen, die dem Herzen zusetzen. Erinnern Sie sich noch? Bluthochdruck, Fettleibigkeit, ein gestörter Zucker- und Fetthaushalt und Nikotingenuss sind nur ein paar der Dinge, die zum Herzinfarkt führen können – oder die Sache mit der Aortendissektion. Wir haben im entsprechenden Kapitel ja schon ausführlich darüber gesprochen.

Noch mal zur kurzen Wiederholung: Durch eine ungesunde Lebensweise und das Vorliegen einer oder mehrerer ebenjener Risikofaktoren entwickelt sich eine Erkrankung mit dem Namen Arteriosklerose. Die Herzkranzgefäße verkalken im wahrsten Sinne des Wortes. Irgendwann wuchert der Kalk im gesamten Gefäß und kann letzten Endes sogar zu seinem Verschluss führen.

Das passiert im Falle der Aorta nicht. Es handelt sich schließlich um die Hauptschlagader, und die ist ziemlich dick (je nachdem, wo man misst, so zwischen 2 und 2,5 cm). Trotzdem kann sich Kalk an den Wänden des Gefäßes absetzen. Diese Gefäßwandverhärtungen nehmen der Aorta die Elastizität. Man muss sich ein Gefäß ein bisschen vorstellen wie einen Gummischlauch. Gerade die großen und so unheimlich wichtigen Arterien wie die Hauptschlagader sind sehr komplexe Gebilde und nicht einfach nur starre Rohre. Sie tragen auf diese Weise zu einem effektiven Transport des Blutes durch den Körper bei.

Ohne diese Elastizität würde das Blut nicht weit kommen. Und genau diese Eigenschaft büßen die Gefäße durch eine zunehmende Verkalkung nach und nach ein. Sie werden entweder rigide und starr – oder geben nach.

Passiert das im absteigenden Teil der Aorta, so spricht man von einem Bauchaortenaneurysma. Es handelt sich im wahrsten Sinne des Wortes um eine Aussackung der Hauptschlagader im Bereich des Bauches. Meistens bildet sich so eine Aussackung unterhalb der Nierenarterien, die auch direkt aus der Hauptschlagader abgehen.

Schematisch dargestellt sieht das dann so aus wie in der nebenstehenden Abbildung.

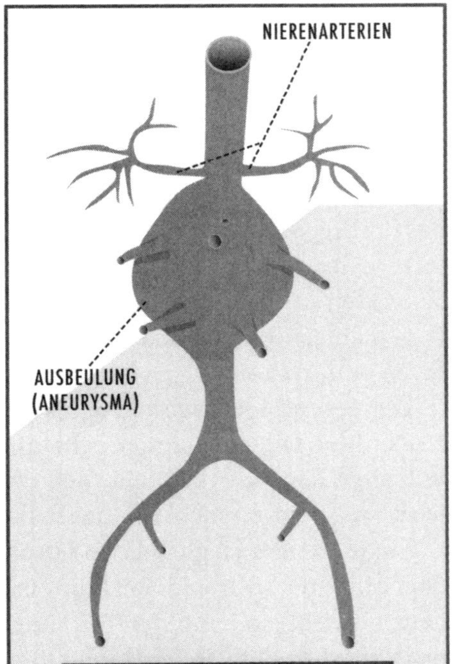

BAUCHAORTENANEURYSMA

Na und, werden Sie sich nun fragen, was ist daran so schlimm? Dann ist das Gefäß an dieser Stelle eben ein kleines bisschen dicker. Was soll's?

Zum Teil muss ich Ihnen da recht geben. *Ein kleines bisschen* macht wirklich nicht viel aus. Aber wieso sollte der Vorgang des Aussackens denn stoppen, wenn er erst einmal begonnen hat? Das tut er in der Regel nicht, und so wird das Aneurysma (so nennt man die Gefäßaussackung) im Laufe der Zeit immer größer – und dessen Wand dünner. Diese Tendenz ist in doppelter Hinsicht gefährlich. Zum einen kann das Blut im kranken Gebiet schlechter fließen. Die Randbereiche der Aussackung verlangsamen die Flüssigkeit, was dazu führt, dass mitten in der Hauptschlagader des Menschen ein Blutkoagel, also im Prinzip so etwas wie ein Grind, entsteht (Thrombus). Lösen sich davon Teile ab, so können wichtige Arterien wie beispielsweise die der Beine, aber auch die des kleinen Beckens*, verstopft werden. Das ist dann ganz ähnlich wie bei einem Schlaganfall oder zum Teil auch bei einem Herzinfarkt.

* *Im kleinen Becken befinden sich wichtige Organe des Verdauungs-, aber auch des Reproduktionssystems. Eierstöcke Enddarm und Prostata sind da nur drei Beispiele.*

Diese Komplikation ist aber nicht die einzige Gefahr des Bauchaortenaneurysma. Es kann nämlich auch platzen! Je größer der Durchmesser des Aneurysmas, desto dünner sind dessen Wände und desto höher ist die sogenannte Rupturwahrscheinlichkeit*. Was dann passiert, möchte man sich überhaupt nicht vorstellen. Der Druck in der Hauptschlagader ist im Verhältnis zum Druck, den das umliegende Gewebe auf ein potenzielles Leck im Gefäß ausübt, unverhältnismäßig viel größer. Das Blut verteilt sich innerhalb von Sekunden im gesamten Bauchrückraum (Retroperitoneum). Die Patienten spüren einen stechenden Schmerz im Bauchraum oder fallen einfach um.

Der gesunde Mensch verfügt ja bekanntlich über ungefähr 5 bis 6 Liter Blut. Dieses Volumen geht innerhalb kürzester Zeit verloren und steht dem Körper nicht mehr zur Verfügung. Der Betroffene wird weiß und verstirbt oft innerhalb kürzester Zeit.

Es gibt aber auch glückliche Ausnahmen. Wenn das Aneurysma über einer relativ festen Struktur einreist und auch nur ein kleines Leck entsteht, so kann der Tod durch eine Notfall-OP manchmal noch abgewendet werden. In der Regel schafft man das aber kaum, weshalb die Ärzte eine vorsorgliche Entfernung des Aneurysmas empfehlen, wenn dessen Durchmesser eine Größe von mehr als 5,5 cm erreicht hat.

Vorher muss das Aortenaneurysma aber erst einmal entdeckt werden – und das ist oft Glückssache. Denn Aneurysmata (die Mehrzahl von Aneurysma) sind oft Zufallsbefunde, wenn Ultraschall oder CT aus anderen Gründen durchgeführt werden. Meist verursachen die Dinger nämlich keine oder kaum Beschwerden. Tun sie das aber, so ist es oft zu spät. Insofern sollten solche Gefäßaussackungen, die übrigens auch erblich bedingt sein können, regelmäßig kontrolliert werden, um im Falle einer drastischen Größenzunahme handeln zu können.

---

* *Unter Ruptur versteht man das Platzen des Aneurysmas.*

Was aber machen die Ärzte in solch einem Fall? Für die Behandlung von Bauchaortenaneurysmata stehen mehrere Optionen zur Verfügung. Wichtigstes Ziel ist es, das Ding am Platzen zu hindern. Aber auch als Ursprungsort für Blutklumpen, die dann in schlimmster Konsequenz andere Gefäße verstopfen könnten, möchte man das Aneurysma ausschalten.

Zum einen kann man operieren. Obwohl eine Operation an der Hauptschlagader immer noch als ziemlich schwerwiegender und gefährlicher Eingriff zu betrachten ist, sind die Erfolgsaussichten gut. Nachdem der Anästhesist die Narkose eingeleitet hat, wird der Bauch des Patienten aufgeschnitten und der defekte Schlagaderteil durch ein sogenanntes Gefäßinterponat ersetzt. Dabei handelt es sich um nichts anderes als eine Prothese, die dort eingesetzt wird, wo vorher die Aussackung war.

Weil diese Operation, wie gesagt, eine ziemlich große Belastung für den Patienten darstellt, gibt es seit einiger Zeit eine Alternative, die aber nicht in jedem Fall zur Anwendung kommen kann – den Stent. Das Prinzip ist das gleiche wie beim Herzinfarkt. Eine Art Gitternetz wird über den Gefäßdefekt geschoben und dichtet ihn ab, wie eine innere Prothese. Das Ganze hat natürlich enorme Vorteile. So ist eine OP unter Vollnarkose für den Eingriff überhaupt nicht nötig, denn der Stent wird über ein großes Gefäß, meist über die Leistenarterie, in den Körper eingeführt. Selbstverständlich kann es auch bei diesem Verfahren zu Komplikationen kommen, weil der Stent nicht richtig sitzt, weitergespült wird oder wichtige Gefäßabgänge blockiert und so zu einem Infarkt desjenigen Organs führt, das durch das blockierte Gefäß nicht mehr mit Blut versorgt werden kann. Diese Komplikationen sind aber eher selten, und im Falle einer Abwägung zwischen Intervention und möglicher Ruptur des Aneurymsas (also dessen Platzen) sollte man sich schon immer für die OP entscheiden.

Bleibt noch ein Sonderfall zu besprechen: die Notfalloperation. Das läuft in der Regel wirklich dramatisch ab. Ich habe schon einige Patienten gesehen, die es gerade noch in den OP geschafft haben, und ich kann mich nur an einen erinnern, der die ganze Sache letztendlich überlebt hat, was die Notwendigkeit einer regelmäßigen Kontrolle und einer frühzeitigen Operation oder Stent-Einlage nochmals verdeutlichen soll.

In einem solchen Notfall ist die Zahl der Patienten, die es überhaupt lebend in den OP schaffen, ziemlich gering. Auch müssen die Notaufnahmeärzte erst mal auf die richtige Diagnose kommen, denn oft wissen die Patienten gar nichts von ihrem Aneurysma. Sie werden in die Notaufnahme eingeliefert (meist vom Rettungsdienst) und haben furchtbare Bauchschmerzen. Und zwar wirklich furchtbare. Eine Ultraschallnotfalluntersuchung zeigt dann meist Flüssigkeit im Bauchraum, eine Computertomographie das ganze Ausmaß des Debakels. Sobald die Diagnose steht, muss der Patient sofort in den OP – in Extremfällen wird sich der Chirurg dafür entscheiden, den Bauch noch im Schockraum der Notaufnahme zu öffnen – wirklich eine absolute Notfallsituation und hochdramatisch. Leider sterben viele Patienten trotzdem. Da ist eine regelmäßige Kontrolle eines bereits erkannten Aneurysmas sicher die bessere Wahl. Und dessen Fortschreiten kann manchmal sogar aufgehalten werden.

Denn ist keine OP nötig, der Durchmesser des Aneurysmas also noch unter der gefährlichen Grenze von 5,5 cm*, so sollte das ärztliche Bestreben darauf ausgerichtet sein, die Erkrankung im Zaum zu halten. Dafür werden in der Regel Betablocker, also Medikamente, die den Blutdruck auf normal-niedrigem Niveau stabilisieren sollen, verwendet. Sie erinnern sich? Ein hoher Blutdruck ist einer der Hauptrisikofaktoren für ein Aortenaneurysma. Wird der normalisiert, gelingt oft ein Stopp des Aneurysma-Wachstums. Natürlich sind regelmäßige Kontrollen trotzdem extrem wichtig, um zu sehen, ob dieser Ansatz funktioniert. Ist dem nämlich nicht so, dann winkt die Operation.

---

* *Bei Frauen ist der Grenzwert niedriger. Hier liegt er bei 4,5 cm.*

DARMINFARKT

Die Gefahr der stummen Phase

Unter den bekannten Infarkten fristet der Darminfarkt ein Schattendasein. So gut wie alle kennen den Herzinfarkt und die meisten den Schlaganfall (der ja auch ein Infarkt ist, nur eben im Hirn). Der Darminfarkt lässt sich nicht ohne Weiteres in die Riege der prominenten Vertreter dieser Krankheitsgruppe einordnen, obwohl er nicht minder gefährlich ist.

Aber fangen wir ganz vorne an – bei der Frage nämlich, was ein Infarkt an sich ist. Nehmen Ärzte diesen Begriff in den Mund, so betiteln sie damit weniger ein Krankheitsbild als einen krankhaften Prozess, der in mehr oder weniger gleicher Form in so ziemlich allen Geweben ablaufen kann. Bezeichnend für diesen Prozess ist, dass ein Gefäß von der normalen Blutversorgung abgeschnitten wird.

Die Gründe hierfür können durchaus variieren. Liegt beim Herzinfarkt meist eine Verkalkung der Herzkranzgefäße vor, so spielt im Hirn die Bildung von Blutklumpen, meist durch einen unregelmäßigen Herzschlag oder kranke Herzklappen, eine Rolle. Dazu aber später mehr. Allen Infarkten gleich ist, dass das Gewebe hinter dem Arterienverschluss ganz plötzlich nicht mehr mit frischem, das heißt mit Sauerstoff aufbereitetem, Blut versorgt werden kann und als Folge von der Sauerstoffversorgung abgeschnitten wird.

Weil unsere Organe, wie Sie bereits wissen, dringend von Sauerstoff als Grundlage für jegliche Energiegewinnung abhängig sind, sterben die »infarzierten« Zellen ab*. Je nachdem, welches Organ betroffen ist, dauert der Vorgang aber glücklicherweise eine Weile, und die Organe sind nicht sofort tot. In dieser Zeit schalten die Zel-

* *Infarzierte Gewebe sind diejenigen, die nicht mehr mit Sauerstoff und Nährstoffen geflutet werden können.*

len auf einen Notfallmodus um. Man spricht hier von der Ischämietoleranz. Beim Herzen beträgt die beispielsweise maximal 90 – 120 Minuten. Ist diese Zeit verstrichen, ohne dass der Infarkt behandelt wurde, droht der unumkehrbare Zelltod. Das Hirn als sensibelstes Organ hält diesen Zustand nur kurz (meist 3 – 5 Minuten) aus. Die Extremitäten können bis zu 6 Stunden ohne Sauerstoff überleben. Die Toleranz des Darmes liegt irgendwo dazwischen.

Wie gesagt, der Mechanismus des Infarktes ist immer der gleiche – nur die Gründe sind verschieden. Beim Darm kommen prinzipiell zwei Erkrankungen als Ursache des Infarktes infrage*: die Arteriosklerose und das Vorhofflimmern.

Beginnen wir bei letzterem. Das Vorhofflimmern haben wir im Kapitel über das Herz schon kennengelernt. Zur Wiederholung möchte ich die Erkrankung aber noch mal in aller Kürze erläutern: Beim Vorhofflimmern funktioniert der normale Taktgeber des Herzens nicht mehr richtig. Die Folge: Das Blut wird in unregelmäßigen Abständen durch den Körper gepumpt. Zwar erreichen auch Patienten mit Vorhofflimmern in der Regel eine normale Herzfrequenz, jedoch ist der Puls nicht gleichmäßig. Es fühlt sich eher an, als holpere und stocke er ständig. Aus diesem Grund fließt auch das Blut nicht in normaler Regelmäßigkeit, sondern ist diesem Holpern und Stocken unterworfen. Deshalb besteht die Gefahr, dass sich im Herzen kleinere Blutklümpchen bilden, die dann in andere Organe gespült werden und dort Gefäße verstopfen können. Ein Infarkt droht. Neben den Arterien des Gehirns werden diese Blutklumpen, man nennt sie Thromben, häufig in die des Darms geschoben, schneiden Teile des Organs von der Blutversorgung ab und verursachen so einen Darminfarkt.

Die zweite häufige Ursache der Erkrankung ist die Arteriosklerose. Das Ganze läuft dann ähnlich ab wie beim Herzinfarkt,

* *Natürlich gibt es auch Ausnahmen, abgespacete Krankheiten à la* Dr. House *gibt es immer – sie sind nur eben extrem selten.*

der Aortendissektion und dem Aneurysma.* Bedingt durch sehr viele unterschiedliche Faktoren wie Rauchen, falsche Ernährung, Bluthochdruck oder Diabetes entstehen Verkalkungen in den Wänden der Arterien. Diese Verkalkungen können einreißen, was zu einer Aktivierung der Blutgerinnung führt. Mitten im Gefäß bildet sich ein Blutgerinnsel (eine Art Grind) und kann dieses, wenn das Gerinnsel groß genug oder das Gefäß klein genug ist, komplett verschließen. Die Folge ist dann der Infarkt.

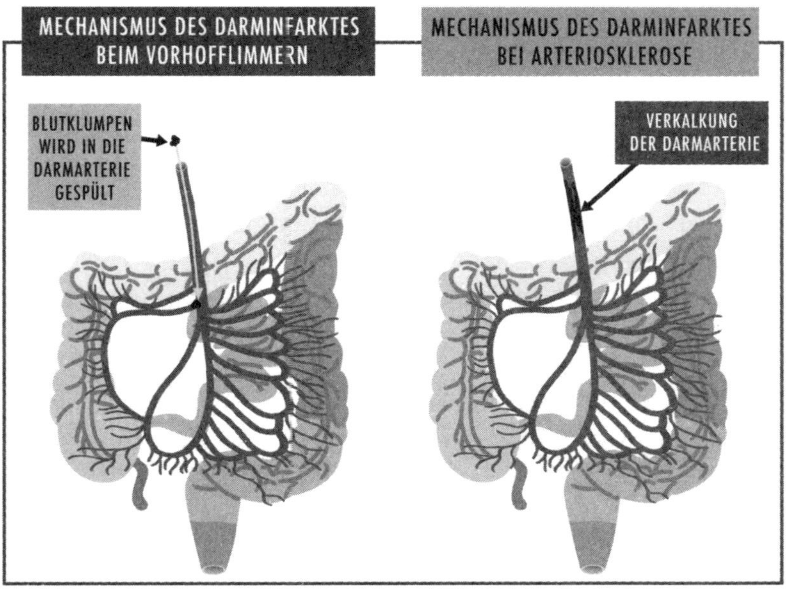

* *Vielleicht ist Ihnen schon aufgefallen, dass die Ursachen für viele Krankheiten, von denen man eigentlich überhaupt nicht annehmen würde, sie stünden in einem logischen Zusammenhang, ziemlich ähnlich sind. Das stimmt tatsächlich. Man spricht hier von einer gemeinsamen Pathophysiologie. So haben nicht nur Herz-, Hirn- oder Darminfarkte einen gemeinsamen Entstehungsmechanismus. Auch Nieren- und Herzprobleme können, wie zum Beispiel bei bestimmten bakteriellen Infektionen, auf einen gemeinsamen Auslöser zurückgeführt werden. Ganz schön spannend, oder?*

So, jetzt kennen Sie die beiden grundsätzlichen Ursachen für Darminfarkte – die anderen, weitaus selteneren sollen uns hier nicht interessieren.

Kommen wir nun zu dem, was der Patient wahrnimmt – zu dessen Symptomen also.

Da kommt es ein bisschen darauf an, welcher der beiden Gründe ursächlich für den Infarkt ist. Leiden die Patienten unter einer Gefäßverkalkung, kommt so ein Darminfarkt in der Regel nicht völlig überraschend. Er kündigt sich durch Symptome an, die an die Beschwerden bei einer koronaren Herzerkrankung erinnern. Die schreitet ja auch mit der Zeit immer weiter fort. Die Engstelle im Gefäß wird größer und größer, und irgendwann kann das Herz seine Arbeit nur noch in Ruhe und ohne körperliche Belastung ordentlich ausführen. Belastet sich der Patient, indem er beispielsweise Treppen steigt oder einer anderen anstrengenden Tätigkeit nachgeht, so empfindet der den Sauerstoffmangel im Herzen als Brustschmerzen.

Ähnlich ist das auch bei der Verkalkung der Darmarterie. Nur hier spürt der Betroffene keine Brust-, sondern eben Bauchschmerzen. Und das auch nicht bei körperlicher Belastung, sondern, Sie werden es vermutlich schon erraten haben, nach dem Essen. Denn die Nahrungsaufnahme und -weiterverarbeitung sind eine Belastung für den Magen-Darm-Trakt. So einfach ist das. Kommt es dann zum kompletten Verschluss der Arterie, so haben die Betroffenen ganz plötzliche irrwitzig starke Bauchschmerzen.

Anders ist das, wenn der unregelmäßige Herzschlag (Vorhofflimmern) die Ursache des Arterienverschlusses ist. Zwar klagen die Patienten auch hier über furchtbares Bauchweh in dem Moment, wenn sich das Gefäß verschließt und die Blutzufuhr zum Darm unterbunden wird. Jedoch gibt es keine Warnsymptome wie etwa Bauchschmerzen nach dem Essen. Eine Verengung der Arterie liegt ja nicht vor, sondern ein plötzlicher Verschluss, weil ein Blutklumpen vom Herzen in den Darm gespült wurde. Ab dem Moment, in dem die ganze Arterie dicht ist, gibt es aber keinen Unterschied mehr, was die Wahrnehmung der Symptome angeht. Die Betroffenen empfinden plötzlich ganz furchtbare Bauchschmerzen.

Das Tückische dabei ist aber, dass die meisten Menschen wegen Bauchschmerzen nicht gleich zum Arzt gehen. Mit der Zeit können dann auch (blutige) Durchfälle dazukommen, was von den Patienten oft erst dann als bedrohlich wahrgenommen wird. Tückisch ist das deshalb, weil ab dem Moment des Gefäßverschlusses oft nur noch sechs Stunden bis zur Katastrophe bleiben. Denn der Darm kann nur maximal dieses Zeitfenster ohne Sauerstoff überstehen (manchmal sind es auch nur vier Stunden).

Was aber noch viel schwerer wiegt und meist der Grund dafür ist, dass viele Betroffene den Darminfarkt nicht überleben, ist, dass die starken Schmerzen nach vier bis sechs Stunden urplötzlich nachlassen – bis sie dann nach ein paar weiteren Stunden wieder von Neuem beginnen. Man nennt das die »stille Phase«. Ich will Ihnen das mal genauer erklären.

Die anfänglichen Schmerzen werden durch das plötzliche Abschneiden des Darms von der Sauerstoffzufuhr ausgelöst. Denn nicht nur die Darmzellen, sondern auch die umgebenden Nervenenden, die für die Impulsvermittlung vom Darm ins Rückenmark und ins Gehirn zuständig sind, sterben als Folge der Unterversorgung mit Sauerstoff ab. Das tut weh. Allerdings nur so lange, bis sie tot sind. Denn dann können die Nerven ihre SOS-Signale nicht mehr ans Gehirn weitergeben*. Der Schmerz lässt nach. An dieser Stelle beginnt das stille Intervall. So weit, so gut.

Was jetzt passiert, ist wenig appetitlich. Die Darmbakterien feiern eine wilde Party in den Eingeweiden des Betroffenen, die ja, zumindest teilweise (je nachdem wo der Arterienverschluss ist), tot sind und sich nicht mehr gegen das übermäßige Wuchern der

---

* *Schmerzen werden durch Nervenzellen, die so gut wie jedes Gewebe (ähnlich den Blutgefäßen) durchziehen, erst ans Rückenmark, später ans Gehirn weitergeleitet. Dort entsteht der Schmerz. Er ist eine Wahrnehmung des Gehirns, mit der es uns vor gefährlichen Einflüssen auf unseren Körper warnen will.*

kleinen Biester wehren können. Binnen weniger Stunden fressen sie sich durch die Darmwand und greifen das Bauchfell an. Stuhl und ein Schleim aus Bakterien und anderem »Schmodder« ergießen sich in die offene Bauchhöhle. Und das tut dann wieder weh. Das stille Intervall ist vorbei.

Da diese Phase des Darminfarktes nicht »nur« mit Bauchschmerzen, sondern auch mit anderen sehr unangenehmen Symptomen einhergeht, bemühen die meisten Patienten spätestens jetzt den Arzt. Sie werden nämlich fiebrig. Weil der Körper den plötzlichen Angriff der Bakterien nicht abwehren kann, sackt der Blutdruck ab. Die Patienten werden dämmrig, schläfrig oder sogar ohnmächtig. Das Atmen fällt plötzlich schwer, weil das Bekämpfen der Infektion so viel Energie verbraucht, dass kaum mehr Sauerstoff für die anderen Organe zur Verfügung steht. Man bezeichnet diesen Zustand als septischen Schock*. Für die Betroffenen ist es in diesem Moment oft schon zu spät, denn große Teile des Darmes können bereits unwiederbringlich vernichtet sein.

Gute Chancen auf Überleben haben die Patienten, wenn die Erkrankung rechtzeitig erkannt wird. Dafür wird zunächst deren Blut untersucht. Neben Entzündungswerten, die erst im Laufe der Zeit ansteigen, spielt hier das sogenannte Laktat eine große Rolle. Das ist die Milchsäure, die als Nebenprodukt des sauerstoffunabhängigen Stoffwechsels auftritt, der dem Organ wegen der fehlenden Blutzufuhr aufgezwungen wird. Ist dieser unspezifische Laborwert erhöht, so zeigt das den Ärzten an, dass irgendwo im Körper ein Sauerstoffproblem vorliegt. Was genau das bedeutet, ist aber leider nicht klar, und so kann der Laborwert wie so oft lediglich als ein Puzzleteil im

---

* *Wir werden später noch genauer auf den Schock als Krankheitsbild zu sprechen kommen. Eines aber bereits jetzt im Voraus: Unter einem Schock verstehen Mediziner nicht das Gleiche wie Nachrichtenreporter. Leider hört und liest man viel zu oft in den Medien, der Beifahrer oder der Unfallverursacher oder sonst wer stünden unter Schock. Das ist medizinisch völlig falsch, denn ein Schock ist etwas ganz anderes. Um es vorsichtig auszudrücken und Ihnen nicht die »Vorfreude« auf das entsprechende Kapitel zu nehmen, sage ich es mal so: Der Schock ist nichts anderes als die Vorstufe zu einem wesentlich ernsteren Zustand, nämlich dem Tod.*

diagnostischen Prozess gewertet werden*. Andere Untersuchungen wie Ultraschall und Röntgen müssen das Bild vervollständigen.

Steht der Verdacht im Raum, so kann aber lediglich eine sogenannte Angiographie – oder im absoluten Notfall auch der Blick in den Bauch des Patienten via Kamera – die Diagnose des Darminfarktes definitiv bestätigen. Hierbei wird eine Computertomographie der Bauchorgane vorgenommen. Ähnlich wie bei der Lungenembolie wird zusätzlich zur normalen Schichtbildaufnahme eine genaue Darstellung der Arterien durchgeführt. Dies gelingt durch die Gabe eines röntgendichten Kontrastmittels. Man sieht dann genau, ob die Versorgung des Darmes mit Nährstoffen, insbesondere natürlich mit Sauerstoff, beeinträchtigt ist – und wo. Ist dem so, muss der Patient sofort in den OP gebracht werden. Nur hier kann man sich ein genaues Bild über das Fortschreiten der Erkrankung und deren Ausmaß machen. Meist wird hierfür die offene Operation genutzt.

Leider können die Ärzte den Darm (und damit das Leben) des Patienten nicht immer retten. Das liegt daran, dass die inneren Organe des Bauchraumes prinzipiell über drei Arterien versorgt werden. Die erste ist für die Durchblutung von Magen, Leber, Gallenblase, Bauchspeicheldrüse und Teilen des Zwölffingerdarms zuständig. Die zweite Arterie versorgt den gesamten Dünndarm sowie ungefähr zwei Drittel (oder eine sehr gute Hälfte) des Dickdarms. Und last but not least wird der Rest des Verdauungstraktes, also das verbleibende Stück Dickdarm, der S- und der Enddarm, über die dritte Arterie versorgt.

---

* *Die meisten Laborwerte sind für sich genommen ziemlich unspezifisch. Die Ärzte müssen sie im Kontext mit vielen anderen Erkenntnissen über den Patienten betrachten: Alter, Beschwerden, Vorerkrankungen, andere Laborwerte und Untersuchungen. Die Fähigkeit, aus all diesen Erkenntnissen über einen Menschen die richtige Diagnose und im Endeffekt die notwendige Therapie abzuleiten, macht einen guten Mediziner aus und ist wahrscheinlich das, was einige als »ärztliche Kunst« bezeichnen, obwohl ich diesen Begriff nicht mag, suggeriert er doch meiner Meinung nach ein unwissenschaftliches Vorgehen. Tatsache ist aber, dass der Diagnosevorgang ein sehr komplexer ist, für den eine Menge Wissen und Erfahrung vonnöten sind. Sonst könnte man das Ganze wohl auch Computern überlassen.*

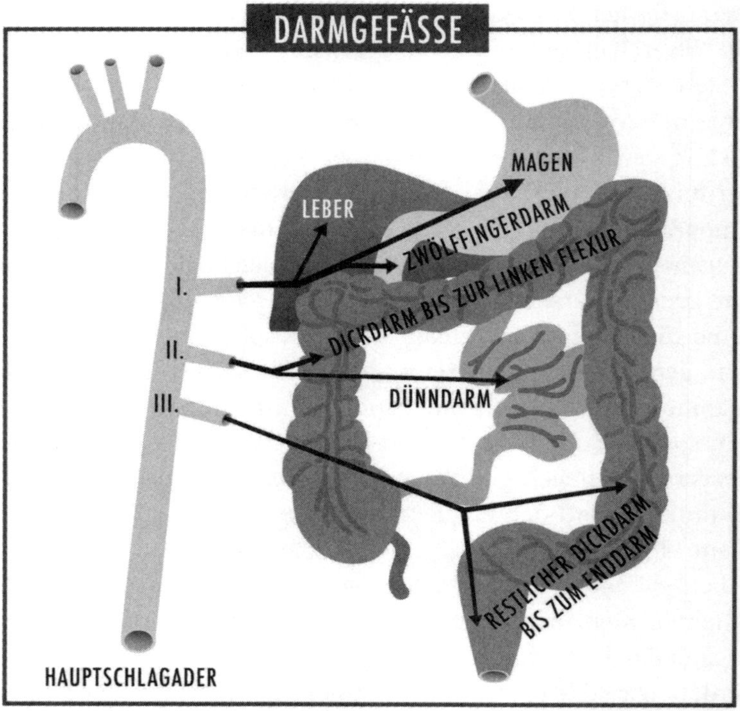

Richtig blöd ist, dass oft die zweite Arterie verstopft. Infolgedessen sterben der gesamte Dünndarm und ein großer Teil des Dickdarms ab. Aber auch bei den Arterien Nummer eins und drei wäre es nicht viel besser. Denn die sind ja für die Durchblutung ebenso wichtiger Organe zuständig, die infolge einer plötzlichen Unterbrechung derselben untergehen würden. Eigentlich hat ein betroffener Patient nur zwei Chancen zu überleben. Entweder er wird früh genug operiert, oder die Gefäßblockade befindet sich in einer etwas kleineren Arterie, also in einem Ast der drei großen. Leider sind die Blutgerinnsel aus dem Herzen aber oft viel zu groß und verstopfen dementsprechend die großen Gefäßabgänge.

In diesem Fall sieht der Chirurg oft nur noch abgestorbenen, das heißt schwarzen und stinkenden, Darm. Er hat keine andere

Wahl, als den Patienten wieder zu schließen und zum Sterben auf die Station zu legen. Nur wenn die Organe noch nicht tot sind, können die Ärzte noch etwas tun. In diesem Fall werden sie entweder die betroffenen Areale (wenn es sich um einen kleineren Infarkt handelt) herausschneiden oder versuchen, den Verursacher des Infarktes dingfest zu machen, die Arterie zu öffnen und einen erneuten Blutfluss zum Darm zu befördern, indem sie den verursachenden Blutklumpen entfernen. Leider gelingt das, wie gesagt, nur, wenn die Diagnose schnell gestellt und die Therapie ohne zu zögern in die Wege geleitet wurde.

Die Gefahr besteht aber wirklich darin, dass Betroffene ihre Bauchschmerzen nicht entsprechend einzuordnen wissen und erst viel zu spät zum Arzt gehen, für den die Diagnose auch nicht ganz einfach zu stellen ist. Außerdem wägt das stille Intervall die Patienten in der trügerischen Sicherheit, die Ursache des Bauchwehs sei behoben und wahrscheinlich nur in verdorbenem Essen zu suchen. Treten die Schmerzen dann erneut auf, ist es meist viel zu spät. Der Darminfarkt ist wirklich eine schwere und oft tödlich endende Erkrankung.

Aber man kann ihm vorbeugen. Schon im Kapitel über das Vorhofflimmern haben wir über die Blutverdünnung mit Medikamenten wie Marcumar® oder Falithrom® gesprochen. Diese werden unter anderem gegeben, um der Verklumpung des Blutes und somit auch Darminfarkten vorzubeugen. Menschen mit einer bekannten Arteriosklerose gibt man hingegen Aspirin® oder ein ähnliches Präparat meist in einer niedrigen Dosierung von 100 mg am Tag. Das soll die Bildung eines Gefäßverschlusses an den verkalkten Arterien verhindern. Aber eine hundertprozentige Sicherheit schafft auch das nicht. Die Medikamente reduzieren die Wahrscheinlichkeit eines Darminfarktes jedoch stark. Aber auch Sie selbst können etwas tun! Achten Sie auf Ihren Lebensstil. Wenig Zucker, ein guter Fetthaushalt, viel Sport und ein kontrollierter Blutdruck sind beste Voraussetzungen, um dem Darminfarkt vorzubeugen – und wie Sie bereits wissen, nicht nur dem.

MILZRISS

Ein Schlag an die richtige Stelle genügt

So ein Schlag in den Bauch kann schon ordentlich schmerzen, beispielsweise nach einer handfesten Kneipenprügelei. In den allermeisten Fällen wird er aber ignoriert, man hat doch wahrlich gerade anderes zu tun. Auch bei Autounfällen, die harmlos scheinen und bei denen der Betroffene durch den Aufprall das Lenkrad in den Bauch bekommen hat, wird kaum einer an eine wirklich gefährliche Verletzung denken. Und dabei kann gerade bei den gerne als Bagatellverletzungen bezeichneten Bauchschlägen ein Organ in Mitleidenschaft gezogen werden, von dessen Existenz viele überhaupt nichts ahnen: die Milz.

Selbst wenn der ein oder andere Leser sicher schon mal irgendetwas von Milzverletzungen gehört hat, wissen wohl die wenigsten, wofür das Organ eigentlich da ist – und wieso es so unglaublich anfällig für Schläge aller Art zu sein scheint. Die Milz »wohnt« im linken Oberbauch und versteckt sich dort fast vollständig hinter den Rippen. Von außen ist sie nicht zu ertasten, es sei denn, der Untersuchte leidet an einer (schweren) Erkrankung wie Leukämie*. Das ist auch gut so, denn der Rippenkäfig schützt das sensible Organ. Die Milz hat nämlich einige wichtige Aufgaben.

Beispielsweise spielt sie eine übergeordnete Rolle bei der Abwehr des Körpers gegen Eindringlinge. Man kann die Milz als Schule der Abwehrzellen betrachten. Die weißen Blutkörperchen, die zu den Hauptbestandteilen des Immunsystems gehören, gehen hier in die Lehre. Und das funktioniert folgendermaßen: Die Milz besteht aus einem sehr dichten Gewebsgeflecht. Alte Blutzellen, aber

---

* *Auch andere, weniger furchtbare Krankheiten können eine Milzvergrößerung auslösen. Trotzdem sollte eine solche unbedingt abgeklärt werden, weil sich dahinter oft auch unschöne Dinge verstecken.*

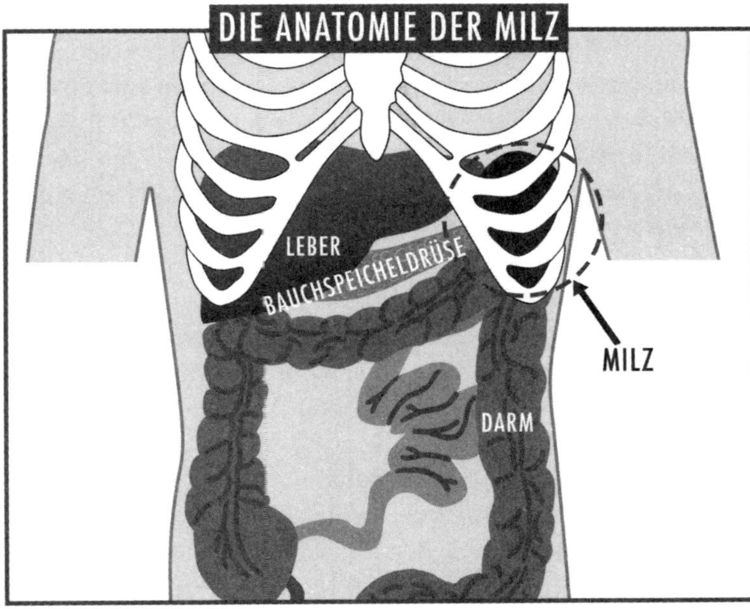

auch Fremdkörper wie Viren, die durch die Abwehrmechanismen im Blut bereits angegriffen sind, bleiben im Mark der Milz hängen und werden von ansässigen Abwehrzellen, den sogenannten Monozyten, auseinandergenommen. Die Eigenschaften* der Eindringlinge werden den »Abwehrzellnovizen« gezeigt, sodass sie »lernen«, welche Art Zellen sie angreifen sollen, wenn sie das gemachte Nest einmal verlassen haben. Das klingt jetzt zwar alles ziemlich putzig, in Wahrheit ist die Arbeitsweise der Milz aber hochkomplex.

Allerdings können wir Menschen auch ohne das kleine Organ leben, denn die Aufgaben der Milz werden auch noch von anderem Gewebe wahrgenommen. Zum Glück, wie Sie noch sehen werden. Weil die kleine Milz so viele Aufgaben zu erledigen hat, die einen immerwährenden Blutfluss zum Organ hin, aber auch von ihm weg

* *Tatsächlich handelt es sich um die Oberflächenstruktur des Fremdkörpers. An dieser werden beispielsweise Viren durch das Immunsystem erkannt.*

fordern, ist eine gute Durchblutung sehr wichtig. Und genau die kann im Notfall zur Gefahr werden. Das wird dann problematisch, wenn mehr oder weniger starke Einflüsse von außen auf den Oberbauch einwirken. Hierbei meine ich aber keineswegs nur Schläge oder Autounfälle. Auch bei Stürzen, Tritten von Pferden oder anderen größeren Tieren oder Sportunfällen ist die Milz ein äußerst anfälliges Organ.

Die Gefahr dabei ist, dass der Betroffene die Verletzung oft überhaupt nicht spürt oder nicht als besorgniserregend wahrnimmt. Denn in der Regel schmerzen Milzverletzungen nicht. Deshalb ist für Ärzte gerade bei einem entsprechend verdächtigen Unfallmechanismus äußerste Vorsicht geboten, damit auch nichts übersehen wird. Im Rahmen von größeren Verletzungsmustern, wie sie beispielsweise bei sogenannten Polytraumata* vorkommen, wird der Patient eigentlich immer in ein Ganzkörper-CT gefahren. Hier werden – wie es der Name schon sagt – Schichtbildaufnahmen des gesamten Körpers, angefangen beim Kopf bis zu den Extremitäten, angefertigt, um sich einen Überblick über das gesamte Ausmaß des Schadens zu verschaffen. In diesem Zusammenhang fällt eine Milzverletzung selbstverständlich auf, weil ja hier großflächig nach allen Arten von inneren Folgen des Unfalls geforscht wird.

Gefährlicher zu übersehen sind Milzrisse bei Menschen, deren Unfälle augenscheinlich nicht so schwer waren und die manchmal als Bagatelle wahrgenommen werden. Aber eben weil die Milz so sensibel ist und im Falle einer Verletzung nicht immer schmerzt, besteht hier die Gefahr, etwas Grundlegendes zu übersehen. Und dabei kann eine Ultraschalluntersuchung schon Gewissheit bringen. Denn hier können Ärzte erkennen, ob sich um die Milz eine dunkle Sichel gebildet hat, was für einen Einriss und folglich für eine Blutung in die Bauchhöhle spricht.

* *Das sind schwere und schwerste Verletzungen mehrerer Körperregionen oder Organe, wie sie bei schlimmen Autounfällen oder Stürzen aus großer Höhe vorkommen.*

Aber selbst wenn im ersten Ultraschall alles in Ordnung scheint – man sollte immer nach ein paar Stunden noch mal untersuchen. Denn manchmal blutet die Milz erst nach einer gewissen Latenzzeit in den Bauch ein. Das liegt daran, dass das Organ von einer sehr straffen Kapsel umgeben ist. Stellen Sie sich vor, der Schlag in die Magengrube war zwar nicht stark genug, diese Kapsel zu sprengen, wohl aber die kleinen Gefäße im Inneren der Milz zum Platzen zu bringen. Infolgedessen sickert das Blut erst einmal vor sich hin – und das so lange, bis sich die Blutung durch den aufgebauten Druck entweder selbst zum Stillstand oder die Milzkapsel zum Platzen bringt.

Das kann dann ziemlich schnell sehr dramatisch werden, weil sich mit einem Mal plötzlich mehrere Liter Blut in die Bauchhöhle ergießen – und die fehlen dann natürlich im Körper. Im schlimmsten Fall entwickelt sich ein sogenannter Schock, also ein Ungleichgewicht zwischen den Bedürfnissen der Organe nach Nährstoffen und der Fähigkeit des Körpers, diese zu liefern (schauen Sie mal ein paar Seiten weiter, da gibt es, wie bereits angekündigt, ein Extrakapitel zu diesem Thema). Eine Milzverletzung, die noch gar nicht als solche erkannt wurde, kann also sehr schnell auch mal sehr tödlich werden. Deshalb müssen Patienten, bei denen sich die Ärzte nicht sicher sind, ob nicht doch irgendetwas kaputt sein könnte, über einen Zeitraum von mindestens 12, meistens aber 24 Stunden überwacht werden.

Und was, wenn die Milz tatsächlich verletzt wurde und blutet? Dann hilft im Grunde nur die Operation. Heute ist deren Ziel, die Milz zu erhalten und das Organ nur dann zu entfernen, wenn es gar nicht anders möglich ist. Früher ging man da viel liberaler vor, war man sich der Bedeutung des Organs und der Konsequenzen seines Fehlens bei Weitem noch nicht so bewusst wie heute. Denn nur weil man ohne ein Organ leben kann, bedeutet das noch lange nicht, dass dieser Zustand in irgendeiner Art und Weise erstrebenswert ist.

Nachdem die Diagnose steht, wird der Patient zügig in den Operationssaal gefahren und in Narkose versetzt. Dann schneidet der Chirurg den Bauch auf. Manchmal findet auch hier die Schlüssellochmethode Anwendung, meist jedoch wird in einem solchen Notfall offen operiert. Auf diese Weise kann man schnell und ohne Probleme jede Art von »unangenehmer Überraschung« behandeln – auch wenn sich entweder herausstellt, dass der Schaden größer ist als gedacht, oder im schlimmsten Fall auch andere Organe betroffen sind.

Nach dem Einschnitt wird die Bauchdecke zur Seite geklappt und der Bauchraum inspiziert. Im Regelfall versuchen die Ärzte, die Milz dann so gut es geht zu reparieren. Und das, wie gesagt, ohne das Organ ganz zu entfernen. So hat uns die moderne Medizin beispielsweise bestimmte Biokleber beschert, mit denen auch größere Risse ganz gut zu versorgen sind. Ist die Blutung aber unstillbar, dann hilft alles nichts – die Milz muss raus. Denn wie gesagt: besser ohne Milz leben als gar nicht.

Und auch das ist meist kein größerer Akt. Wie bei jeder chirurgischen Intervention kann es natürlich auch bei der sogenannten Splenektomie (Fachwort für Milzentfernung) zu Komplikationen kommen, welche sich aber meistens im Rahmen halten. Wichtig ist jedoch, dass man nach der Operation anfälliger für bestimmte Arten von Infektionen ist. Das hat für die Betroffenen zwei grundlegende Konsequenzen. Zum einen müssen sie jedes zukünftige Fieber sehr kritisch beobachten und viel früher mit der Antibiotikatherapie beginnen, als das bei Patienten mit Milz notwendig wäre. Zum anderen werden bestimmte Impfungen empfohlen, um die entsprechenden Infektionserkrankungen gar nicht erst auftreten zu lassen*.

Alles in allem kann so ein kleiner Schlag in den Bauch eine verheerende Wirkung haben. Also – immer schön vorsichtig sein!

---

* *Nach aktuellem Wissensstand werden die Impfungen gegen Meningokokken, Haemophilus influenzae und Streptococcus pneumoniae empfohlen. Außerdem sollten die Patienten jährlich gegen Grippe geimpft werden.*

CHRONISCH ENTZÜNDLICHE DARMERKRANKUNGEN

Wenn der Darm sich gegen den Körper wendet

In den letzten Jahren sind Krankheiten mit Namen wie Morbus Crohn oder Colitis ulcerosa wesentlich stärker in den Fokus vieler Menschen gelangt. Besonders seit dem Geständnis eines deutschen Prominenten im Januar 2016, er leide unter besagter Colitis ulcerosa, fragen sich Millionen *Dschungelcamp*-Zuschauer: Was zum Geier ist das?

Ich werde versuchen, Ihnen diese Frage zu beantworten. Sowohl beim Morbus* Crohn als auch bei der Colitis ulcerosa** handelt es sich um sogenannte chronisch entzündliche Darmerkrankungen. Chronisch heißt so viel wie fortwährend, was also bedeutet, dass die Betroffenen unter einer fortwährenden Entzündung im Darm leiden. Sie können sich vielleicht vorstellen, wie unangenehm das ist, wenn Sie sich irgendwann in Ihrem Leben mal einen einfachen Magen-Darm-Infekt eingefangen haben. Und obwohl es sich streng genommen um zwei unterschiedliche Krankheiten handelt, habe ich mich entschieden, beide in ein Kapitel zu packen, da der Crohn und die Colitis ulcerosa einfach untrennbar zusammengehören.

Was aber passiert nun im Darm? Erinnern Sie sich noch an die Tuberkulose? Da war es so, dass der Körper mit den Eindringlingen, also den Tuberkulosebakterien, nicht so richtig fertig wird. Um ihnen trotzdem Einhalt zu gebieten, baut das Immunsystem richtige Käfige um die Biester. Getreu dem Motto: Was man nicht töten kann, muss man zumindest einsperren. Diese Bakteriengefängnisse nennt man, wie Sie wissen, Granulome. Die Bildung

* *Morbus bedeutet übersetzt »Krankheit«. Morbus Crohn heißt also Crohn-Krankheit.*

** *Das wiederum heißt soviel wie »geschwürbildende Dickdarmentzündung«. Wobei die Übersetzung sicher hakt, weil sie den Kern der Erkrankung nicht sonderlich gut trifft.*

dieser Einschlüsse ist einer von vielen Mechanismen, mit denen unser Immunsystem sich gegen fremde Erreger wehren kann. Aber nicht nur gegen die. Granulome entstehen auch im Rahmen von Autoimmunerkrankungen, also Krankheiten, in denen der Körper sich gegen die eigenen Zellen wehrt, weil er verlernt (oder nie gelernt) hat, diese als körpereigene »Freunde« zu erkennen. Das Immunsystem braucht in diesem Fall praktisch eine Brille.

Auch bei den beiden entzündlichen Darmerkrankungen leitet die körpereigene Abwehr eine krankhafte Reaktion gegen die eigene Schleimhaut ein, zu der mitunter auch die Entstehung besagter Granulome gehört. Aber nicht nur die stören die normale Funktion der Gedärme. Das ganze menschliche Abwehrsystem ist auf den Darm fokussiert und versucht, dort etwas zu bekämpfen, was es gar nicht bekämpfen soll. Warum es das tut, dazu gibt es nur Theorien und leider keine fertigen Antworten.

Der Umstand, dass die beiden Krankheiten eine deutliche familiäre Häufung zeigen, dass also Kinder von Betroffenen eine viel höhere Wahrscheinlichkeit haben, ebenfalls daran zu erkranken, deutet auf eine gewisse genetische Komponente hin. Die allein kann aber nicht schuld sein, weil es ja auch Patienten gibt, in deren Familien keine Fälle chronisch entzündlicher Darmerkrankungen bekannt sind. Am wahrscheinlichsten ist, dass die Darmschleimhaut aus irgendeinem Grund nicht richtig aufgebaut werden kann, was die hier ansässigen Bakterien natürlich skrupellos ausnutzen. Dieses Ungleichgewicht zwischen Darmschleimhaut und Darmflora könnte eine der Komponenten in der Entstehung der chronisch entzündlichen Darmkrankheiten sein. Aber wer weiß, was noch alles. Kurzum – wir können es nicht genau sagen. Allerdings wissen wir ein paar andere wichtige Dinge über die beiden üblen Krankheiten, die übrigens gar nicht so selten sind.

Beginnen wir doch einfach beim Morbus Crohn. Wenn wir dann die Colitis ulcerosa betrachten, werden Sie sehen, dass es erstaunliche Gemeinsamkeiten gibt. Da ist schon die Frage erlaubt, wieso jetzt der eine Patient diese und der andere die andere Krankheit bekommt. Die Thematik der chronisch entzündlichen Darmerkrankungen ist wirklich spannend.

Morbus Crohn

Beim Morbus Crohn handelt es sich um eine entzündliche Erkrankung, bei der der gesamte Magen-Darm-Trakt vom Mund bis zum Anus betroffen sein kann. Überall da, wo es Darmschleimhaut gibt, kann die sich auch entzünden. Im Gegensatz zur Colitis ulcerosa ist aber beim Crohn nicht nur die Darmschleimhaut betroffen, die Entzündung durchdringt alle Darmschichten bis ganz nach außen. Glücklicherweise ist aber nicht immer jedes Stückchen Darm befallen, sondern immer nur Teile, ähnlich einem Flickenteppich. Am häufigsten aber ist der Übergang vom Dünn- in den Dickdarm erkrankt.

Warum das so ist – Sie werden es ahnen –, weiß man nicht, die Gelehrten tappen im Dunkeln. Manchmal haben die Patienten über Jahre hinweg ihre Ruhe, um dann völlig unvermittelt erneut mit der Krankheit konfrontiert zu werden. Üblicherweise befällt der Crohn die Betroffenen irgendwann zwischen dem 15. und 35. Lebensjahr völlig unvermittelt. Los geht das Ganze oft mit häufigen Durchfällen, denen, anders als bei der Colitis ulcerosa, normalerweise kein Blut beigemengt ist. Außerdem müssen Patienten krampfartige Schmerzen im Unterbauch ertragen, haben oft Fieber und verlieren Gewicht. So viel zu den Symptomen an sich.

Das wirklich Gefährliche am Morbus Crohn sind aber dessen Komplikationen. Denn durch die andauernde Entzündung kommt der Darm kaum zur Ruhe. Und weil entzündetes Gewebe den eigentlichen Aufgaben nicht mehr nachgehen kann, wird die effektive Nährstoffaufnahme nach und nach zum Problem. Die Patienten klagen über Mangelerscheinungen und leiden an den Folgen von Vitamin-, Folsäure- und oft auch Eisenunterversorgung.

Als wenn das nicht genug wäre, kommt es beim Morbus Crohn auch noch besonders häufig zur sogenannten Fistelbildung. Als

Fistel bezeichnet man eine unnatürliche Verbindung zwischen zwei Geweben, die nicht zusammengehören. Bedingt durch die andauernde Entzündung verkleben Darmschlingen miteinander und schaffen neue Verbindungen – entweder zwischen Darmschlinge und Darmschlinge, im schlimmsten Fall aber auch zwischen Darm und Haut oder Darm und Blase, was natürlich bedeutet, dass sich Stuhl entweder nach außen oder in die Blase entleert. Man kann sich kaum vorstellen, was Betroffene erleiden müssen. Blasen- und Hautinfektionen sind einige der lediglich körperlichen Folgen. Durch den kontinuierlichen Wechsel von Entzündung und Heilung entstehen Narben, die den Darm im

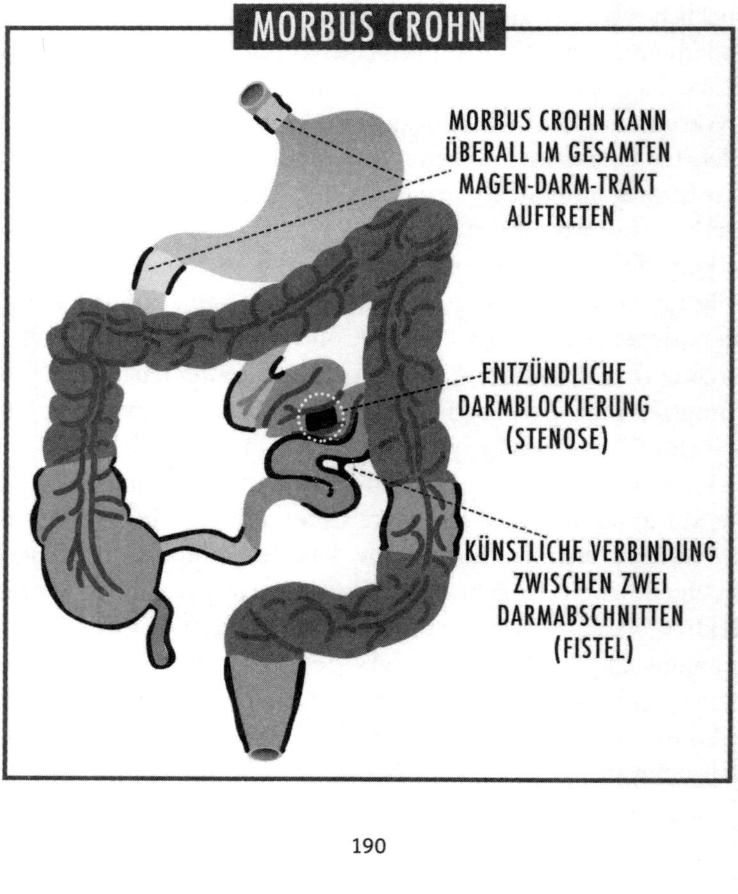

schlimmsten Fall auch verschließen können. Und als ob auch das nicht schon schlimm genug wäre, ist auch das Risiko, an Darmkrebs zu erkranken, leicht erhöht. Sie werden gleich noch sehen, dass es bei der Colitis ulcerosa noch viel stärker erhöht ist, aber trotzdem – Krebs ist Krebs.

Wenn Sie jetzt den Eindruck haben, dass Morbus Crohn eine richtig üble Krankheit ist, dann zu Recht. Hinzu kommt, dass sie sich auch in anderen Organen zeigen kann. So leiden Betroffene von Zeit zu Zeit auch unter Entzündungen der Gelenke, der Augen sowie anderer Gewebe, auch Hautgeschwüre kommen vor. Aber genau das haben solche Krankheiten, in denen sich der Körper gegen sich selbst wendet, an sich. Sie treten oft verteilt auf – mit Präferenz an einigen bestimmten Stellen, in diesem Fall im Darm.

Glücklicherweise verläuft die Erkrankung nicht überall gleich schlimm und auch nicht immer in ihrer vollen Intensität. Ich habe aber durchaus Patienten kennengelernt, die der Crohn bis in Gewichtsregionen gezwungen hat, die kaum noch tolerierbar waren, und die dann durch die oben besprochenen Komplikationen letzten Endes gestorben sind.

Wie aber kann ein Arzt nun zwischen einer normalen und völlig harmlosen Durchfallerkrankung und dem gefährlichen, das Leben verändernden Crohn unterscheiden?

Das geht eigentlich nur, indem er eine Darmspiegelung durchführt. Sieht der Mediziner in der Untersuchung suspekte Areale, also Schleimhautstückchen, die entzündet aussehen, wird eine Probe entnommen, die dann unter dem Mikroskop untersucht wird. Nur so kann die Krankheit zweifelsfrei identifiziert werden. Das Ganze ist aber mitunter gar nicht so einfach, da ja immer der gesamte Magen-Darm-Trakt betroffen sein kann. Leider ist es aber nicht möglich, überall mit einer Spiegelung hinzukommen, schließlich ist der Darm mehrere Meter lang.

Um trotzdem einen Einblick in das Organ zu bekommen, wird eine Untersuchung mit dem Namen MR-Sellink durchgeführt. Darunter versteht man eine MRT, also eine Magnetresonanzuntersuchung*, für die der Patient ein bestimmtes Kontrastmittel trinken muss. Diese Flüssigkeit breitet sich im gesamten Darm aus und zeigt den Ärzten ein spezielles Verteilungsmuster, aus dem auf das Vorhandensein einer Crohn-Krankheit geschlossen werden kann. Außerdem müssen bei Betroffenen unbedingt regelmäßig Blutuntersuchungen durchgeführt werden, schließlich sind ja Mangelerscheinungen verschiedenster Art eine Komplikation der Krankheit. Die müssen durch die Ärzte identifiziert und gegebenenfalls therapiert werden.

Wo wir gerade dabei sind – eine Therapie braucht der Crohn natürlich auch. Schließlich sind Betroffene einem starken Leidensdruck ausgesetzt und sollten daher unbedingt entsprechend behandelt werden. Allerdings ist das nicht ganz unkompliziert. Es gibt Ärzte, die sich in ihrem ganzen Berufsleben hauptsächlich um die Behandlung chronisch entzündlicher Darmkrankheiten kümmern, weil deren Therapie so speziell ist und sich immer wieder ändert, sobald neue Forschungsergebnisse dazukommen.

Prinzipiell kann man aber schon mal feststellen, dass eine OP die Krankheit – anders als bei der Colitis ulcerosa – nicht heilen kann, sondern darauf nur im Falle von Komplikationen zurückgegriffen wird. Und auch hier wird man sich nur sehr zögerlich und auch nur dann, wenn überhaupt nichts mehr geht, für die Operation entscheiden, weil jedes Stückchen Darm, das fehlt, natürlich nicht mehr für die Aufnahme von Nährstoffen zur Verfügung steht und das Problem verschlimmern kann.

Das Messer wetzen müssen die Chirurgen trotzdem manchmal. Wenn der Crohn zum Beispiel zu Fisteln (das waren die unnatürlichen Verbindungen zwischen zwei Darmschlingen oder dem Darm und der Haut und anderen Organen), Stenosen (Blockierungen

---

* *Eine MRT ist eine Untersuchungsmethode, bei der der Patient in eine lange Röhre gelegt wird, die mit Magneten ausgekleidet ist. Während der Untersuchung drehen sich die Magneten und fangen auf diese Weise bestimmte Signale aus dem Körperinneren auf, welches sie dann nach bestimmten Kriterien sichtbar machen können.*

durch überwucherndes Entzündungsgewebe), Durchbrüchen oder Abszessen (riesige Eiterpickel) geführt hat, muss der Chirurg ran, um das Leben des Patienten zu retten.

Ansonsten werden die Ärzte aber versuchen, die Problematik des Morbus Crohn durch eine medikamentöse Therapie in den Griff zu bekommen. Heilen lässt sich die Krankheit nämlich nicht. Hier kommen vor allem Mittel zum Einsatz, die das Immunsystem herunterfahren, damit das den Darm nicht mehr attackieren kann. Die können entweder als Schaum geschluckt werden, um direkt am Ort des Geschehens zu wirken, oder aber als Tablette ihre Wirkung entfalten. Die Gefahr bei der Therapie mit bestimmten immunsuppressiven Medikamenten* ist natürlich, dass die Abwehrmechanismen des Körpers gehemmt werden. Im Falle einer Autoimmunerkrankung ist das Fluch und Segen zugleich. Im schlimmsten Fall kann es beispielsweise zu einer endogenen Tuberkuloseinfektion kommen. Vielleicht erinnern Sie sich noch an das Tb-Kapitel. Die Erkrankung kann manchmal jahrelang in den Bakteriengefängnissen (Granulome) ruhen, bis sie irgendwann durch bestimmte Mechanismen aufwacht und der Körper sich selbst infiziert. Die Therapie des Crohn kann ein solcher Mechanismus sein**.

Alles in allem ist der Verlauf des Morbus Crohn leider nicht immer vorauszusehen. Patienten haben unter einer sehr gering dosierten Dauermedikation zum Teil über Jahre hinweg Ruhe, bis die Erkrankung unerwartet wieder aufflammt. Manche Fälle sind so intensiv, dass die Betroffenen schon in den Dreißigern unter schweren Mangelerscheinungen leiden.

Einen kleinen Vorteil haben Erkrankte aber gegenüber denen mit Colitis ulcerosa – die Wahrscheinlichkeit, dass auf dem Boden

---

* *Das sind Arzneimittel, die das Immunsystem unterdrücken.*

** *Die sogenannte Reaktivierung einer ruhenden Tuberkulose wird bei der Therapie mit den sogenannten TNF-Alpha-Blockern beschrieben. Das Medikament reduziert die Aktivität des Entzündungsfaktors TNF und bekämpft so die Symptome des Morbus Crohn – allerdings auch die Effektivität des Immunsystems in Bezug auf seine normalen Aufgaben.*

des Crohn Krebs entsteht, ist deutlich geringer. Allerdings kann man Colitis ulcerosa heilen, wie Sie gleich sehen werden.

Colitis ulcerosa

Obwohl es sich ebenfalls um eine chronisch entzündliche Darmerkrankung handelt, unterscheidet sich die Colitis ulcerosa in einigen wichtigen Punkten vom Morbus Crohn.

Denn während der sich im gesamten Magen-Darm-Trakt ausbreiten kann und dort wie ein Flickenteppich verteilt die gesamte Dicke der Darmwand befällt, beschränkt sich die Colitis ulcerosa auf den Dickdarm und attackiert hier auch »nur« die Schleimhaut*.

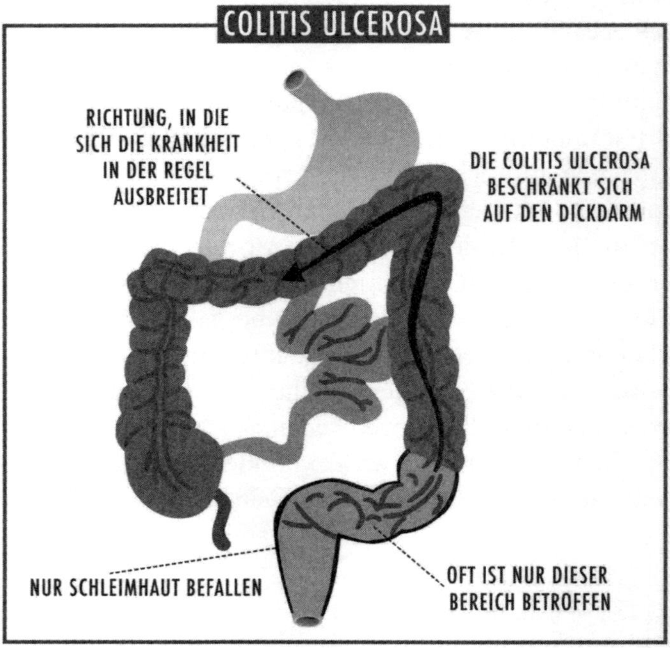

* *Formal befällt die Colitis ulcerosa die sogenannte Mukosa (die Schleimhaut) sowie die Submukosa (ein dünnes Häutchen, auf dem die Schleimhaut aufliegt).*

Oft ist die Erkrankung auf den Enddarm (manchmal auch unter Einbeziehung des S-Darms) begrenzt. Prinzipiell kann jedoch der gesamte Dickdarm betroffen sein. Aber hier ist auch Schluss. Der Dünndarm bleibt zum Glück außen vor.

Auch bei der Colitis ulcerosa greift das körpereigene Immunsystem den Darm an, was zu sogenannten Ulzerationen, also kontaktempfindlichen Geschwüre führt, die zum Teil mit Eiter gefüllt sind. Im Verlauf der Erkrankung geht irgendwann die komplette Faltung der Darmoberfläche verloren, was deren Funktionalität natürlich enorm beeinträchtigt.

Meist beginnt die Krankheit ungefähr zwischen dem 25. und dem 35. Lebensjahr mit – und das ist ein ganz wesentlicher Unterschied zum Morbus Crohn – zum Teil sehr starken und vor allen Dingen blutigen Durchfällen. Der Grund dafür ist leicht zu verstehen, wenn man bedenkt, dass es die Aufgabe des Dickdarms ist, Wasser zurückzugewinnen. Ist dessen Oberfläche so schwer verletzt, wie das bei der Colitis ulcerosa zu beobachten ist, dann verliert der Organismus viel zu viel Flüssigkeit. Wegen der Schwere der Entzündung ist dem zusätzlich Blut beigemengt. Betroffene müssen wirklich ständig aufs Klo. Zum Teil 15 bis 20 Mal pro Tag. Die Einschränkungen in der Lebensqualität sind kaum nachzuempfinden, finden Sie nicht auch? Und als ob das nicht genug wäre, werden die Patienten auch noch von furchtbaren, krampfartigen Schmerzen gequält, jedes Mal kurz bevor sie aufs Klo gehen*. Außerdem kann es auch bei der Colitis ulcerosa, ähnlich wie beim Crohn, zu Manifestationen außerhalb des Darms kommen. Auch hier sind Augenentzündungen, Hautstörungen und Gelenkschmerzen nicht selten.

Einen wesentlichen Unterschied zwischen den beiden Krankheiten bilden aber deren Komplikationen. Wissen Sie noch? Beim Crohn müssen Betroffene damit rechnen, dass sich unnatürliche Verbindungen zwischen dem Darm und anderen Organen, ja so-

* *Man nennt diese Schmerzen Tenesmen.*

gar der Außenwelt, bilden, dass Darmschlingen verkleben oder die Darmkontinuität komplett blockiert wird.

Das ist bei der Colitis ulcerosa zwar anders, jedoch keinesfalls besser. Im schlimmsten Fall erwarten die Betroffenen nämlich hier massive Blutungen, die bis zum Verbluten führen können. Die Darmkrebswahrscheinlichkeit ist stark erhöht, und als ob das nicht genug wäre, kann sich eine Gemeinheit mit dem komischen Namen »toxisches Megakolon« entwickeln. In diesem Fall erweitern sich Teile des Dickdarms ganz plötzlich und in sehr kurzer Zeit so stark, dass das Organ akut zu platzen droht. Warum das so ist, kann wieder einmal niemand mit Sicherheit sagen. Den Betroffenen wird das allerdings überhaupt nicht interessieren, denn der stirbt binnen Stunden, wenn der Schaden nicht durch einen fähigen Chirurgen behoben wird.

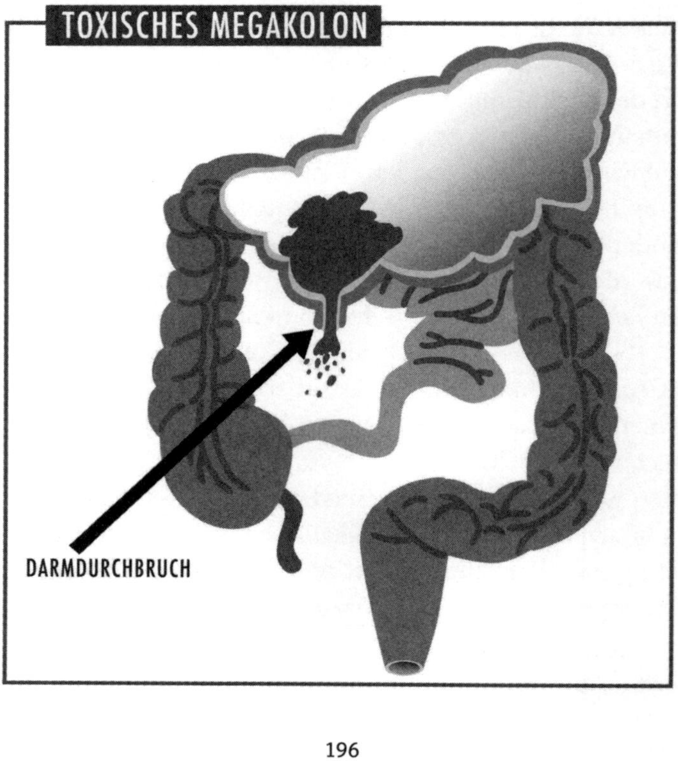

Sie sehen also: Die Colitis ist eine ebenso fiese Erkrankung wie der Morbus Crohn. Das einzig Gute ist, dass man sie im Gegensatz zum Crohn vollständig heilen kann, wenn sie erst einmal diagnostiziert wurde. Letzteres funktioniert ganz ähnlich wie beim Crohn mit einer Darmspiegelung. Weil die Colitis ulcerosa lediglich den Dickdarm betrifft, bedarf es auch keiner weiteren Untersuchungen wie beim Crohn. Der Darm wird durch den Gastroenterologen inspiziert, und Biopsien werden genommen, die dann dem Pathologen zur Begutachtung vorgelegt werden. Das ist alles.

Und dann müssen sich Arzt und Patient Gedanken über die Therapie der Erkrankung machen. Denn auf der einen Seite ist die Colitis ulcerosa in dem Moment geheilt, in dem der Chirurg den gesamten Dickdarm mitsamt der Analschleimhaut herausschneidet. Auch das Risiko, Darmkrebs zu bekommen, ist dann gebannt. Auf der anderen Seite lebt es sich ohne Dickdarm nicht sonderlich gut. Die Patienten bekommen einen künstlichen Enddarm aus zwei Dünndarmschlingen »gebaut«, damit sie nicht inkontinent werden. Und trotzdem haben sie täglich viel öfter Stuhlgang als gesunde Menschen. Der Stuhlgang aus dem Dünndarm ist flüssig und sehr ätzend, weshalb Betroffene übermäßig viel trinken und sich intensiv mit ihrer Analhygiene beschäftigen müssen. Und das lebenslang.

Deshalb versucht man verständlicherweise, die OP so lange wie möglich hinauszuzögern und mit Medikamenten ähnlich wie beim Crohn sowie regelmäßigen Darmspiegelungen auszukommen, um sich ein Bild vom Zustand des Organs machen zu können. Trotzdem müssen die Patienten immer mit der großen Gefahr leben, an Darmkrebs zu erkranken, die wie ein Damoklesschwert über ihnen schwebt. Um hier halbwegs sicher zu sein, wird der Darm kontinuierlich inspiziert. Aber niemand kann versprechen, dass der Krebs nicht genau einen Tag nach der letzten Darmspiegelung, bei der noch alles in Ordnung war, entsteht und beim nächsten Mal schon unheilbar fortgeschritten ist. Zwischen diesen Abwägungen bewegen sich Arzt und Patient bei der Colitis ulcerosa. Furchtbar, oder?

Ich erinnere mich gut an eine Patientin, die die Unsicherheit nicht mehr aushalten konnte und entschied, sich unters Messer zu legen. Es handelte sich um eine junge Mutter, die die Geburt ihres Kindes noch abwarten wollte, um die Erkrankung danach endgültig loszuwerden. Die Konsequenzen in Bezug auf die damit einhergehende Einschränkung der Lebensqualität war sie bereit, auf sich zu nehmen. Hauptsache, die immerwährende Gefahr, Krebs zu bekommen, war gebannt. Während der OP mussten wir feststellen, dass es bereits zu spät war. Es hatte sich ein Tumor gebildet, der die Darmwand durchbrochen und sich in den Bauchraum ausgebreitet hatte. Der jungen Mutter blieben nur Monate.

Gerade diese tragische Geschichte hat mir damals gezeigt, wie wichtig die regelmäßige Kontrolle und die effektive medikamentöse – und wenn nötig auch chirurgische – Therapie bei dieser Krankheit sind.

BLINDDARMENTZÜNDUNG

Der Bauchschmerzklassiker

Haben Sie Ihren Blinddarm noch? Diese Frage gehört wohl zu denen, die ich einem Patienten mit Bauchschmerzen als Allererstes stellen muss. Ist die Antwort Nein, so scheidet eine Blinddarmentzündung als Ursache der Beschwerden meist aus. Ich sage »meist«, weil es tatsächlich eine ganz verrückte Diagnose mit dem schönen Namen »Blinddarmentzündung bei Zustand nach Blinddarmentfernung« gibt. Aber dazu später mehr.

Eigentlich ist der Name Blinddarmentzündung falsch. Sie erinnern sich bestimmt noch daran, dass es sich beim Blinddarm eigentlich um den gesamten ersten Abschnitt des Dickdarms handelt. Wenn nicht, schauen Sie sich einfach noch mal die Abbildung im Einleitungstext des Darmkapitels an – dort sehen Sie, was ich meine. Das, was wir umgangssprachlich als Blinddarm bezeichnen, ist eigentlich nur der Wurmfortsatz, lateinisch: Appendix veriformis. Auf Medizinerdeutsch heißt die Erkrankung folgerichtig auch Appendizitis. Nur die deutsche Übersetzung ist irgendwie fehlerhaft, was vielleicht auch daran liegt, dass Wurmfortsatzentzündung ziemlich dämlich klingt.

Wenn Sie ein begeisterter Konsument von Arztserien sind, dann wird Ihnen nicht entgangen sein, dass eigentlich keine dieser Sendungen ohne eine ordentliche Blinddarmentzündung auskommt – ob *Grey's Anatomy* oder *Emergency Room*, der *Bergdoktor* oder *In aller Freundschaft* – in jedem dieser Krankenhäuser schneit irgendwann mal ein Patient mit Bauchschmerzen rein, die sich am Ende als Blinddarmentzündung entpuppen. Es wird also höchste Zeit, dass wir uns diesem Krankheitsbild mal etwas genauer widmen.

Eigentlich verrät der Name Appendizitis schon relativ viel über die Natur der Sache. Der Appendix ist, wie gesagt, der Wurmfortsatz – und das Suffix -itis beschreibt in der Medizin, dass etwas entzündet ist.

Nur wie kommt es dazu? Warum schleppen wir dieses kleine, augenscheinlich nutzlose* Stück Darm unser Leben lang mit uns rum, nur damit es uns dann irgendwann alle Pläne für den Samstagabend zunichtemacht und uns auf den OP-Tisch zwingt?

Dass sich der Wurmfortsatz entzündet, kann mehrere Gründe haben. Oft findet man überhaupt keinen. Ärzte gehen aber davon aus, dass sogenannte Kotsteine von Zeit zu Zeit der Auslöser sind. Aber auch heruntergeschluckte Kirschkerne können manchmal als Übeltäter identifiziert werden. Bei Kotsteinen handelt es sich übrigens, wie der Name ja mehr als deutlich nahelegt, um besonders festen Kot. Drückt der nun auf den verhältnismäßig kleinen Wurmfortsatz, so werden die Gefäße in der unmittelbaren Nähe zusammengepresst, und die Blutversorgung des Organs wird eingeschränkt – es kommt zur Reizung des Appendix. Organe, die ganz oder zum Teil ohne Sauerstoff auskommen müssen, tendieren dazu anzuschwellen. Das tut unser Wurmfortsatz nun.

In dieser Phase beginnen die Bauchschmerzen, die, so sich der Kotstein nicht weiterbewegt, zunehmend schlimmer werden. Ins Krankenhaus oder zum Hausarzt gehen die Patienten meist erst, wenn aus der Reizung schon eine richtige Entzündung geworden ist. Denn wer rennt schon wegen jeder Kleinigkeit zum Arzt? Die meisten Menschen warten und hoffen, dass die Schmerzen von allein wieder verschwinden. Ist das nicht der Fall, zwingt sie die Situation, dann doch mal beim Doktor vorbeizuschauen. Denn Bauchschmerzen sind in der Regel sehr unangenehm.

Wie schlimm genau die ganze Sache ist, hängt vom Krankheitsstadium ab. Meist verspüren die Patienten einen stechenden Schmerz im rechten Unterbauch, der mal stärker, mal schwächer, aber eigentlich immer irgendwie da ist. Gefährlich wird es, wenn

* *Ob der Wurmfortsatz wirklich so nutzlos ist, weiß man heute nicht. Tatsache ist: Ohne das Organ lässt es sich ganz gut leben. Man nimmt trotzdem an, dass der Appendix zusammen mit dem restlichen Blinddarm zentrale Aufgaben in der Immunologie, also der Abwehrarbeit des Darmes, übernimmt. Was da genau passiert und welche Folgen das Entfernen des sogenannten Bürzels hat, ist nicht ganz klar.*

DIE ENTSTEHUNG DER BLINDDARMENTZÜNDUNG

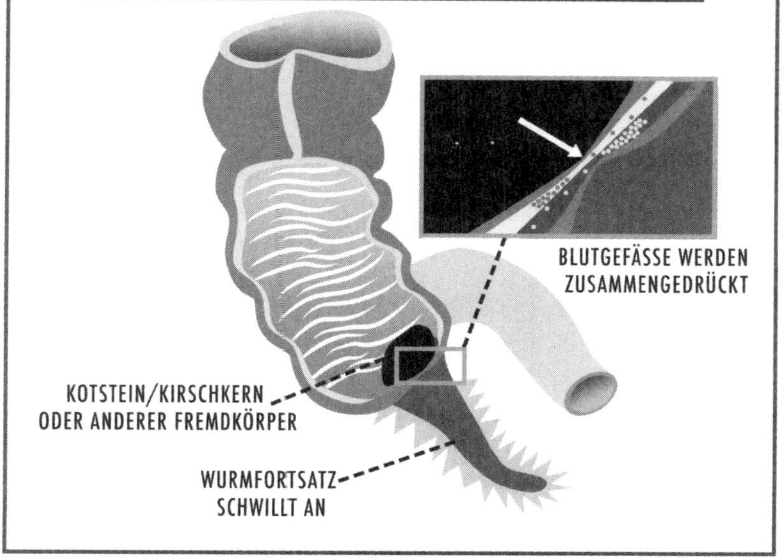

der Schmerz plötzlich wieder verschwindet, denn dann muss man davon ausgehen, dass sich die Infektion so zugespitzt hat, dass der Blinddarm durchgebrochen ist und sich der Darminhalt in die offene Bauchhöhle verteilt. Denn in dem Moment lassen die Schmerzen meist nach. Sie werden erst dann wieder unerträglich schlimm, wenn das Bauchfell seinerseits mit einer Entzündung auf den austretenden Kot reagiert.

Neben dem klassischen Symptom der Bauchschmerzen können Patienten mit Appendizitis auch Fieber bekommen. Ebenso ist Übelkeit ein häufiges Symptom. Obwohl viele Patienten als Folge erbrechen müssen, ist Durchfall ein eher seltenes Anzeichen einer Blinddarmentzündung. Hier würde der Arzt dann eher an einen Magen-Darm-Infekt denken. Diese beiden Dinge nicht zu verwechseln, ist eine Grundkompetenz eines jeden Arztes, denn eine verschleppte Blinddarmentzündung kann tödlich enden, während die meisten Magen-Darm-Grippen von selbst verschwinden. Obwohl man etwas anderes annehmen könnte, ist die Diagnose einer Blinddarmentzündung nicht leicht. Der letztendlich sichere Nachweis kann erst im OP erbracht werden.

Stellen Sie sich also vor, sie sitzen gemütlich auf Arbeit, und plötzlich vermiest Ihnen dieser stechende Schmerz im Unterleib so richtig die Freude am aktuellen Tagewerk. Schon seit gestern fühlen Sie sich ein kleines bisschen komisch. Sie haben keinen richtigen Hunger, und am Morgen war Ihnen sogar kurz schlecht. Eine Schwangerschaft können Sie ausschließen – entweder weil Sie ein Mann sind oder weil es biologisch zurzeit nicht möglich ist. Auf jeden Fall waren die Beschwerden nicht so schlimm, dass Sie nicht auf Arbeit hätten gehen können – was Sie momentan bereuen. Weil es partout nicht besser werden will, entschuldigen Sie sich beim Chef und gehen zum Arzt. Irgendetwas stimmt nicht. Vielleicht haben Sie ja eine Blasenentzündung. Es tut wirklich schrecklich weh.

Weil Mittwochnachmittag ist, hat der Arzt schon zu, weshalb Sie sich entscheiden, gleich in der Notaufnahme vorstellig zu werden. Irgendwer muss jetzt etwas gegen Ihre Schmerzen tun, sonst werden Sie noch verrückt. Nachdem Sie der Aufnahmeschwester vor die Füße gekotzt haben, wird der Ernst der Lage relativ schnell erkannt, und man stellt Sie einem Arzt vor. Der untersucht Sie nun in einer dieser anonymen Notaufnahmekabinen. Während Sie auf dessen Urteil warten, wird Ihnen klar, wie ausgeliefert man sich in so einer Situation fühlt.

Der Arzt führt mehrere Untersuchungen durch. Er befragt Sie, nimmt Blut ab, drückt Ihnen auf dem Bauch herum, fragt, ob es hier wehtut oder dort und was schlimmer schmerzt – »... wenn ich hier drücke oder doch eher hier?« Dann holt er noch ein Ultraschallgerät und schaut sich Ihren Bauchraum an. Außerdem schickt er Sie zum Röntgen. In der Zwischenzeit merken Sie, wie die Schmerzen langsam nachlassen.

»Das liegt am Schmerzmittel«, erklärt die Schwester. Ihnen ist das egal. Hauptsache, es wird besser. Und während Sie sich noch darüber freuen, dass die Qualen langsam ein Ende haben, erklärt

Ihnen der Arzt, dass die Zusammenschau der Befunde ergeben hat, dass Sie aller Wahrscheinlichkeit nach an einer Blinddarmentzündung leiden und noch heute operiert werden müssen.

Na toll!

Trotz der überzeugenden Worte des Arztes zweifeln Sie ein bisschen. Was heißt denn »aller Wahrscheinlichkeit nach«? Sollten die Ärzte nicht genau wissen, was sie tun, bevor Sie die Messer wetzen und Ihnen damit den Bauch aufschneiden? Ich habe es vorhin schon mal gesagt: Die Blinddarmentzündung ist nicht leicht zu diagnostizieren. Auch im Ultraschall sieht man im besten Fall Hinweise für das Vorliegen der Erkrankung, im schlechtesten jedoch gar nichts, weil oft Darmgase den Blinddarm so blöd überlagern, dass er für den Untersucher überhaupt nicht zu sehen ist*. Auch die Blutuntersuchungen können lediglich Hinweise auf eine Appendizitis liefern. Meist sind die sogenannten Entzündungszeichen im Blut erhöht. Das sagt dem Arzt zwar, dass aller Wahrscheinlichkeit nach irgendwo im Körper irgendetwas entzündet ist, was genau es ist, weiß er aber nicht.

Die Ergebnisse aller Maßnahmen, also der Blutuntersuchung, der körperlichen Untersuchung, Ihrer Beschwerden und des Ultraschalls, legen eine Blinddarmentzündung für den Arzt aber nahe. Nun gibt es prinzipiell zwei Möglichkeiten. Entweder der Arzt entscheidet sich, die Diagnose mittels einer Computertomographie zu erhärten. Dabei wird der Patient in einen riesigen Röntgenscanner gelegt, der die inneren Organe Schicht für Schicht gut sichtbar darstellt. Der Nachteil ist aber, dass der Geplagte auf diese Weise eine ordentliche Dosis Strahlung abbekommt. Gerade bei jungen Menschen ist das nicht so ganz unkritisch und bedarf immer einer Risiko-Nutzen-Abwägung. Außerdem müssen für die Untersu-

* *Mit dem Ultraschall ist das so eine Sache. Obwohl die Methode extrem wichtig und bei vielen Erkrankungen als diagnostisches Mittel nicht wegzudenken ist, hat die Untersuchung auch Grenzen. Überall, wo sich Luft befindet, funktioniert der Ultraschall nur sehr eingeschränkt. Das ist beispielsweise einer der Gründe, weshalb man vor einem Bauch-Ultraschall, so er denn nicht notfallmäßig durchgeführt wird, unbedingt nüchtern bleiben muss.*

chung bestimmte Medikamente (Kontrastmittel) verabreicht werden, die zwar die Bildqualität erhöhen, aber die Schilddrüse und die Nieren schädigen können, wie Sie ja bereits wissen. Allerdings gibt es auch eine Alternative zum CT – die Bauchspiegelung. Der Vorteil: Steht die Diagnose, kann der Blinddarm in der gleichen OP entfernt werden.

Die Ärzte bereiten Sie also für die Operation vor. Weil Sie noch recht jung sind, haben die Chirurgen sich gegen eine CT-Untersuchung entschieden, der dann ja aller Wahrscheinlichkeit nach ohnehin eine OP folgen würde. Da kann man auch gleich in den Bauch schauen. Sie bekommen ein Beruhigungsmittel und werden in den OP gefahren.

Vorher erklärt Ihnen der Chirurg den Eingriff und der Narkosearzt den Vorgang der Narkose. Das tun die beiden nicht, weil Sie so erfreut über Ihr Interesse sind, sondern weil sie es müssen. Handelt es sich nicht um einen absoluten Notfall, müssen Ärzte den Patienten vor einer Operation, ja eigentlich vor allen Maßnahmen, die die körperliche Integrität des Patienten beeinträchtigen, über Vor- und Nachteile des Verfahrens aufklären. Tun sie das nicht, können sie sich im schlimmsten Fall sogar strafbar machen. Denn wir leben in einem freien Land, und am Ende entscheidet der Patient, was er will und was nicht. Die Aufgabe des Arztes ist es, den Erkrankten umfassend zu beraten und ihm so eine solide Entscheidungsgrundlage zu liefern.

Sie stimmen dem Eingriff natürlich zu, alles andere wäre reiner Wahnsinn. Denn wenn der Blinddarm platzt und nichts dagegen getan wird, dann war's das meistens. Und Sie wollen noch ein paar Jährchen leben. Also los geht's.

Beim Aufwachen erinnern Sie sich lediglich noch an das Gesicht der hübschen Anästhesistin. Dann an gar nichts mehr. Was ist passiert?

Nachdem die Narkoseärztin Sie in den Schlaf der Gerechten versetzt hat, wurden Sie in den OP geschoben, wo der Chirurg ein kleines Loch direkt unterhalb Ihres Bauchnabels geschnitten und eine kleine Kamera hindurchgeführt hat. Man nennt diese Technik Laparoskopie – oder auch Bauchspiegelung.

Bestätigt sich der Verdacht einer Blinddarmentzündung, kann der Arzt weitere Löcher schneiden, durch die dann Instrumente geführt werden, mit denen er den Blinddarm entfernt. Um genug Platz zum Arbeiten zu schaffen, lässt man Gas in den Bauch einströmen. So hebt sich die Bauchdecke an, und die Chirurgen können sich einen guten Überblick verschaffen.

Die Operation selbst dauert meist nur eine halbe bis eine Stunde. In Einzelfällen muss auch offen operiert werden. Das bedeutet, der Blinddarm wird durch einen kleinen Schnitt im Unterbauch ent-

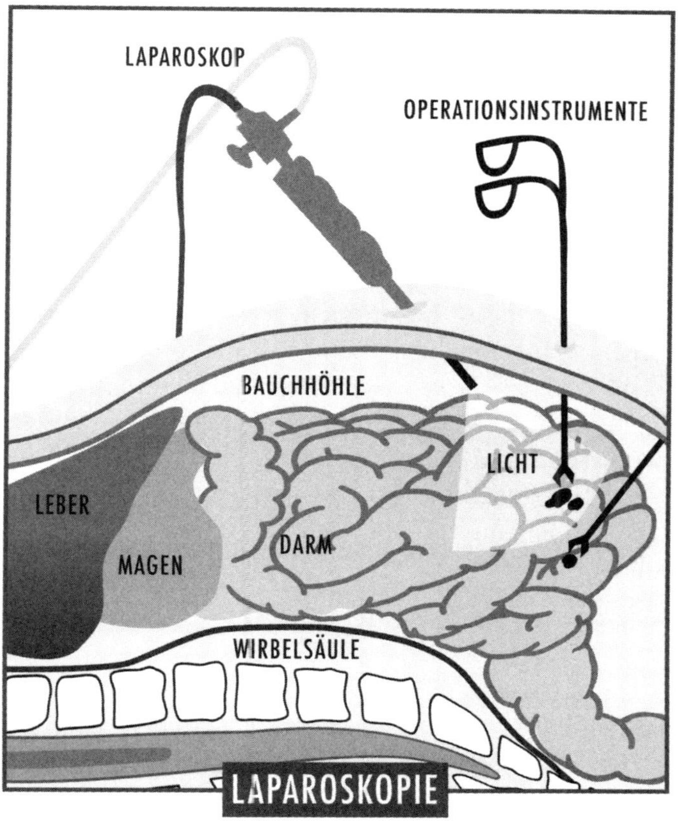

LAPAROSKOPIE

fernt. Das ist aber heute eigentlich eher eine Ausnahme und wird oft bei Patienten durchgeführt, die schon mehrfach voroperiert sind. Hier kann es durch innere Narbenbildung (Sie erinnern sich – man nennt das Verwachsung) sein, dass die Schlüssellochmethode nicht funktioniert.

Der entfernte Blinddarm wird dann in die Pathologie geschickt und unter dem Mikroskop untersucht. Im Einzelfall versteckt sich nämlich im entzündeten Darmabschnitt ein Tumor. Das ist, wie gesagt, ziemlich selten – kommt aber vor. Und um sicherzugehen, wird jeder Blinddarm ordentlich begutachtet.

Wenn alles normal verläuft, werden Sie nach Ihrer OP nur noch ein paar Tage im Krankenhaus bleiben müssen, jedoch keine weiteren Folgen der Erkrankung zu befürchten haben. Denn das Gute ist, dass, auch wenn immer deutlicher wird, dass dem Blinddarm sehr wohl eine Aufgabe im Magen-Darm-Trakt zukommt, diese wohl keinen übergroßen Einfluss auf das normale Leben hat. Denn nach Blinddarmentfernungen geht es den Patienten genauso gut wie vorher. Sie können den Verlust des Organs ohne Weiteres verkraften.

Vielleicht noch ein interessanter Fakt am Schluss: Auch Patienten, denen der Blinddarm bereits entfernt wurde, können eine Blinddarmentzündung bekommen, ich hatte es ja bereits angesprochen. Manchmal bleibt nämlich ein Stummel des Gewebes zurück, der sich seinerseits wieder neu entzünden kann. Man nennt das »Appendizitis bei Zustand nach Appendektomie*«. Glücklicherweise kommt so etwas wirklich nur ganz selten vor. Ich selbst bin noch nie einem solchen Patienten begegnet, erinnere mich aber daran, dass einer unserer Oberärzte vor vielen Jahren davon berichtet hat.

Was es nicht alles gibt …

---

* *Appendektomie ist die wissenschaftliche Bezeichnung der Blinddarmentfernung. Appendix heißt, wie Sie schon wissen, Blinddarm. Das Suffix -ektomie wird in der Medizin benutzt, um anzuzeigen, dass etwas entfernt wurde.*

SIGMADIVERTIKULITIS

Die falsche Blinddarmentzündung

Eigentlich verrät die Überschrift schon fast alles, was es über eine Erkrankung mit dem komplizierten Namen Sigmadivertikulitis zu wissen gibt.

Na ja, fast. Die Beschwerden einer Sigmadivertikulitis sind nämlich nahezu die gleichen wie die der Blinddarmentzündung – nur, dass die Schmerzen auf der anderen Seite des Unterbauchs auftreten. Aber ganz im Ernst – wer weiß denn schon genau, ob das Schmerzmaximum nun links oder rechts ist, wenn das Becken brennt? Das ist der Grund, weshalb die Sigmadivertikulitis die wichtigste Alternative zur Diagnose Blinddarmentzündung ist*.

Was versteckt sich nun hinter diesem doch relativ komplizierten Begriff? Nehmen wir das Wort doch mal auseinander, dann wird vielleicht am besten klar, was da wieder im Darm los ist. Mit dem Suffix -itis hatten wir es ja schon ein paar Mal zu tun. Denken Sie nur an die Appendizitis – die Blinddarmentzündung. Itis zeigt also eine Entzündung an. Okay, damit wäre bereits ein ganz wichtiger Punkt geklärt. Machen wir weiter. Sigma – Was ist ein Sigma? Neben dem griechischen Buchstaben wird auch der S-Darm als Sigma, oder, korrekter, als Colon Sigmoideum bezeichnet. Weil wir nicht immer auf dieses furchtbar umständliche Wort zurückgreifen wollen, wenn es um dieses kleine Stückchen Darm geht, nennen wir es einfach nur Sigma.

Dieser S-Darm ist der letzte Dickdarmabschnitt vor dem Mastdarm, in dem unsere Fäkalien gespeichert werden, um sie dann

---

* *Man spricht in diesem Zusammenhang von der sogenannten Differentialdiagnose. Mediziner stellen bei bestimmten Beschwerden eine Liste an Erkrankungen auf, die diese hervorrufen können, und grenzen die Möglichkeiten dann mithilfe von Tests immer weiter ein. Die möglichen Auslöser nennt man dann Differentialdiagnosen. Die wahrscheinlichste Erkrankung heißt Verdachtsdiagnose.*

periodisch, meist nach dem ersten Kaffee des Morgens, loszuwerden. Der S-Darm leitet dem Mastdarm also den Kot zu. Nun ist es mit einem Darm, der ja nichts anderes ist als ein dicker Muskelschlauch, nicht anders als mit dem männlichen (oder auch weiblichen) Sixpack – er muss trainiert werden, sonst ist er zu schwach für die ihm zugeteilte Aufgabe.

Während sich nämlich die vorherigen Darmabschnitte alle nur mit relativ weichem Sekret auseinandersetzen mussten (der Stuhl dickt erst im Dickdarm ein), hat es das Sigma zum Teil mit richtig harten Brocken zu tun. An dieser Stelle kommt unserer Nahrung eine immense Bedeutung zu. Ernährt man sich nämlich sein ganzes Leben lang mehr oder weniger von Junkfood, so verkümmert der S-Darm irgendwann und wird im wahrsten Sinne des Wortes zum Schlaffi. Im medizinischen Sinne bedeutet das, die Wand des Darms wird schwach und kann dem Druck der Fäkalien nicht mehr ohne Weiteres standhalten. Das Ganze ist für den S-Darm besonders gefährlich, weil die Fäkalien hier eben schon sehr dick sind.

Was aber sind die Folgen? Glücklicherweise nicht die komplette Zerstörung des Eingeweideteils. Wäre dem so, würde sich Kot in der Bauchhöhle verbreiten, was unbehandelt sehr schnell zum Tode führt. Im Falle des S-Darms sind die Konsequenzen weit weniger dramatisch. Durch den kontinuierlichen Druck auf die Darmwand »ploppen« einzelne Areale einfach durch die Muskelschicht hindurch. Es entstehen sogenannte Divertikel – kleine, meist rundliche Aussackungen der Darmwand. Untersucht man das Sigma der Betroffenen im Rahmen einer Autopsie, so sieht es aus, als hätte der Tote lauter winzige Murmeln verschluckt. Man nennt dieses Krankheitsbild Sigmadivertikulose – an sich nicht weiter dramatisch. Bitte verwechseln Sie die -ose nicht mit der -itis. Die -ose gibt einen Krankheitszustand an.

Die Divertikel sind da – Punkt. Das macht dem Patienten erst mal nicht viel aus. Viele Menschen haben Divertikel im S-Darm, gerade bei älteren Patienten werden die Dinger oft als Randnotiz bei Routinedarmspiegelungen entdeckt. Sie schaden nur, wenn sie sich entzünden. Denn dann ist das plötzlich so, als hätten Sie einen dicken Pickel mitten im Darm. Die Entzündung dieser kleinen Biester nennt man dann Sigmadivertikulitis – und hier wird die harmlose Volkskrankheit* plötzlich ziemlich haarig. Denn wenn das geschieht, kann die Entzündung leicht auf angrenzende Bereiche übergreifen und eine ganze Gruppe von Divertikeln betreffen.

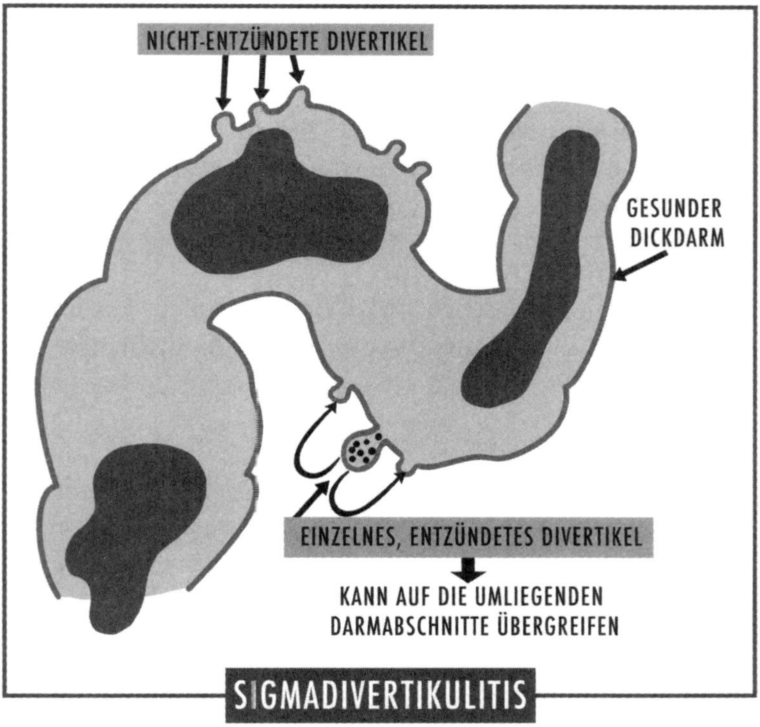

* *Tatsächlich handelt es sich bei der Sigmadivertikulose im wahrsten Sinne des Wortes um eine Volkskrankheit. Im sogenannten westlichen Kulturkreis leiden ungefähr 60 % der über 70-Jährigen an den Divertikeln. Die Entzündung trifft viel weniger Patienten, klar. Was allerdings wirklich interessant ist: Die Divertikulose des S-Darms ist in Afrika oder Asien selten. Wissenschaftler haben das ziemlich eindeutig auf den Ballaststoffgehalt der Nahrung zurückführen können. Glücklicherweise leben die meisten Europäer ganz gut mit ihren Divertikeln.*

Um bei der Analogie von Pickeln im Darm zu bleiben – Sie können sich sicher vorstellen, dass die ganze Angelegenheit wirklich schmerzhaft ist. Denn natürlich befinden sich im Dickdarm genug Bakterien, um richtig schön viel Eiter zu produzieren. Im dümmsten Fall entwickelt sich so ein Abszess. Glücklicherweise aber nicht immer. Die Sigmadivertikulitis, und das ist eine wichtige Kernaussage, kann entweder mit oder ohne Abszess verlaufen.

Es gibt aber auch noch eine dritte Möglichkeit, beziehungsweise Komplikation der Erkrankung, und das ist die Perforation. Wird die Entzündung verschleppt oder zu spät erkannt, oder ist sie einfach sehr aggressiv oder vielleicht auch die Abwehrlage des Betroffenen sehr schlecht, so kann es sein, dass der umgebende Darm porös wird und platzt.

Hat der Patient Glück, dann profitiert er von einer sehr interessanten Fähigkeit des Bauchfells.

Sie erinnern sich? Das Bauchfell kleidet die Bauchwand und den Darm aus und befestigt ihn, sodass sich die Darmschlingen nicht ineinander verfangen können. Das kleine Gewebehäutchen hat aber auch noch eine andere bemerkenswerte Eigenschaft: Weil Entzündungen in der Bauchhöhle so gefährlich sind, wacht das Bauchfell wie ein Fuchs über die Verdauungsorgane. Kommt es irgendwo zu einer Entzündung oder gar zu einem Durchbruch, dann ist es in der Lage, sich über diesen Defekt zu legen und mit dem entsprechenden Organ zu verkleben. Leider klappt das nicht immer komplett. Und ist der Schaden zu groß, dann funktioniert's erst recht nicht.

Bei einer durchbrochenen – wir sagen auch: perforierten – Sigmadivertikulitis ist der Schaden aber oft nicht riesig. Das bedeutet, dass es in einigen Fällen zu einer »gedeckt perforierten Sigmadivertikulitis« kommen kann. Das Bauchfell legt sich hier über das Loch und dichtet es ab. Irre, oder?

Wie sich das Ganze bemerkbar macht, haben wir ja ganz am Anfang schon diskutiert – der Patient leidet unter Unterbauchschmerzen. Meist wird das Stechen als eher linkslastig wahrgenommen. Aber wie gesagt, Schmerzen sind oft sehr diffus. Ist der

Darm durchbrochen und kann nicht über das Bauchfell abgedeckt werden, entleert sich Stuhl in die Bauchhöhle, und das Bauchfell entzündet sich großflächig. In einem solchen Fall tut es dann überall weh.

Die Diagnose der Erkrankung ist für den Arzt gar nicht so einfach zu stellen. Schließlich muss er sich mit einer ganzen Latte an Differentialdiagnosen herumärgern*. Da hilft es, wenn der Patient regelmäßig zur Darmkrebsvorsorge geht. Denn dann wird der Untersucher die Darmdivertikel bereits diagnostiziert und den Patienten darüber aufgeklärt haben. »Sie haben da ein paar Ausstülpungen im Darm. Nicht weiter schlimm, das haben viele. Aber die Dinger können sich entzünden. Sollten Sie also irgendwann mal plötzlich Unterbauchschmerzen bekommen, dann sagen Sie den Kollegen im Krankenhaus unbedingt, dass Sie Dickdarmdivertikel haben.«

Erinnert sich der Patient an diese Weisung, dann können die Ärzte gezielt nach der Sigmadivertikulitis suchen. Übrigens: Oft leiden Betroffene nicht nur unter Bauchschmerzen. Auch Fieber und andere infekttypische Symptome können vorkommen. Eigentlich fast wie bei einer richtig ordentlichen Grippe.

Zurück ins Krankenhaus. Die Ärzte nehmen nun Blut ab und führen eine Ultraschalluntersuchung durch. Hier könnte man eventuell einen Abszess oder einen etwas verdickten Darm sehen, genau ist das aber nicht. Wir haben hier wieder das Problem mit der Luft im Darm, die den Ärzten die Sicht nimmt. Auch ein Röntgenbild werden die Mediziner durchführen, um zu sehen, ob sich irgendwo im Bauch freie Luft befindet. Die ist ein Hinweis auf einen Durchbruch und mahnt zur Eile. Denn freie Luft gehört nicht in den Bauch.

* *Neben einer Blinddarmentzündung können nämlich viele andere unschöne Leiden ähnliche Beschwerden verursachen. Nicht zuletzt der berüchtigte Darmkrebs. Denn auch Tumore des Darmes können so lange wachsen, bis sie durch das Organ durchbrechen. Die Symptome sind im Prinzip genau die gleichen wie bei der Sigmadivertikulitis. Und manchmal, aber dazu kommen wir später noch ausführlicher, finden die Pathologen einen Tumor als Ursache für die Entzündung des Dickdarms. Alles ganz schön knifflig, was?*

In den Darm schon. Da spricht man aber nicht von freier Luft, denn sie ist ja eingeschlossen. Diese eingeschlossene Luft entweicht in den Bauchraum, wenn der Darm ein Loch bekommt. Im Röntgenbild kann man einen mehr oder weniger dicken schwarzen Streifen, einer Sichel gleich, direkt unter dem Zwerchfell (Luft steigt nach oben) erkennen. Sieht man diesen Streifen, dann muss der Patient umgehend operiert werden. Aber auch wenn sich keine freie Luft im Bauch befindet – so einfach in den Bauch reinschauen wie bei der Blinddarmentzündung kann man nicht.

Warum? Nun, zum einen liegt die Entzündung ja zumindest zum Teil im Inneren des Darms. Das sieht man durch eine Bauchspiegelung eher schlecht. Na, da könnte man doch eine Darmspiegelung durchführen, praktisch den Gaul von hinten aufzäumen, werden Sie vielleicht einwenden. Keine schlechte Idee. Nur kann man das nicht während der akuten Entzündungsphase machen, weil die Möglichkeit besteht, dass der Darm, wenn nicht schon vorher geschehen, durch die Manipulation doch noch platzt.

Außerdem folgt aus der Diagnose einer Sigmadivertikulitis nicht zwangsläufig eine OP. Es wäre also ziemlich blöd, wenn man den Patienten in Narkose legen, ihm den Bauch aufschneiden und eine Kamera einführen würde, nur um dann festzustellen, dass man gar nichts operieren muss. Solche invasiven Maßnahmen versucht man dann doch zu vermeiden. Wir haben ja andere Möglichkeiten.

Steht der Verdacht einer Sigmadivertikulitis also im Raum, hilft alles nichts – der Patient muss ins CT. Nur hier kann man beurteilen, ob der Darm geschwollen und verdickt ist, wie bei einer Entzündung üblich, ob ein Abszess oder gar eine Perforation, also ein Durchbruch, vorliegen. Bei dieser speziellen CT-Untersuchung bekommt der Patient das Kontrastmittel übrigens nicht nur in die Vene, um die Blutgefäße sichtbar zumachen, sondern auch als Einlauf rektal eingeführt. So kann man das Innere des Darmes sehr genau beurteilen.

Aber wie das Ganze behandeln?

Da müssen wir ein bisschen unterscheiden. Pauschal kann man das nicht sagen. Beginnen wir bei der einfachen, unkomplizierten Sigmadivertikulitis. In diesem Fall wäre weder ein Abszess vorhanden, noch hätte man Hinweise auf einen Durchbruch gefunden. Diese Variante ist mit Abstand die beste für die Betroffenen. Es gilt: Bettruhe, viel Schlaf, drei Tage flüssige Kost, dann langsam Kostaufbau und Antibiotika. In der Regel heilt das Ganze nach ein paar Tagen bis Wochen komplett ab. Ungefähr einen Monat nach der akuten Krankheitsphase sollte dann eine Darmspiegelung durchgeführt werden, um sicherzugehen, dass nicht ein Tumor die Symptome der Divertikulitis gemimt hat. Tritt die Erkrankung wiederholt auf, so sollten sich Arzt und Patient ausführlich darüber unterhalten, den betroffenen Darmabschnitt (also den S-Darm mitsamt seiner Divertikel) in einer Operation (meist Schlüssellochmethode) zu entfernen. So viel zum besten Fall.

Entdecken die Ärzte einen Abszess, wird es schon etwas haariger, denn die Dinger können aufplatzen und sich im gesamten Bauchraum verteilen. Das wiederum kann tödlich enden. Hier reichen Antibiotika und Schonkost oft nicht aus, schwerere Geschütze müssen aufgefahren werden. Glücklicherweise gibt es davon eine ganze Menge. Denn mittlerweile ist die moderne, gerade die interventionelle und minimalinvasive*, Medizin weit fortgeschritten.

Einen Abszess können die Ärzte heute in vielen Fällen mithilfe der CT-gesteuerten Drainageeinlage behandeln. Dabei wird ein Schlauch in den Abszess gelegt, über den dann eine regelmäßige, tagelange Spülung durchgeführt wird. Das Ganze macht man so

* *Unter interventioneller Medizin versteht man die medizinischen Maßnahmen, die die Integrität des Patientenkörpers in irgendeiner Weise beeinträchtigen. Hierunter zählen nicht nur die operativen Verfahren, sondern auch die Herzkatheteruntersuchung oder die Punktion von Geweben. All das wird unter dem Begriff »Interventionelle Medizin« zusammengefasst. Minimalinvasive Methoden sind Maßnahmen, die in der Lage sind, klassische OP-Methoden zu ersetzen, dabei aber kein schlechteres Ergebnis erzielen. Die Blinddarmentfernung mithilfe der Schlüssellochchirurgie ist ein Beispiel dafür. Auch die Operation einer defekten Herzklappe mittels Kathetertechnik fällt unter den Sammelbegriff der minimalinvasiven Prozeduren.*

lange, bis der Abszess ausgewaschen ist. Die Schwierigkeit liegt in der Anlage des kleinen Schläuchleins, denn die wird unter CT-Kontrolle durchgeführt. Die Ärzte befinden sich also zusammen mit dem Patienten im CT-Raum. Um durch die Röntgenstrahlung nicht geschädigt zu werden, tragen sie Bleiwesten. Am Bildschirm kann man die inneren Organe genau sehen. Aber auch die Nadel, die man zum Anstechen des Abszesses benötigt, wird dargestellt.

In Echtzeit kann der Arzt nun den optimalen Weg zum Abszess suchen. Zwar ist die Methode schwierig, und es bedarf einiger Übung, sie zu beherrschen, aber trotzdem bewahrt sie viele Patienten vor anstrengenden und gefährlichen OPs. Die sind nur im Falle einer Perforation, also eines Darmdurchbruchs, unumgänglich. Hat sich das Bauchfell ausreichend über den Verschluss gelegt, liegt eine gedeckte Perforation vor, dann muss oft auch gar nicht sofort operiert werden. Antibiotika und Schonkost reichen aus. Natürlich muss der Patient in engen Abständen kontrolliert werden, damit sich der Darminhalt nicht doch noch einen Weg nach außen bahnt. In aller Regel verkleben Darm und Bauchfell aber so fest miteinander, dass der Defekt von selbst verheilt.

Liegt allerdings eine offene Perforation vor, kommt man um die OP nicht herum. Bei der werden die Chirurgen oft nicht minimalinvasiv vorgehen können, sondern den Bauch zumindest teilweise aufschneiden müssen, um den defekten Darm zu entfernen und das Bauchfell zu spülen. Nur so können Ursache und Folge behandelt werden. Selbstverständlich sind auch Antibiotika nötig, sonst hilft die ganze OP reichlich wenig.

Unterm Strich ist so eine Notfalloperation eine große Sache, und die Patienten entwickeln leider oft auch eine Blutvergiftung, die sie zwingt, über Tage oder manchmal sogar Wochen auf der Intensivstation zu bleiben. Nicht selten sind auch weitere Operationen zur Spülung des Bauchraumes nötig. Und wie üblich wird das entfernte Stück Darm zu den Pathologen geschickt, die es unter dem Mikroskop untersuchen. Denn manchmal kann man weder in den CT-Bildern noch während der Operation zwischen einer

Sigmadivertikulitis und Darmkrebs unterscheiden. Das kann nur der Pathologe. Die Symptome sind, so der Krebs denn durchbricht, oft identisch. Allerdings ist die statistisch viel wahrscheinlichere Ursache einer Perforation des S-Darms die Divertikulitis und nicht der Krebs. Dass eine Untersuchung zur Sicherheit durchgeführt werden muss, sollte aber außer Frage stehen.

Was können Sie aus diesem Kapitel für sich mitnehmen? Ganz wichtig: Gehen Sie zur Darmkrebsvorsorge. Denn dort können nicht nur Tumore im Frühstadium erkannt und manchmal sogar gleich entfernt werden, sondern die Ärzte können auch sehen, ob Sie Divertikel haben, und dann im Falle einer Entzündung viel schneller handeln. Außerdem sollten Sie auf Ihre Ernährungsgewohnheiten achten. Nach allem, was wir momentan wissen, beugt eine ballaststoffreiche Ernährung der Sigmadivertikulose und damit natürlich auch der Sigmadivertikulitis vor.

KAPITEL 4

DIE NERVEN LIEGEN BLANK

Natürlich darf in einem Buch über häufige Krankheiten des Menschen ein Kapitel über die Schaltzentrale des Körpers, das Gehirn, nicht fehlen. Dabei ist es gar nicht so einfach, dessen grundsätzliche Funktionen auf ein paar Seiten zu pressen, würde das Wissen über die grundlegende Arbeitsweise dieses Organs doch Bücher füllen.

Das wirklich Interessante ist, dass es wohl wenige Organe gibt, über die wir so wenig wissen, denn obwohl schon so viele Erkenntnisse über das Hirn zusammengetragen wurden, tappen wir immer noch ziemlich im Dunkeln. Manchmal bin ich mir nicht einmal sicher, ob wir das Geheimnis des Gehirns wirklich lüften wollen, stellen einige neuere Forschungsergebnisse doch grundlegende Annahmen, wie beispielsweise die Existenz des freien Willens, immer wieder infrage. Und nicht nur, dass ich manchmal daran zweifele, ob der Mensch an sich mit der ganzen Wahrheit über sein eigenes Heiligtum umgehen kann – ich bin mir nicht einmal sicher, ob er dafür überhaupt gemacht ist. Denn wenn wir das Ganze mal nüchtern betrachten, so ist Hirnforschung nichts anderes, als der Versuch eines Organs, sich selbst zu verstehen. Irre, oder? Da verknoten sich doch schon allein beim darüber Nachdenken die Hirnwindungen.

Obwohl also die Geheimnisse dieses unverständlichen und doch so unentbehrlichen Organs sicher nicht auf ein paar Seiten herunterzubrechen sind, möchte ich trotzdem versuchen, Ihnen ein paar Mini-Basics mitzugeben. Die sind notwendig, um drei sehr wichtige Erkrankungen unseres integrierten Supercomputers zu verstehen: den Schlaganfall und die Hirnblutung* sowie die ALS und die Hirnhautentzündung.

Was also ist das Gehirn eigentlich? Um uns dieser Frage zu nähern, müssen wir ganz tief in die von außen homogen aussehende milchige Masse hineinschauen. Haben Sie schon einmal ein Gehirn gesehen? Vielleicht auf einem Bild oder auch beim

* *Beide Erkrankungen gehören untrennbar zusammen, sodass man sie gut und gern als eine Einheit betrachten kann. Wieso? Das werden Sie gleich sehen.*

Fleischer? Das Ding sieht nicht sonderlich spektakulär aus (es hat ungefähr die Form einer Walnuss) und hat eine Konsistenz, die an eine Art Wachs erinnert. Allerdings täuscht der erste Eindruck. Was so homogen aussieht, besteht in Wahrheit aus Milliarden und Abermilliarden winziger Nervenzellen, die jede für sich wiederum Tausende Verbindungen mit anderen Zellen eingehen und wieder lösen kann. Die Anzahl der Verbindungen im Hirn ist so groß, dass sie für den menschlichen Verstand (der ja selbst im Gehirn sitzt) nicht klar nachvollziehbar ist.

Sie sehen schon, das ist alles ziemlich komplex. Prinzipiell kann man die Aufgaben des Hirns aber stark vereinfacht* in drei Gruppen aufteilen: die Wahrnehmung, die Verarbeitung derselben und die Ausführung. Hinzu kommen Tausende andere Dinge, die für unsere Zwecke aber nicht sonderlich wichtig sind. Das Gehirn selbst besteht aus der grauen und der weißen Masse. Die graue Masse, auch Hirnrinde genannt, ist für höhere Funktionen wie die räum-

DIE FUNKTIONEN DES HIRNS

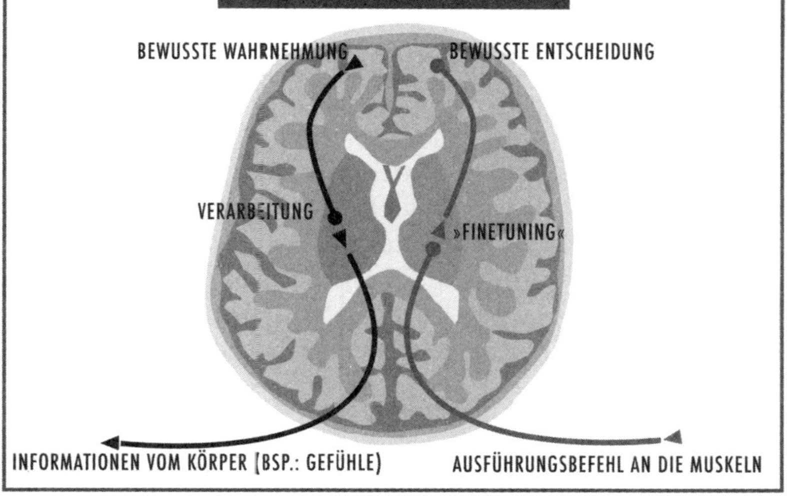

* *Und ich meine wirklich stark vereinfacht, unglaublich stark vereinfacht, supermannstark vereinfacht.*

lich genaue Wahrnehmung oder die Initiierung einer komplexen Bewegung verantwortlich. Versuchen wir doch, mithilfe der Grafik grundsätzliche Funktionsweisen des Gehirns nachzuvollziehen. Stellen Sie sich vor, Sie kommen nach einem langen und schwierigen Arbeitstag nach Hause und beschließen, sich ein Bad einzulassen. Während das Wasser in die Wanne fließt, gehen Sie in die Küche, um sich ein Gläschen Rotwein einzuschenken. Den haben Sie sich verdient. Der Chef war heute mal wieder wirklich anstrengend, sodass es jetzt Zeit wird, ein bisschen auszuspannen. Nachdem Sie sich für einen guten Tropfen entschieden haben, kehren Sie ins Bad zurück, um die Temperatur des Badewassers zu prüfen.

Lassen Sie uns jetzt mal in den Körper reinzoomen, um uns einen Überblick darüber zu verschaffen, was genau passiert und wie Ihr Gehirn die Entscheidung zwischen »Badewasser kälter machen«, »Badewasser wärmer machen« oder »alles so lassen, wie es ist« bewertet und letzten Endes trifft. Natürlich sind die Vorgänge wesentlich komplexer, aber im Grunde passiert Folgendes: Nachdem Sie die Hand ins Badewasser gehalten haben, registrieren Sensoren in der Haut die Wassertemperatur. Auch wenn der Körper nicht weiß, wie viel Grad das Badewasser nun genau hat – die Temperatursensoren sind erstaunlich exakt. Was die Minisensoren allerdings nicht können, ist das Gemessene zu bewerten. Dafür ist das Gehirn zuständig. Das wiederum ist aber nicht in der Lage, irgendwelche Gefühle wie Schmerz oder Temperatur zu messen, weshalb ein detailliertes Zusammenspiel zwischen den Nerven und dem Hirn absolut essenziell ist. Denn die Temperaturinformation wird über einen Nerv, der sich auf dem Weg nach oben mit anderen zu einem Nervenbündel vergrößert, über das Rückenmark ins Gehirn transportiert*.

---

* *Im Rückenmark kreuzen sich viele Nervenstränge. Das bedeutet, dass die Infos aus der rechten Körperhälfte in der linken ankommen und andersherum. Auch die aus dem Rückenmark in Richtung Muskeln ziehenden Nerven kreuzen sich, allerdings auf anderer Ebene. In der Diagnostik von Schlaganfällen ist das wichtig, wie Sie später noch sehen werden.*

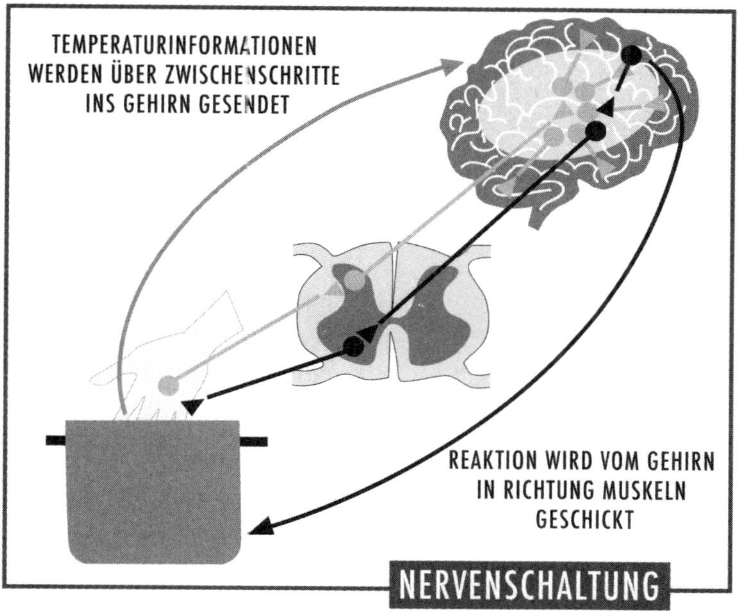

Dort angekommen, werden die Informationen zur Temperatur des Wassers in unzählige Subinfos aufgesplittet, die ganz unterschiedliche Areale im Hirn erreichen. All das passiert auf der sogenannten subkortikalen Ebene*. Die grauen Zellen erreicht dann die bereits gefilterte Information über die Wassertemperatur. Und die ist alles andere als neutral. Denn unser Gehirn ist nicht im Geringsten in der Lage, Umgebungsinformationen objektiv ins Bewusstsein zu rücken. Denn auf besagter subkortikaler Ebene werden die Informationen, die eigentlich nur die Wassertemperatur nach oben

* *Subkortikal bedeutet, dass die Infos in einer Ebene unter dem sogenannten Cortex, auch als Hirnrinde bekannt, verarbeitet werden. Hier geschehen ganz viele Dinge außerhalb unseres Bewusstseins, von denen wir noch gar nicht so viel wissen. Wichtig ist nur, dass wir das alles gar nicht mitbekommen. Übrigens: Die Hirnrinde, der Ort, wo bewusste Entscheidungen getroffen und verarbeitet werden, besteht aus der sogenannten grauen Masse, der Subkortex, also das Zentrum des Unterbewusstseins, aus der weißen Masse. Daher kommt der Spruch: Streng deine grauen Zellen an!*

weitergeben sollen, mit einer Menge Subtext belegt. Da werden alte Erinnerungen hinzugefügt, Emotionen, die subjektive Einordnung in »zu warm« oder »zu kalt« oder »genau richtig«. Vielleicht haben Sie schon eine Menge Erfahrung mit der Beurteilung der Wassertemperatur gemacht und können somit auf unzählige »Referenzwerte« zurückgreifen. In diesem Fall fällt es dem Gehirn leicht, sein Urteil über den momentanen Zustand des Wassers zu fällen. Darauf muss jetzt reagiert werden.

Weil jedem Menschen auf jede Umgebungsinformation ein anderer Subtext hinzugefügt wird, verarbeitet jeder diese Informationen auch anders. Inwiefern das Einleiten einer Reaktion jetzt tatsächlich dem freien Willen oder irgendetwas, was diesem philosophischen Konzept auch nur nahekommt, unterliegt, darüber scheiden sich die Geister. Am besten wird das nachvollziehbar, wenn wir an Affekthandlungen denken. Da können auch gut erzogene Bankangestellte mal zu brutalen Schlägern werden, wenn der Subtext einer Information stimmt. Umgangssprachlich sagt man dann »Er hat rotgesehen« oder »Da ist ihm wohl eine Sicherung durchgebrannt«. Oft geht es in diesem Zusammenhang natürlich um das andere Geschlecht. Der hinzugefügte Subtext ist also wesentlich wichtiger als die Information an sich. Wie auch immer gesteuert und initiiert – die Reaktion darauf beginnt wieder auf kortikaler Ebene, also in den grauen Zellen. Die werden nun entscheiden, was zu tun ist, und einen entsprechenden Befehl an ganz verschiedene Muskelgruppen weitergeben, die dann eine komplexe Aufgabe wie das Herunter- oder Heraufregulieren der Wassertemperatur ausführen.

Aber auch bei dieser Aktion passieren wieder ganz viele Dinge auf der unterbewussten, also subkortikalen Ebene. So müssen beispielsweise viele Muskeln angespannt werden, die wir nicht bewusst steuern, sonst würden wir schon bei einer einfachen Armbewegung umkippen. Denn unser Körper muss ständig im Gleichgewicht gehalten werden. Dafür hat jeder einzelne Muskel immer eine ganz präzise Aktion auszuführen. Das kann kein Bewusstsein der Welt steuern. Diese Minibewegungen werden dem großen, bewussten

Bewegungsablauf durch das sogenannte Kleinhirn* hinzugefügt. Und jede Bewegung selbst wird durch Nervensensoren ihrerseits ans Hirn zurückgemeldet.

Sie sehen also, wie komplex das alles ist. Dabei habe ich Ihnen nur in sehr groben Zügen sehr primitive Funktionen des Gehirns erklärt – und schon die sind extrem kompliziert und zum Teil noch gar nicht verstanden. Es ist also weiterhin offen, ob wir Menschen unser eigenes Gehirn jemals ganz verstehen werden. Denn neben der kontinuierlichen Gefühlsverarbeitung und Bewegungsplanung gibt es ja noch eine Vielzahl anderer Funktionen des Nervensystems.

Nehmen wir beispielsweise an, Sie hätten den Boiler aus Versehen etwas zu warm eingestellt und so das Wasser etwas zu stark aufgeheizt. Sie wollen nun die Temperatur kontrollieren und erwarten eine bestimmte Spanne, in der die wohl liegen wird. Dass Sie den Hitzeturbo für die wirklich kalten Tage aufgedreht haben, wissen Sie nicht, und so hat das Badewasser eine viel höhere Temperatur, was Sie dazu veranlasst, den Arm sofort zurückzuziehen. Das Wegziehen des Armes geht unglaublich schnell vonstatten – viel schneller als Sie den Grund dafür überhaupt registrieren. Man nennt das Reflex. Hier hat das Gehirn wenig Einfluss.

Reflexe sind vorgefertigte Bewegungsabläufe, die in höchster Gefahr in die Wege geleitet werden**. Ist Gefahr in Verzug, dann muss erst gehandelt und dann gedacht werden. Der gesamte Ablauf ist im Rückenmark gespeichert und wird bei Bedarf einfach

---

* *Das Kleinhirn ist eine Struktur im hinteren Teil des Schädels, dessen Aufgabe die Bewegungskoordination ist. Alkohol schädigt diesen Teil des Organs besonders, weshalb wir nach dem Konsum beträchtlicher Mengen kaum noch geradeaus gehen können.*

** *Es gibt auch andere Reflexe. Die meisten Menschen mussten wohl beim Arzt schon mal den Hammer auf der Kniescheibe (beziehungsweise direkt darunter) über sich ergehen lassen, der ein plötzliches Hervorschnellen des Unterschenkels zur Folge hat. Dabei handelt es sich um einen entwicklungsgeschichtlich sehr alten Reflex, der Ärzten Aufschluss über den Zustand des Rückenmarks geben kann. Denn interessanterweise sind manche Reflexe viel stärker ausgeprägt, wenn das Rückenmark beschädigt ist. Das liegt daran, dass eine gewisse dämpfende Wirkung, die vom Hirn auf die am Reflex beteiligten Muskelgruppen ausgeübt wird, im Falle einer Querschnittslähmung wegfällt.*

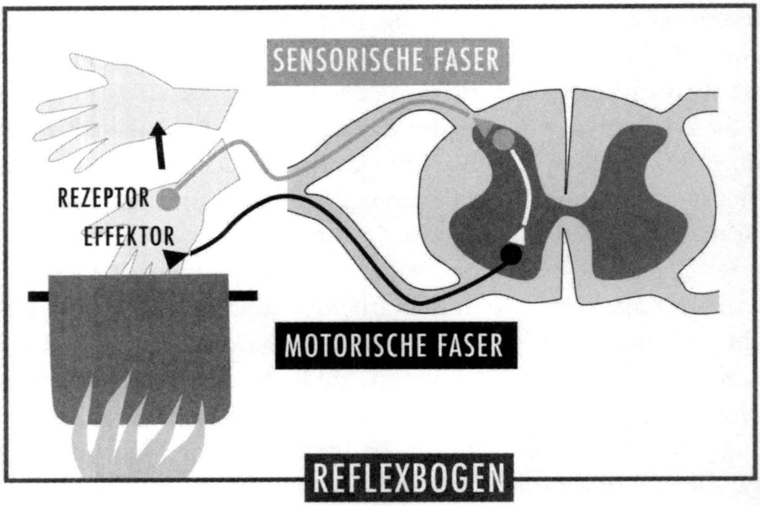

»herausgeholt«. Alle diese Mechanismen laufen kontinuierlich und ohne Unterlass im menschlichen Nervensystem ab, vergleichbar mit einem ultrakomplexen Betriebssystem. Und dabei haben wir uns mit dem Prozess des Denkens noch gar nicht beschäftigt, was aber den Umfang dieses Buches auch sprengen würde.

Wichtig für das Verständnis der drei wichtigen Krankheiten, die wir uns gleich vornehmen werden, ist Folgendes: Informationen gelangen über Nervenbahnen von Rezeptoren, die überall in der Haut und natürlich in anderen Organen verteilt sind, über Nerven ins Gehirn. Dort werden sie verarbeitet, um ihnen dann eine Reaktion, meist in Form einer Bewegung, folgen zu lassen. Interessant ist außerdem die Anordnung der Gefühlswahrnehmung sowie der Muskelkoordinaten im Gehirn. Die Hirnrinde ist nämlich ein proportional nicht ganz perfekter Spiegel unseres Körpers, wie man auf dem Bild links sieht.

Man nennt diesen kleinen witzigen Kerl, den man hier auf die Großhirnrinde gemalt hat, Homunculus. Der repräsentiert die Verteilung, die die Natur den verschiedenen Körperzonen im Gehirn zugeordnet hat – und damit deren Bedeutung. Würde man die eins

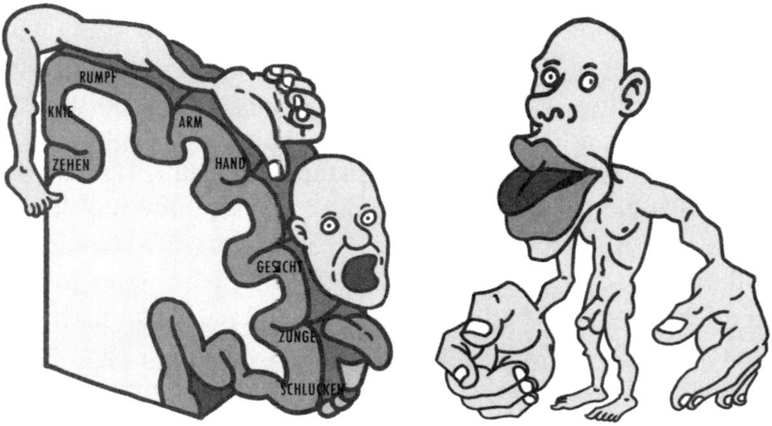

zu eins übersetzen, so sähe der Mensch so aus wie auf dem Bild oben rechts.

Gruselig, oder? Die großen Areale, also Hände, Zunge, Lippen und natürlich unsere Geschlechtsteile, sind für die Außenwahrnehmung und damit das Überleben extrem wichtig und brauchen daher auch einen besonders großen Bereich im Gehirn. Sie können das ganz einfach ausprobieren. Nehmen Sie eine Büroklammer zur Hand und biegen Sie die so auf, dass beide Enden im Abstand von ungefähr einem knappen halben Zentimeter nebeneinander stehen. Jetzt bitten Sie Ihren Partner, die Augen zu schließen, dann piken Sie ihn mit den beiden Enden einmal an der Spitze des Zeigefingers und einmal auf dem Rücken. Fragen Sie beide Male, ob ihr Partner eine oder zwei Berührungen gespürt hat.

Im Normalfall wird er oder sie die beiden Enden nur am Finger voneinander unterscheiden können. Am Rücken wird der Kontakt als ein einziger wahrgenommen*. Das liegt daran, dass unser Rü-

---

* *Man nennt diese Untersuchung Zweipunktdiskriminierung. Bei bestimmten Erkrankungen ist sie gestört. Der Betroffene verliert die Fähigkeit, sich differenziert im Raum zu orientieren.*

cken im Homunculus sehr spärlich repräsentiert ist, weil wir von dort keine detaillierten Informationen benötigen. Im Laufe der Evolution haben sich die Areale im Gehirn weiter ausgebildet, die häufig gebraucht wurden, die anderen verkümmerten. Da unsere Hände und mit ihnen die Fähigkeit, den Daumen zu opponieren*, in der nicht besonders freundlich gestimmten Natur Afrikas vor vielen Millionen Jahren den Unterschied gemacht und uns damit den Weg des Aufstieges gebahnt haben, mussten große Areale des Großhirns genutzt werden, um diese Fähigkeiten immer weiter zu perfektionieren. Auf diese Weise entstand nach und nach die homunculusförmige Anordnung im Gehirn.

Übrigens: Unser Denkzentrum liegt nicht einfach nur so ungeschützt im Schädel herum. Ein harter Schlag gegen den Kopf würde es wohl stark beschädigen. Um das zu verhindern, hat die Natur eine Art Biofederung eingebaut. Das Organ schwimmt sozusagen in einer Flüssigkeit, deren Zusammensetzung mit der des Blutplasmas zu vergleichen ist**. Die Flüssigkeit umschließt Gehirn und Rückenmark bis fast zum Steißbein und sorgt so für einen optimalen Rundumschutz der zentralen Nervenbahnen.

So, nun aber genug der Theorie. Es wird wirklich Zeit, dass wir uns mal damit beschäftigen, was im Oberstübchen so alles kaputtgehen kann. Vielleicht können Sie sich vorstellen, dass schon winzige Fehler in diesem komplexen Nervengeflecht zur Katastrophe führen können.

Manchmal reicht es schon, wenn ein winziger Bereich da oben nicht mehr funktioniert, wie er soll …

---

* *Im Gegensatz zu fast allen anderen Tieren sind wir in der Lage, komplexe Bewegungen mit Daumen und den anderen vier Fingern durchzuführen – die Grundlage unseres heutigen Erfolges. Mehr braucht es manchmal gar nicht.*

** *Es gibt relevante Unterschiede, die für unsere Betrachtungen aber keine große Rolle spielen.*

SCHLAGANFALL

Luftnot im Hirn

Immer wieder haben wir in vorangegangenen Kapiteln vom Schlaganfall gesprochen, und wahrscheinlich hat wohl jeder schon einmal etwas davon gehört – oft ohne zu wissen, was sich dahinter eigentlich verbirgt. Vor nicht allzu langer Zeit ist der deutsche Musiker Roger Cicero dieser Krankheit erlegen. Nicht wenige haben sich damals gefragt, wie das sein kann – im Alter von 45 Jahren.

Bringen wir jetzt mal ein wenig Licht ins Dunkel. Eigentlich kann man gar nicht vom Schlaganfall an sich sprechen, gibt es doch zwei ganz unterschiedliche Arten der Krankheit.

Aber jetzt mal ganz von vorne.

Was ist ein Schlaganfall, und woher kommt das Wort? Tatsächlich liegt dessen Ursprung nicht etwa, wie man vielleicht meinen könnte, in der Suggestion, man würde einen Schlag ins Gesicht oder auf den Kopf bekommen. Das Wort ist dadurch entstanden, dass die Erkrankung in aller Regel schlagartig und plötzlich auftritt. Im Gehirn des Betroffenen geschieht also ganz unerwartet irgendetwas sehr Schlechtes. Dabei kann es sich um zwei Dinge handeln, die ohne Computertomographie, also die Schichtbildaufnahme des Schädels mitsamt Inhalt, überhaupt nicht auseinanderzuhalten sind.

Zum einen kann es im Oberstübchen zu einer Blutung kommen*, zum anderen zum Verschluss einer Arterie. Obwohl es sich hier offenkundig um zwei völlig verschiedene Mechanismen handelt, haben beide denselben Effekt auf unser Gehirn – es kommt zur Unterversorgung des Organs mit Sauerstoff. Das ist im Gehirn

---

* *Je nach Entstehungsort gibt es mehrere Blutungstypen. Die alle zu betrachten wäre hier nicht sehr sinnvoll. Wichtig für das Verständnis des Schlaganfalls ist, dass es bei Hirnblutungen zu einer wie auch immer gearteten Verletzung einer Arterie oder Vene im Gehirn kommt. Unkontrollierter Blutaustritt ist die Folge.*

noch kritischer als in anderen Organen. Vielleicht erinnern Sie sich noch an das Herz: Das kann kaum 90 Minuten ohne Sauerstoff auskommen, bis es beginnt, nachhaltig zugrunde zu gehen. Der Darm schafft ungefähr drei bis vier Stunden, und die Extremitäten können schon einmal sechs Stunden von der Blutversorgung abgeschnitten sein, ohne abzusterben. Das Gehirn allerdings überlebt ohne das lebenswichtige Gas lediglich ein paar Minuten. Bleibt der Sauerstoffmangel länger bestehen, sterben wichtige Teile des Organs irreversibel* ab. Zu was das führt, werden wir später noch sehen. Der den beiden Schlaganfallarten zugrunde liegende Mechanismus unterscheidet sich allerdings erheblich.

So kommt es bei einer Blutung zum Austritt von Blut aus den Blutgefäßen. Die freie Flüssigkeit übt nun Druck auf das umliegende Gewebe aus und komprimiert so seinerseits die winzigen Kapillaren, die das Gehirn bis zur letzten Nervenzelle durchziehen. Weil in diesen Bereichen dann nicht mehr genügend Sauerstoff ankommt, sterben sie ab. Auch beim akuten Gefäßverschluss sterben Nervenzellen ab. Hier funktioniert das Ganze aber ähnlich wie beim Herz- oder Darminfarkt. Durch den Verschluss können die nachfolgenden Gebiete schlicht nicht mehr mit Blut und folglich auch nicht mit Nährstoffen versorgt werden.

Weil das Gehirn so unglaublich wichtig ist und dessen Ausfälle so irre gefährlich sind, hat die Natur einige Sicherheitsmechanismen eingebaut. So kann der Verlust einer einzelnen Arterie manchmal verkraftet werden, ohne dass es zu augenscheinlichen Störungen kommt. Um das nachvollziehen zu können, müssen wir uns die Blutversorgung des Gehirns etwas genauer anschauen.

Unser Denkzentrum wird prinzipiell über vier verschiedene Wege mit Blut versorgt. Zum einen wären da die beiden Halsschlagadern, deren Puls Sie gut spüren können, wenn Sie an der Halsvor-

* *Heutzutage geht man davon aus, dass es dem Hirn sehr wohl möglich ist, bestimmte Areale zu ersetzen. Welche das sind und wie das funktioniert, weiß die Wissenschaft aber noch nicht so genau.*

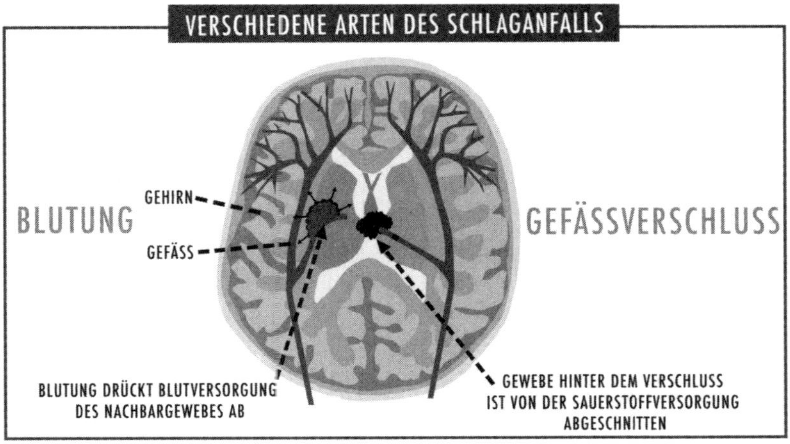

derseite direkt neben dem Kehlkopf Hand anlegen. Außerdem gibt es die sogenannten Vertebralarterien. Das sind zwei dicke Gefäße, die das Gehirn vom hinteren Teil des Halses aus versorgen und sehr nahe an den Wirbelkörpern der Halswirbelsäule verlaufen. Und jetzt kommt das Geniale: An der Schädelbasis treffen sich alle vier Gefäße und bilden eine Art Kreisverkehr des Blutes, den sogenannten Circulus Willisii. Das ist der Grund, weshalb die Blutversorgung des Hirns teils sogar aufrechterhalten werden kann, wenn eine der Arterien verstopft ist, weil ja die anderen immer noch genug Blut liefern.

Der Circulus wird also über vier Gefäße gespeist und versorgt seinerseits dann das Gehirn. Er kann somit als eine Art Speicher verstanden werden. In Anbetracht der kurzen Zeit, die das Hirn ohne Sauerstoff auskommt, ist dieser Back-up-Mechanismus nicht nur ein Wunderwerk der Natur, sondern auch dringend notwendig.

Aber trotzdem kann es durch einen Gefäßverschluss an der falschen Stelle zu einer plötzlichen Unterversorgung kommen.

*

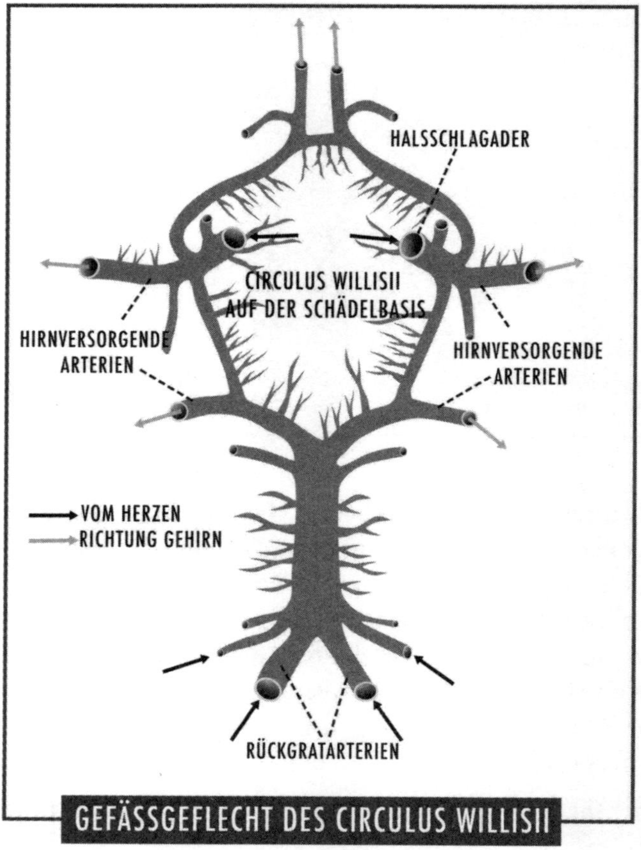

GEFÄSSGEFLECHT DES CIRCULUS WILLISII

Obwohl es nun diese zwei verschiedenen Arten des Schlaganfalls – also den durch eine Blutung und den durch einen Gefäßverschluss ausgelösten – gibt, werden wir uns im Folgenden lediglich um die zweite Art des Schlaganfalls kümmern, weil der in der täglichen Praxis doch häufiger vorkommt als die Hirnblutung, die ihrerseits ganz anders behandelt wird.

Wie kommt es also zum plötzlichen Gefäßverschluss im Gehirn? Die Prinzipien sind eigentlich denen anderer Infarkte wie im Darm oder im Herzen sehr ähnlich. Dementsprechend existieren also zwei grundlegende Mechanismen*. Zum einen kann ein Gefäßverschluss durch eine Verkalkung bedingt sein. Wie beim Herzen auch kommt es nach und nach zu einer Verengung der Gefäße. Irgendwann ist die Engstelle (wir sprechen von einer Stenose) so ausgeprägt, dass nur noch sehr wenig Blut im Oberstübchen ankommt. Durch kleine Verletzungen in den Kalkablagerungen, wie sie beispielsweise durch einen überdurchschnittlich hohen Blutdruck oder Blutdruckspitzen hervorgerufen werden können, kann es zum Einriss in die verkalkte Gefäßinnenhaut und in direkter Folge zum kompletten Gefäßverschluss kommen. Das liegt daran, dass das Gerinnungssystem versucht, den Einriss durch einen Grind zu verschließen. Der wiederum hat das Potenzial, das gesamte Gefäß zu verschließen. Je nachdem, wo genau das passiert, hat dieser Verschluss entweder sehr ausgeprägte, möglicherweise aber auch überhaupt keine Konsequenzen für den Patienten, weil die Blutversorgung ja über den Circulus Willisii (Was für ein Name, oder?) gesichert wird. Liegt die Blockade aber an einer ungünstigen Stelle oder sind auch andere Gefäße betroffen, kann daraus ein Schlaganfall resultieren.

Die andere Möglichkeit, wie man sich einen Apoplex, wie der Schlaganfall von Medizinern genannt wird, einfangen kann, ist über die Einschwemmung von Blutklümpchen ins Gehirn. Wir haben das bereits zweimal kennengelernt – zum einen beim Vorhofflimmern und zum anderen beim Darminfarkt. Schlägt das Herz unregelmäßig, so kann es zur Verklumpung vom Blut im engen Herzohr kommen. Diese Klümpchen können sich lösen und zu Embolien werden, die vom Herzen durch den gesamten Körper gespült werden. Irgendwann kommen sie an einem Gefäß an, das zu eng ist, um sie durchzulassen. In welchem Organ das nun ist, hängt einfach vom Zufall ab. Im Falle des Schlaganfalls muss logischerweise das Gehirn daran glauben. Oft sind die Klümpchen

---

* *Wie so oft gibt es mehr als zwei. Allerdings macht es wenig Sinn, die alle zu besprechen. Sie lesen ja schließlich kein medizinisches Lehrbuch. Die nun folgenden Gründe für einen Schlaganfall sind die weitaus häufigsten. Ausnahmen findet man wirklich nur selten.*

nicht besonders groß, und es kann durchaus vorkommen, dass sie durch den Circulus Willisii durchgespült werden und dann irgendein kleineres Gefäß verstopfen. In so einem Fall gibt es keinen Back-up-Mechanismus mehr, und es kommt sofort zum Apoplex.

Aber nicht nur das Vorhofflimmern kann zu emboliebedingten Schlaganfällen* führen. Die Verklumpungen können sich durchaus auch an anderen Stellen bilden und trotzdem ins Herz gelangen. Ein interessantes Beispiel für solch einen alternativen Weg ist das sogenannte Foramen ovale. Dabei handelt es sich um ein winziges Löchlein zwischen den beiden Herzhälften. Manche Menschen haben das einfach, und es macht ihnen nie Probleme. Weil das Loch so klein ist, kann das Herz seine normale Tätigkeit trotzdem ungehindert ausführen. Allerdings bilden sich – wir haben das beim Thema Lungenembolie schon mal kurz besprochen – in den Venen, in denen das Blut viel langsamer fließt als in den Arterien, natürlich viel häufiger kleine Blutgerinnsel als in den Arterien. Die werden dann unter normalen Bedingungen in die Lunge gespült, wo sie sich entweder auflösen oder eine kleine Lungenembolie** auslösen. Im Falle des kleinen Löchleins im Herzen ist es aber durchaus möglich, dass kleinere Blutklümpchen von der rechten in die linke Herzhälfte wandern, um dann von dort aus ins Gehirn gespült zu werden. Zwar ist dieser Mechanismus der Schlaganfallentstehung eher selten, trotzdem kommt es ab und an vor, dass bei Apoplex-Patienten ein entsprechendes Löchlein gefunden wird.

Wie macht sich ein Schlaganfall aber jetzt bemerkbar? Welche Beschwerden äußert der Patient? Wir haben ja schon kurz besprochen, dass das Wort »Schlaganfall« von »schlagartig« kommt. Die Symptome treten also ganz plötzlich auf. Weil das Gehirn aber ein so unglaublich komplexes Organ ist, sind die Beschwerden auch extrem heterogen. Denkt man beim Herzinfarkt als Allererstes an

* *Das sind also Schlaganfälle, deren Ursache nicht eine Verkalkung der örtlichen Gefäße, sondern ein Blutpfropfen ist, der irgendwo im Körper gebildet und dann ins Gehirn gespült wird.*

** *Nicht jede Lungenembolie endet in der Katastrophe. Sind die Blutklümpchen nur sehr klein, dann kann eine Embolie auch nur wenige oder keine Symptome verursachen.*

Brustschmerzen, so gibt es beim Schlaganfall keine ganz so typische Präsentation. Grundsätzlich kann man sagen, dass die Erkrankung durch den plötzlichen Ausfall bestimmter Hirnfunktionen charakterisiert ist. Welche das sind, hängt natürlich vom Areal ab, das durch den plötzlichen Sauerstoffmangel geschädigt wurde. So reichen die Symptome von der plötzlichen einseitigen Blindheit, bedingt durch den Wegfall der Blutversorgung der Netzhaut, bis hin zu Schwindel oder dem Kontrollverlust einer Körperhälfte. Aber auch Sprachstörungen oder Bewusstseinsveränderungen können Ausdruck eines Apoplex sein. In der Regel treten die Beschwerden nur auf einer Körperseite auf. Das liegt daran, dass die Nervenbahnen irgendwann in ihrem Verlauf vom Hirn in den Körper oder andersherum von einer Seite zur anderen wechseln. So ist die rechte Hirnhälfte für die Bewegungen der linken Körperhälfte zuständig. Das Gesicht ist hier ausgenommen – das unterliegt eigenen Spielregeln. Kann ein Patient beispielsweise die rechte Körperhälfte nicht mehr bewegen, so ist anzunehmen, dass er einen Schlaganfall in einem linken Hirnareal hat. Neurologen sind in der Lage, nur anhand des Beschwerdebildes ziemlich genau festzustellen, wo der Apoplex stattgefunden hat. Manchmal können sie sogar das Gefäß benennen, ohne weitere diagnostische Maßnahmen durchführen zu müssen.

Trotz dieser bemerkenswerten Fähigkeiten der Fachärzte für Neurologie muss aber ein Bild vom Kopf des Patienten gemacht werden. Man weiß nämlich vorher nicht, ob es sich um eine Blutung oder eine Embolie handelt. Blutungen sieht man in der Computertomographie, also der dreidimensionalen Schichtbildaufnahme des Gehirns, meist sehr schnell. In der Regel stellen sie sich als weiße Flecken in Gehirngebieten dar, wo weiße Flecken nicht hingehören (Blut ist im CT weiß). Bei emboliebedingten Schlaganfällen ist das etwas anders. Die sieht man erst Stunden nach dem Ereignis*, weshalb die Diagnose klinisch, also anhand der Symptome des Patien-

* *Man kann die Gefäßverstopfung im normalen CT nicht direkt sehen. Hierfür gibt es spezielle Untersuchungen. Was man nach Stunden aber sieht, ist das betroffene Gewebe. Das wirkt etwas dunkler als normales Gehirn.*

ten, gestellt wird. Denn die Therapie sollte sofort beginnen. Ziel ist es, so viel Gehirngewebe wie möglich zu erhalten. Viele Menschen denken irrtümlicherweise, man könne den Schlaganfall mithilfe der Therapie rückgängig machen. Das funktioniert leider nicht. Abgestorbenes Gehirngewebe (wie Sie wissen, sterben die Hirnzellen sehr schnell ab, wenn sie vom Sauerstoff abgeschnitten sind) lässt sich nicht wieder zum Leben erwecken. Allerdings kann man die sogenannte Penumbra retten. Darunter versteht man den Randsaum um das unwiederbringlich zerstörte Gewebe. Auch dieses Gebiet ist vom raschen Tod bedroht, lässt sich aber mit der richtigen Therapie davor bewahren. Der Blutfluss ist hier zwar eingeschränkt, jedoch können die Nervenzellen gerade noch so überleben, wenn man das verstopfte Gefäß wieder öffnet. Penumbra heißt übrigens Halbschatten – das trifft die Sache doch auf den Punkt, oder?

Welche Beschwerden dem Patienten nach dem Schlaganfall bleiben, hängt dann davon ab, wie groß das eigentliche abgestorbene Areal ist. Vorher lässt sich nicht sagen, welche Symptome durch den Zelltod des zentralen Schlaganfallbereiches und welche durch die Funktionseinschränkungen in der Penumbra bedingt sind. Kompliziert? Klar. Schauen Sie sich mal das folgende Bild an, das sollte die Sache etwas klarer machen:

MECHANISMEN EINES SCHLAGANFALLS

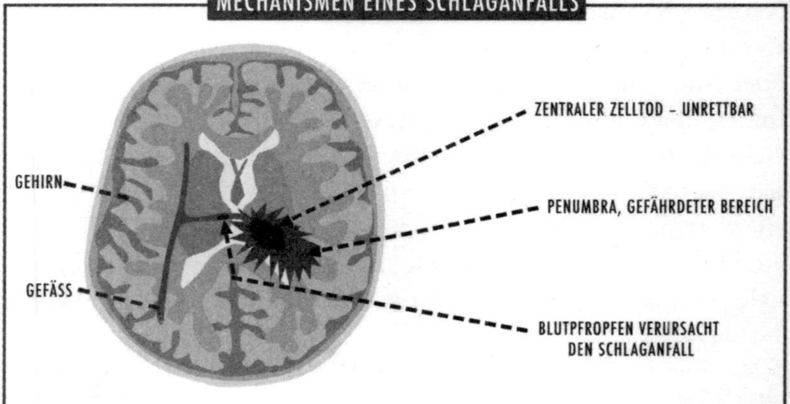

Hier sehen Sie noch mal, was ich meine. Die Nervenzellen in der Mitte, also im zentralen Bereich*, sind nicht mehr zu retten. Sie sind tot und bleiben es. Die in der Penumbra haben vom sogenannten Funktionsstoffwechsel in den Substratstoffwechsel geswitcht. Man könnte auch sagen, sie halten Winterschlaf. Die Aufgabe von uns Ärzten ist es, nun dafür zu sorgen, dass der Winter nicht zu lange dauert.

Um diese Aufgabe zu erfüllen, gibt es verschiedene Möglichkeiten, die sich im Laufe der letzten Jahre enorm weiterentwickelt haben. Die klassische Therapie des Schlaganfalls ist die sogenannte Lysebehandlung. Vielleicht erinnern Sie sich noch an die Lungenembolie – dort wird dasselbe Prinzip angewendet, was übrigens wieder ein Beispiel dafür ist, wie stark sich die verschiedenen Krankheitsbilder unter Umständen ähneln können. Grundlage der Lysetherapie ist die Gabe eines Medikaments, das den Blutklumpen in der entsprechenden Gehirnarterie auflösen soll. Dabei wird die Blutgerinnung zu großen Teilen außer Kraft gesetzt, weshalb eine Unterscheidung zwischen Hirnblutung und emboliebedingtem Schlaganfall (also der Schlaganfall, bei dem die Arterie durch ein Gerinnsel verstopft wird) so wichtig ist.

Setzt man nämlich dieses sogenannte Lysemedikament bei Patienten mit Hirnblutung ein, so wird man deren Situation verständlicherweise dramatisch verschlechtern. Richtig eingesetzt löst die Lyse den Blutklumpen aber auf und sorgt dafür, dass das Infarktareal wieder mit Blut versorgt werden kann und die Penumbra aus ihrem Winterschlaf erwacht. Allerdings hat das Medikament auch erhebliche Nebenwirkungen, die aus seiner eigentlich gewollten Wirkungsweise resultieren. Denn oft treten bei der Gabe der Lyse Blutungen in anderen Körperregionen auf.

Aber nicht nur das. Eine gefährliche Komplikation des Schlaganfalls ist die sogenannte sekundäre Einblutung. Darunter versteht

---

* *Wir sagen auch zentrale Nekrose dazu. Das Wort bedeutet Zelltod, also der zentrale Bereich, in dem die abgestorbenen und unrettbaren Nervenzellen liegen.*

man die Gefahr, dass Gefäße in den abgestorbenen Infarktzonen aufbrechen und zusätzlich noch bluten, was die ganze Sache dramatisch verschlimmern kann. Die Lysetherapie fördert das natürlich. Allerdings kann sie dem Patienten auch eine große Menge Lebensqualität zurückgeben, wenn nicht gar dessen Leben ganz retten. Denn nicht selten verschwinden viele Symptome des Schlaganfalls nach erfolgreicher Behandlung wieder. Übrigens, die ganze Sache dauert nicht lange. Die Lyse ist innerhalb weniger Stunden verabreicht und kann so ihre ganze Wirkung entfalten.

Weil sich die Medizin kontinuierlich weiterentwickelt, werden auch die Therapieverfahren immer wieder verbessert. So ist es heute unter bestimmten Umständen möglich, das verschlossene Gefäß mit einer ähnlichen Technik, wie man sie auch beim Herzinfarkt anwendet – mithilfe eines kleinen Drahtes, den man über eine Arterie in den Körper einführt –, mehr oder weniger sauber zu saugen. Das funktioniert aber nicht bei allen Formen des Schlaganfalls. Außerdem handelt es sich um eine sehr schwierige und hochkomplexe Methode. Eine ganze Fachrichtung, die Neuroradiologie, beschäftigt sich intensiv mit Anwendungsmöglichkeiten und Grenzen dieser Technik.

Nach der Sofortbehandlung des Schlaganfalls sollte der Patient für ein paar Tage auf der sogenannten Stroke Unit, einer Art Intensivstation speziell für Schlaganfallpatienten, behandelt werden. Hier wird die nicht ungefährliche Therapie überwacht, und weitere diagnostische Schritte werden in die Wege geleitet. Schließlich müssen sich die Ärzte ein Bild von der Ursache des Apoplex machen und eventuelle Risikofaktoren beseitigen.

Ein sehr wichtiger Bestandteil jeder Schlaganfalltherapie ist aber die Frührehabilitation. Dabei geht es darum, so viele durch den Anfall verlorene Fähigkeiten wie möglich durch intensives Training zurückzuerlangen. Denn obwohl das betroffene Hirnareal unwiederbringlich zerstört ist, kann unser Hirn doch durch die Bildung neuer Verbindungen, sogenannter Synapsen, oft einen erstaunlichen Teil der einstigen Leistungsfähigkeit wiedererlangen. Das geht aber nicht von alleine. Training und Übung sind hier genauso wichtig wie bei einem Sportler, der nach einem schweren Unfall versucht, auf sein ursprüngliches Niveau zu kommen.

Allerdings weiß niemand, wie viele der verlorenen Körperfunktionen der Patient zurückerlangen kann. Eins ist aber klar: Durch Übung lässt sich da viel machen, weil das Gehirn auf diese Weise motiviert wird, neue Verbindungen zu bilden. Auf der anderen Seite gibt es auch Patienten, die der Schlaganfall so stark oder an so empfindlichen Stellen getroffen hat, dass sie für den Rest ihres Lebens bettlägerig und pflegebedürftig sind.

Wir haben es hier also nicht nur mit einem sehr komplexen, sondern ebenso mit einem kaum vorhersehbaren und extrem variablen Krankheitsbild zu tun. Glücklicherweise wird viel Zeit und Geld in die Forschung gesteckt, und es werden immer wieder neue Therapieansätze entwickelt. Aber das Gehirn ist nun mal unsere Schaltzentrale und lässt sich nicht so »einfach« durchschauen wie andere Organe. Auch hier gilt also der Grundsatz: Besser Vorsorge als Nachsorge.

Was können wir selbst dafür tun, vom Schlaganfall verschont zu bleiben? Nun, ein sicheres Rezept gibt es leider nicht. Allerdings können wir schon versuchen, Risikofaktoren zu minimieren. Dazu gehört die konsequente Einnahme von gerinnungshemmenden Medikamenten bei Patienten mit Vorhofflimmern. Sollten Sie darunter leiden, so kann ihr Arzt Ihnen genau sagen, wie viel Sie von welchem Medikament einnehmen müssen. Übrigens: Wie im Kapitel über das Vorhofflimmern bereits angedeutet, halten viele Menschen Aspirin® für einen Blutverdünner, und so glauben einige, dass es hier alternativ eingesetzt werden könne. Das ist ein fataler Irrtum.

Aspirin® hat seinen Platz in der Prophylaxe und Therapie vieler Erkrankungen. Auch beim Schlaganfall kann es vorsorglich gegeben werden. Aber es bewirkt keine Blutverdünnung, wie sie beim Vorhofflimmern nötig ist. Aspirin® hemmt die Blutplättchen und wirkt somit protektiv bei der Form des Schlaganfalls, die durch

Arterienverkalkung hervorgerufen wird. Bitte auf keinen Fall verwechseln! Das kann wirklich tödlich enden.

Außerdem sollten Sie, wie eigentlich bei der Vorbeugung der meisten Erkrankungen, gut auf einen ausgewogenen Lebensstil, das Gewicht, genügend Bewegung und eine gesunde Ernährung achten. Auch der Blutdruck sollte im Normbereich liegen, da ein erhöhter Druck Schlaganfälle begünstigen kann.

Also – passen Sie gut auf sich auf! Denn obwohl man natürlich nie ganz sicher sein kann, können Sie selbst eine Menge tun, um Ihr persönliches Schlaganfallrisiko zu reduzieren.

ALS

Gefangen im eigenen Körper

Obwohl die Erkrankung ALS nicht allzu häufig ist, habe ich mich nach langer Überlegung entschieden, sie ins Buch mit aufzunehmen. Glücklicherweise erkranken »nur« ungefähr ein bis drei Menschen pro 100.000 Einwohner daran. Für die Betroffenen ist die ALS, was ausgeschrieben Amyotrophe Lateralsklerose bedeutet, aber eine Katastrophe. Als eines der bekanntesten Opfer von ALS zählt wahrscheinlich der Physiker Stephen Hawking, den die Krankheit zwar an den Rollstuhl gefesselt, jedoch nicht aufgeben lassen hat. Außerdem ist ALS vor einigen Jahren medial in den Fokus der Öffentlichkeit gerückt, als Menschen plötzlich anfingen, sich vor laufender Kamera mit Eiswasser zu übergießen. Diese sogenannte Ice Bucket Challenge sollte auf ALS aufmerksam machen, und die Aktion verbreitete sich wie ein Lauffeuer. Man kam ja praktisch nicht umhin, mindestens einmal pro Tag irgendwo in sozialen Netzwerken oder im Fernsehen irgendwen zu sehen, der gerade einen Eimer mit Eiswürfeln über sich selbst entleerte.

Ich habe mich entschieden, über ALS zu schreiben, weil ich mich in meiner Zeit als Student einen Sommer lang um einen Patienten gekümmert habe, der ebenfalls nicht aufgegeben und versucht hat, sein Leben trotzdem weiterzuleben. Und diese Entscheidung ist es, die jeder ALS-Patient irgendwann treffen muss: leben und dafür im eigenen Körper eingesperrt sein oder doch besser sterben. Wir werden später noch dazu kommen.

Beginnen wir erst mal mit dem Grundsätzlichen. Was verbirgt sich eigentlich hinter diesen drei Buchstaben? Bei ALS handelt es sich um eine degenerative Erkrankung des Nervensystems, die sich fast ausschließlich auf die sogenannten motorischen Neuronen beschränkt. Wir haben uns ja schon ein bisschen mit dem Aufbau und der Funktion des Nervensystems beschäftigt. Dabei haben wir besprochen, dass es Nervenzellen gibt, die Signale zum Gehirn tragen und damit Informationen über die Beschaffenheit der Welt übermitteln – die heißen sensorische Nervenbahnen.

Und dann gibt es noch diejenigen Nerven, die die vom Gehirn eingeleiteten Befehle in die Tat umsetzen und Bewegungen initiieren. Diese Nervengeflechte nennt man motorische Nerven. Bei der ALS degenerieren ebenjene motorischen Nervenzellen, was kurz gesagt zu einem Funktionsausfall der Muskeln führt*. Nicht verwechseln sollte man die ALS mit der MS, der Multiplen Sklerose, handelt es sich doch um zwei völlig unterschiedliche Dinge. Eine MS ist zwar schlimm, doch bei Weitem nicht so dramatisch wie eine ALS.

Wieso genau die motorischen Nervenbahnen kaputtgehen, weiß keiner. Um einer Heilung für dieses furchtbare Leiden näherzukommen, versuchen die Wissenschaftler natürlich fieberhaft, eine Erklärung zu finden, damit passende Therapien für die Patienten entwickelt werden können. Bei der ALS gibt es zwar gute Ansätze – definitiv weiß man aber leider noch nichts.

Einige Formen der Krankheit scheinen eine erbliche Komponente zu haben, aber den Genen allein die Schuld zu geben ist auch nicht ganz fair. Wahrscheinlich ist es eine Mischung aus ungünstigen Voraussetzungen, die irgendwann** zum Ausbruch der Krankheit führen. Neuere Forschungen stellen nun auch bestimmte Sportarten in den Fokus. So gibt es Hinweise darauf, dass Fußballer überdurchschnittlich oft an ALS erkranken. Ob das an der intensiven Kopfballarbeit liegt, die dann zur Verletzung bestimmter Hirnareale führt, weiß niemand so genau.

Tatsache ist, dass es nach und nach zum Absterben bestimmter Teile des motorischen Systems kommt. Die Sensorik, also die Fähig-

---

* *Im Prinzip wird so gut wie jede Interaktion zwischen Menschen und der Welt über Muskeln realisiert. Ob wir uns nun fortbewegen, ob wir kauen, lachen oder tanzen, ob wir schnarchen oder husten, ob wir Sex haben oder atmen – für all diese Fähigkeiten werden unsere Muskeln gebraucht. Sie sind viel mehr als nur schmückende Berge an den Armen und am Bauch – manchmal durch etwas Fettgewebe verdeckt. Muskeln halten uns am Leben.*

** *Meist im Alter zwischen 50 und 70 Jahren, manchmal deutlich früher.*

keit, die Welt wahrzunehmen, bleibt dabei vollständig erhalten. Die Betroffenen können also im Endstadium alles, was passiert, hören, sehen, fühlen und in gewisser Weise riechen und schmecken – sie können die Eindrücke auch verarbeiten, also über sie nachdenken. Was Betroffene aber nicht können, ist selbst in irgendeiner Weise mit ihrer Umwelt in Kontakt treten. Alles, was mit Muskeln zu tun hat, funktioniert nicht mehr.

Na gut, nicht alles.

Interessanterweise bleiben die Muskeln der Augen außen vor. Einige ALS-Patienten haben eine eigene Sprache entwickelt, die nur über das Bewegen der Augenlider umgesetzt wird. Der Patient, den ich während meines Studiums pflegte, war einer dieser Menschen. Ein spezieller Computer, dessen Bedienung meine Aufgabe war, ermöglichte es ihm, sogar ganze Bücher zu schreiben. Bewundernswert, oder? Auch Stephen Hawking kann dank der modernen Technik weiter ein äußerst produktives Mitglied der wissenschaftlichen

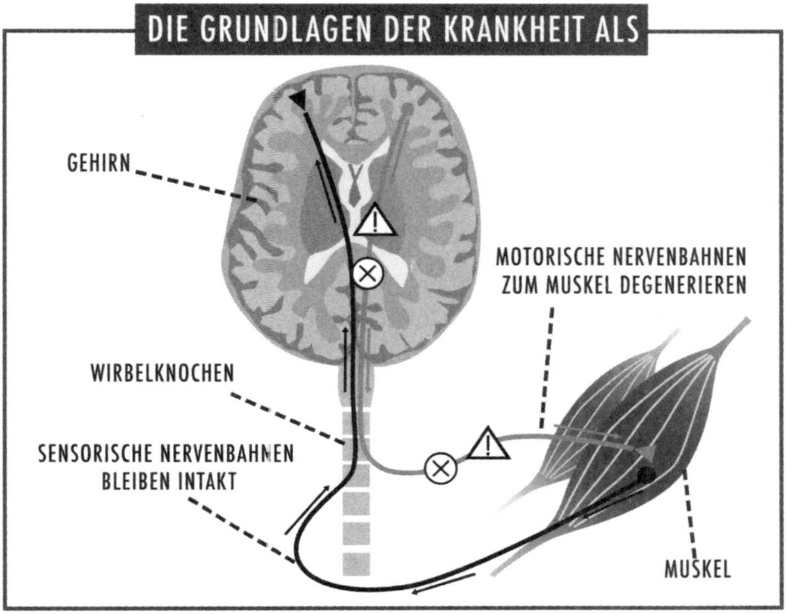

Community sein. Diese Beispiele trösten natürlich nicht darüber hinweg, dass die meisten Menschen, je nach Verlauf (der sehr variabel sein kann) nach wenigen Jahren, manchmal auch Monaten, versterben. Gegen den kontinuierlichen Abbau der Nerven ist kein Kraut gewachsen.

Und dabei scheint das Ganze ziemlich harmlos zu beginnen. Die Patienten spüren anfangs oft nicht mehr als ein unwillkürliches Zittern der Finger oder Zehen, manchmal auch der Zunge. Es ist so ein Zittern, wie wir es alle kennen und alle wohl schon einmal erlebt haben. Man nennt das Faszikulation. So etwas ist in der Regel völlig harmlos und kein Grund zur Sorge. Außer wenn dem andere Symptome folgen. Nach und nach lässt bei ALS-Patienten die Kraft nach. Sie verschlucken sich häufig oder können Dinge nicht mehr greifen, stolpern oder benehmen sich sonst irgendwie »tollpatschig«. Nur dass das alles nicht im Geringsten etwas mit Tollpatschigkeit zu tun hat, sondern erste Anzeichen der beginnenden Muskelschwäche sind.

Irgendwann suchen die Betroffenen dann einen Arzt, in der Regel den Hausarzt, auf, der sie nach bestimmten Basisuntersuchungen zum Neurologen schickt. Dieser führt eine ausgiebige neurologische Untersuchung mit Kraft- und Reflextests und vielem anderen durch. Spätestens hier wird auffallen, dass irgendetwas nicht stimmt. Denn wegen des Nervenabbaus gehen bestimmte Eigenschaften der Muskeln verloren. Und die kann ein Neurologe testen. Je nachdem, welche Form der ALS vorliegt, können beispielsweise Reflexe abgeschwächt oder auch überdurchschnittlich stark ausgeprägt sein. Das kommt Ihnen bekannt vor? Stimmt, der besagte Test mit dem Reflexhammer, bei dem der Hausarzt auf die Kniescheibe (eigentlich etwas darunter) haut und der gesamte Unterschenkel unwillkürlich zuckt, wurde bereits in der Einleitung erwähnt. Solche Reflexe gibt es viele im Körper, und der Neurologe kann sie testen, um zu sehen, wie sie sich verhalten.

Neben der Testung der Reflexe gibt es noch eine ganze Reihe anderer Untersuchungen, die darauf abzielen, Muskelkraft und

Sensibilität (also die Fähigkeit, Dinge wahrzunehmen, die ja erhalten bleibt) zu überprüfen. Schon aus den Resultaten dieser Untersuchungen und durch das, was der Patient geschildert hat, kann zumindest der Verdacht auf eine degenerative Nervenkrankheit abgeleitet werden. Um den zu erhärten, werden nun weitere Tests veranlasst. So können Nervenleitgeschwindigkeit und Muskelaktivität durch unterschiedliche Tests genau gemessen werden. Mithilfe der daraus resultierenden Daten kann der Neurologe meist die Diagnose ALS stellen.

Der diagnostische Prozess, also das Sammeln von Daten und die Herleitung einer Diagnose, ist in der Nervenheilkunde eine ziemlich komplizierte Angelegenheit. So werden neben den Untersuchungen der Muskel- und Nervenfunktionen noch andere Schritte unternommen, um bestimmte Alternativen (auch Differenzialdiagnose genannt, wie Sie bereits wissen) auszuschließen. Die Patienten werden dabei sozusagen einmal komplett auf den Kopf gestellt. Eine bildliche Darstellung des Gehirns mit CT oder MRT wird genauso durchgeführt wie eine ausführliche Blutuntersuchung. In manchen Fällen werden sich die Ärzte sogar dafür entscheiden, Rückenmarksflüssigkeit mittels einer sogenannten Lumbalpunktion zu gewinnen, um diese vom Labor analysieren zu lassen. Wie genau das funktioniert, werden wir später noch besprechen. Nach unzähligen Tests und kleineren diagnostischen Eingriffen steht dann irgendwann die unfassbare Diagnose ALS im Raum – und verändert alles.

Obwohl viele Menschen bisher kaum etwas von der Krankheit gehört haben*, reicht ein Blick ins Internet, um Informationen über deren Verlauf zu bekommen. Auch der Neurologe wird dem Betroffenen nun viele Dinge erklären müssen. Solche Diagnosen zu erläutern zählt wohl zu den schlimmsten Facetten des Arztseins. Schon

* *Obwohl die Ice Bucket Challange in aller Munde war, war wohl nicht jedem bewusst, auf welche schlimme Krankheit das Ganze eigentlich aufmerksam machen sollte. Die Eigendynamik der Aktion hat meiner Meinung nach irgendwann alles andere überschattet.*

sehr früh im Krankheitsverlauf werden den Erkrankten deshalb regelmäßig Angebote für psychologische Betreuung unterbreitet. Denn was nun mit dem Patienten geschehen wird, ist martialisch. Die Schwäche in Armen und Beinen wird nach und nach zunehmen und sich nach »oben«, also auf den Körperstamm, ausbreiten. Auch kommen Sprachstörungen, Schluckbeschwerden und Schwierigkeiten beim Kauen hinzu*. Die Krankheit schränkt die Betroffenen in ihrem Alltag immer weiter ein. Die Geschwindigkeit des Abbaus ist sehr variabel. Es gibt »harmlosere« Varianten der Krankheit, die sehr langsam fortschreiten. Viele Patienten sind aber schon nach einem bis zwei Jahren nicht mehr in der Lage, ein normales Leben zu führen. Ein Bekannter von mir, der bereits verstorben ist, wurde mit einer sehr schnellen Form der ALS diagnostiziert. Man konnte ihm sozusagen beim Sterben zuschauen. Und während all das passiert, bleiben die kognitiven Fähigkeiten, also die geistige Leistungsfähigkeit, komplett erhalten.

Irgendwann beginnt die ganze Angelegenheit nicht nur, eine unglaubliche Belastung für die Psyche oder das selbstbestimmte Leben der Betroffenen zu werden, sondern sich auch auf andere Körperregionen auszuwirken. So können die Patienten im fortgeschrittenen Stadium immer weniger Muskelarbeit aufbringen, die das Zwerchfell beispielsweise benötigt, um zu husten, sodass Bakterien und Schleim nicht mehr ausreichend ausgeworfen werden können. Lungenentzündungen sind die Folge. Außerdem hat das Zwerchfell noch eine andere ganz wichtige Aufgabe: Es ist zum Atmen unabdingbar. Fällt es aus, dann folgt der Atemstillstand – die Patienten sterben.

Und dieser Atemstillstand wird auch den meisten zum Verhängnis, was uns zu dieser wichtigen und enorm schwierigen Ent-

* *Man bezeichnet diese Trias, also das Auftreten der drei zusammengehörenden Symptome, als progressive Bulbärparalyse. Ursache ist die Degeneration der Hirnnerven. Diese sind unter anderem für die Bewegung der Muskeln im Mund-, Nasen- und Rachenraum zuständig. Ein Ausfall hat die beschriebenen Folgen.*

scheidung führt, von der ich schon vorhin gesprochen habe. Die große Frage, mit der sich alle ALS-Patienten früher oder später (es ist sicher besser, das früher zu tun) auseinandersetzen müssen, ist nämlich, ob sie ab dem Moment, in dem die Atemarbeit nicht mehr ausreichend ausgeführt werden kann*, künstlich beatmet werden wollen. Obwohl viele Gesunde jetzt wohl instinktiv denken könnten, dass das ja wohl klar sei – schließlich möchte man ja leben –, so klar ist das nicht. Denn eines muss der Patient im Hinterkopf behalten: Er wird nie wieder vom Beatmungsapparat wegkommen**, kann, außer mit den Augen, nicht mehr kommunizieren und wird für immer zum Pflegefall – gefangen im eigenen Körper.

In diese Abhängigkeit wollen sich viele Menschen nicht begeben. Die Entscheidung ist, wie auch immer geartet, aber in jedem Fall zu akzeptieren. Möchte der Betroffene nicht beatmet werden, so tritt meist irgendwann der Tod ein, entweder als Folge einer schweren und nicht behandelbaren Lungenentzündung oder infolge eines Atemversagens. Durch die fehlende Muskelkraft kommt immer weniger Sauerstoff im Blut an, der Patient döst weg, irgendwann ist er tot. Glücklicherweise kann mit den Mitteln der modernen Palliativmedizin*** das Gefühl des Erstickens verhindert werden. In den letzten Jahren sind ambulante Palliativteams wahrlich aus dem Boden geschossen und leisten, nicht nur bei ALS-Patienten, Großes. Sie ermöglichen dem Erkrankten, zu Hause im familiären Umfeld zu sterben. Trotzdem gibt es noch immer viel zu wenige Palliativmediziner und Palliativpfleger. Gerade im ländlichen Raum besteht hier wahrlich ein großer Nachholbedarf.

---

* *Das ist nicht ein bestimmter Zeitpunkt – 3, 2, 1, jetzt geht es nicht mehr. Vielmehr setzt die Atmung langsam über Wochen hinweg aus.*

** *Zumindest nach aktuellem Wissensstand. Wer weiß schon, ob nicht irgendwann irgendwer ein Mittel gegen die Krankheit entwickelt.*

*** *Palliativmedizin beschäftigt sich mit der Behandlung Kranker, die mit den Methoden der westlichen Medizin nicht mehr zu retten sind. Hauptaugenmerk ist nun das schmerzfreie und menschenwürdige Sterben beziehungsweise das selbstbestimmte Leben, solange es irgendwie möglich ist.*

Sollte die Entscheidung für eine künstliche Beatmung fallen, so wird diese meist schon früh im Verlauf der Erkrankung durchgeführt, um Komplikationen wie Lungenentzündungen, die mit einer verminderten Atemarbeit einhergehen, so gut es geht zu vermeiden.

Technisch wird die Beatmung nicht etwa durch eine klassische Intubation, also das Einführen eines Beatmungsschlauches in die Luftröhre über den Mund, durchgeführt, sondern, wie für Langzeitbeatmungen üblich, über einen Luftröhrenschnitt, eine sogenannte Tracheotomie.

Über einen kleinen Einschnitt am Hals wird ein Beatmungsschlauch in die Luftröhre eingeführt. Um das System zu fixieren und vor dem Verrutschen zu schützen, wird ein kleiner Ballon am Ende des Schlauches aufgeblasen. Der Schlauch wird an eine Beatmungsmaschine angeschlossen, die mithilfe von Druckluft nun das Atmen für den Patienten übernimmt.

PRINZIP EINER TRACHEOTOMIE

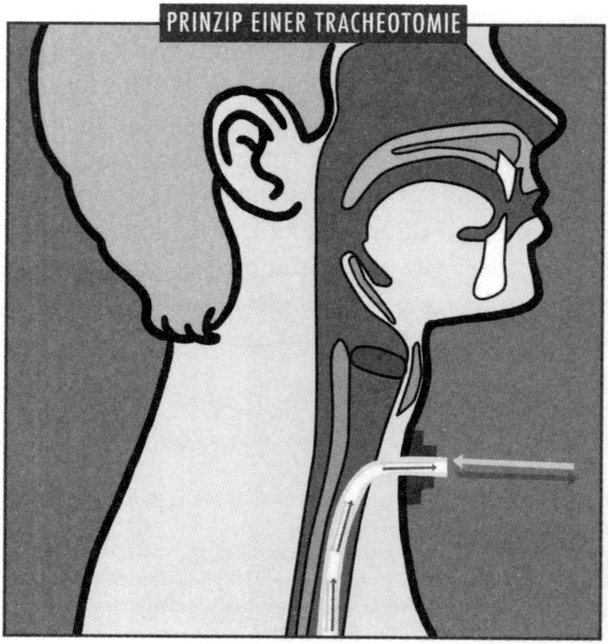

Wie würden Sie sich in so einer Situation entscheiden? Ich selbst weiß es nicht und hoffe, diese Frage niemals beantworten zu müssen. Jeder, der mit ALS diagnostiziert wurde, muss sich aber früher oder später damit beschäftigen.

Vielleicht ist Ihnen nun etwas klarer, wieso es mir so wichtig war, das Thema ALS in dieses Buch aufzunehmen. Es gibt viele schlimme Erkrankungen, keine Frage. Und leider gibt es auch genug Leiden, gegen die immer noch kein Kraut gewachsen ist*.

Aber zusehen zu müssen, wie der Körper langsam den Dienst aufgibt, ohne etwas tun zu können, muss ein absoluter Albtraum sein. Und das alles nur wegen ein paar Nervenzellen, die aus unbekanntem Grund nicht so lange leben wie der Rest des Körpers. Ist das nicht bemerkenswert?

* *Vielleicht ist auch ein Kraut gewachsen, wir haben es nur noch nicht entdeckt. Im Regenwald des Amazonas sollen ja Unmengen an Wirkstoffen in Pflanzen versteckt sein, die unsere Medizin um Längen nach vorne bringen könnten, wenn wir sie nur entdecken würden.*

MENINGITIS

Entzündung in der menschlichen Schaltzentrale

Schon im Einleitungstext haben wir kurz angesprochen, dass Gehirn und Rückenmark nicht einfach steif im Schädel oder im Rückenmarkskanal herumliegen, wären sie doch sonst in Bezug auf Schläge und andere Traumata enorm gefährdet. Deshalb schwimmen diese wichtigen Strukturen in einer ganz speziellen Flüssigkeit, der sogenannten »zerebrospinalen Flüssigkeit«, auch Hirnwasser genannt.

Nun ist es aber so, dass der Schädel voller Löcher ist und der Liquor, wie man das Hirnwasser auch nennt, binnen kurzer Zeit einfach aus dem Kopf herausfließen würde. Um das zu verhindern, gibt es die Hirnhäute. Die umspannen das gesamte zentrale Nervensystem inklusive Gehirn und Rückenmark und sorgen dafür, dass die große Walnuss schön kuschlig eingepackt ist. Zwischen Hirn und Hirnhäuten fließt das Nervenwasser – und es fließt tatsächlich. Zwar ist das Ganze nicht mit den Bewegungen des Blutes vergleichbar, ganz still steht die Flüssigkeit aber auch nicht, denn sie wird relativ weit »oben« im Kopf durch ein kompliziertes Geflecht aus winzigen Gefäßen gebildet und fließt dann nach unten Richtung Rückgrat weiter.

Die zerebrospinale Flüssigkeit wirkt wie ein Stoßdämpfer für unser Hirn. Außerdem hat sie noch bestimmte Stoffwechselaufgaben zu erledigen, die aber nicht ganz so wichtig für das Verständnis dieses Kapitels sind. Die Zusammensetzung des Liquors ähnelt der des Blutplasmas. Ärzte nutzen die Unterschiede zwischen den beiden Flüssigkeiten, um bestimmte Krankheiten besser diagnostizieren oder einordnen zu können.

Wie Sie in der Grafik sehen, bestehen die Hirnhäute aus mehreren Schichten. Für das folgende Krankheitsbild hat das wenig Bedeutung, es macht aber durchaus Sinn, mal davon gehört zu haben.

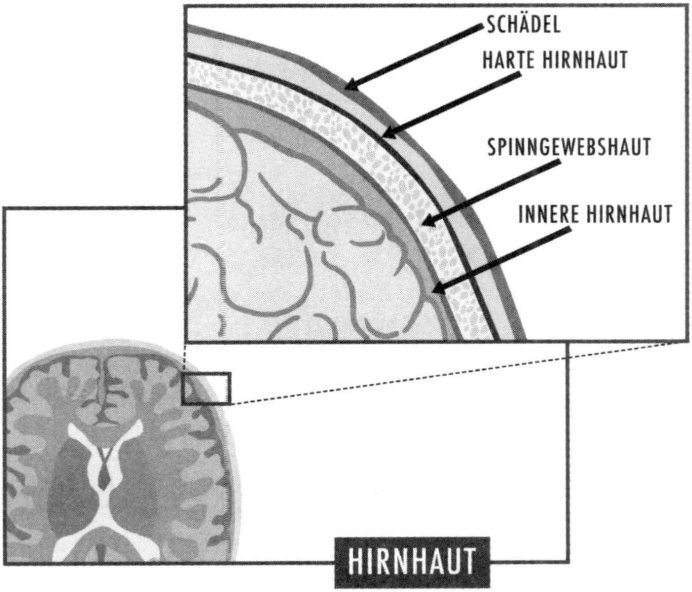

Die zerebrospinale Flüssigkeit befindet sich zwischen der inneren Hirnhaut und der Spinngewebshaut. Außerdem befindet sich tief im Hirn noch ein sogenannter innerer Liquorraum, der aus großen Höhlen, den so genannten Ventrikeln, besteht. Hier wird die Flüssigkeit gebildet.

Warum ich Ihnen das alles erkläre? Wollten wir uns laut Kapitelüberschrift nicht über die Meningitis unterhalten? Nun ja, Meningitis heißt übersetzt Hirnhautentzündung. Und jetzt wird wohl klar, wieso ich da vorher ein paar Zeilen über Hirnhäute schreiben muss. Also, los geht's! Reden wir über die Meningitis. Sie wissen ja mittlerweile, dass Dinge, die mit -itis enden, in der Medizin eine Entzündung anzeigen. Meningitis bedeutet also, wie gesagt, Hirnhautentzündung. Jetzt stellt sich aber natürlich die Frage, wie es zu so einer Erkrankung kommt. Eine Entzündung setzt ja normalerweise bestimmte Erreger voraus, die ein Gewebe angreifen. So vermehren sich bei der Blinddarmentzündung die im Kot heimischen Keime

VENTRIKEL-SYSTEM DES GEHIRNS

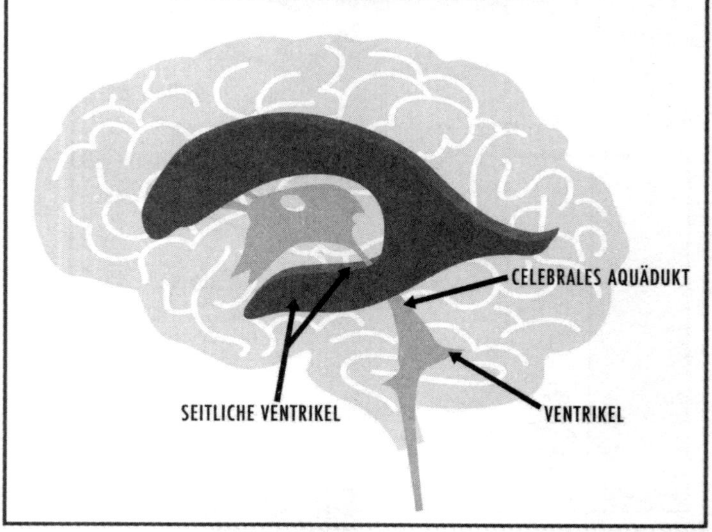

übermäßig stark und greifen den Blinddarm an. Ähnlich ist das, wenn Sie einen Pickel auf der Haut haben – auch eine Entzündung. Die Bakterien der Körperoberfläche bekommen Überwasser, und der Körper wehrt sich mit einer Entzündungsreaktion dagegen.

Wie um alles in der Welt sollen aber Bakterien, Viren oder das, was unserem Körper sonst noch feindlich gesinnt ist, zum Hirn gelangen? Das liegt doch schön aseptisch* und vor feindlichen Einflüssen so abgeschottet wie möglich in unserem Schädel! Und trotzdem finden gefährliche Mikroorganismen wie Bakterien und Viren von Zeit zu Zeit den Weg ins Gehirn oder zumindest an

* *Eigentlich logisch, oder? Aseptisch bedeutet, dass das Gehirn ganz konsequent vor dem Kontakt mit fremden Strukturen geschützt ist. Nicht einmal alle Bestandteile des Blutes gelangen schlussendlich ins Hirn. Dafür sorgt die sogenannte Blut-Hirn-Schranke. Deren Aufgabe ist es, nur die Stoffe ans Schaltzentrum zu lassen, die dort auch ganz sicher gebraucht werden. Sie können sich das wie in einem OP vorstellen. Dort herrschen auch sterile oder aseptische Bedingungen. Nur diejenigen Menschen dürfen sich im Operationssaal aufhalten, die unmittelbar für das Gelingen des Eingriffs gebraucht werden, damit die OP-Wunde auf keinen Fall kontaminiert, also verschmutzt, wird.*

die Hirnhäute. Eine häufige Quelle ist beispielsweise der Mund-Rachen-Raum. Aber auch über die Blutbahn können die winzigen Quälgeister ins Hirn vordringen.

Ein klassisches Beispiel für diese Art der Infektion ist die Mittelohrentzündung. Wegen der räumlichen Nähe zu den Hirnhäuten kann die relativ schnell auf die so wichtigen Strukturen im Zentralnervensystem übergreifen. Aber auch der direkte Kontakt zwischen kontaminierter Umgebung und den Hirnhäuten kann zu Infektionen führen. Kommt es im Rahmen von Unfällen oder OPs zu einer Verschmutzung der Meningen, ist die Gefahr nicht gering, dass die sich entzünden. Aber glücklicherweise eben nur die und nicht das Gehirn selbst. Das infiziert sich nur sehr viel seltener, stellen sich doch die Hirnhäute schützend davor. Kommt es dann aber doch mal zu einer sogenannten Enzephalitis, also einer Entzündung des Hirns, so ist dieses Krankheitsbild ungleich dramatischer.

Fragen wir uns jetzt doch einfach mal, welche Quälgeister uns da eigentlich plagen. Prinzipiell können alle Mikroorganismen die Hirnhäute angreifen. Neben Bakterien und Viren gibt es auch Pilz- und sogar Parasitenbefälle – die sind aber wirklich sehr selten und eher bei stark immungeschwächten Personen anzutreffen. Daher sind Aids-Patienten eine stark gefährdete Gruppe. Weitaus üblicher ist aber die Ansteckung an einem Bakterium oder einem Virus.

Da die Virusmeningitis, also die von Viren verursachte Hirnhautentzündung, in der Regel unproblematisch ausheilt und meist keine großartige medizinische Herausforderung darstellt, werden wir uns eher auf die von Bakterien verursachte Hirnhautentzündung konzentrieren. Diese Erreger sind hier viel gefährlicher und können im schlimmsten Fall zum Tode des Patienten führen. In Bezug auf durch Viren ausgelöste Hirnhautentzündungen ist hier aber die sogenannte FSME unbedingt erwähnenswert, die Frühsommermeningoenzephalitis, eine von Zecken übertragene Krankheit. Vielleicht ist Ihnen diese Erkrankung ein Begriff, weil Hausärzte in Risikogebieten zu einer Impfung raten. Obwohl auch diese Entzündung meistens gut ausheilt, kann es doch zu dramatischen Verläufen kommen, weil neben den Hirnhäuten auch oft das Gehirn betroffen ist.

Jetzt aber zurück zu den Bakterien.

Es gibt eine Vielzahl gefährlicher Keime, die eine entsprechende Meningitis auslösen können. Interessant ist in der Tat, dass die Art der Bakterien zwischen Erwachsenen, Kindern und Säuglingen stark variiert. Weil beispielsweise die sogenannten Haemophilus-influenza-Bakterien Typ B häufig zu Hirnhautentzündungen bei Kindern geführt haben, werden die Kleinen heute häufig gegen diese Erreger geimpft, was die Infektionsrate dramatisch eingedämmt hat. Bei Erwachsenen haben die Übeltäter meist so unglaublich wissenschaftliche Namen wie Pneumokokken, Meningokokken oder Staphylokokken. Auch sogenannte Pseudomonaden können zur Gefahr für die Hirnhäute werden. Wichtig für uns ist das alles nicht wirklich. Lediglich die Meningokokken werden wir später noch mal etwas genauer betrachten müssen, da sie von allen die gefährlichsten sein können. Im Prinzip handelt es sich aber bei allen genannten Viechern um Bakterien, die ihrerseits wieder unterschiedliche Eigenschaften haben, die uns Ärzten die Diagnose und letzten Endes auch die Behandlung ein wenig erleichtern.

Die Beschwerden, die an Meningitis erkrankte Patienten äußern, sind zwar für Ärzte gut zu erkennen, für Laien aber oft diffus und nicht richtig einzuordnen. So macht sich eine Hirnhautentzündung durch die klassische Symptomtrias* Kopfschmerzen, Fieber und den sogenannten Meningismus bemerkbar. Bei Letzterem handelt es sich um eine schmerzhafte Verspannung der Nackenmuskulatur, wenn die Hirnhäute gereizt werden.

---

* *In der Medizin reden wir oft über Triaden. Das sind Dreierkombinationen von Symptomen, die, wenn sie in Kombination vorkommen, Hinweise auf das Vorliegen eines bestimmten Krankheitsbildes liefern. Einen Nierentumor erkennt man beispielsweise an folgender Trias: Blut im Urin, Schmerzen in der Flanke, tastbare Masse in der Flanke. Ein weiteres Beispiel ist die Virchow-Trias. Vielleicht erinnern Sie sich noch daran – wir haben im Kapitel Lungenembolie kurz darüber gesprochen. Dabei handelt es sich nicht um einen Symptomkomplex, sondern um ein Triplet an Bedingungen, die die Entstehung einer tiefen Beinvenenthrombose begünstigen, die dann ihrerseits die Quelle für eine Lungenembolie sein kann.*

Das können Sie sich ungefähr so vorstellen: Der Arzt nimmt den Kopf des Patienten in die Hände und bewegt dessen Kinn vorsichtig in Richtung Brust. Dabei kommt es zur Dehnung der Hirnhäute, weshalb sich die Nackenmuskeln reflektorisch verkrampfen, um den Reiz, also die Dehnung, zu stoppen. Neben diesen klassischen drei Symptomen können außerdem in unterschiedlicher Intensität Übelkeit und Erbrechen sowie Lichtempfindlichkeit auftreten. Wie gesagt, die meisten Patienten können das alles nicht richtig einordnen und konsultieren den Arzt leider relativ spät, spätestens aber dann, wenn die Krankheit voranschreitet und gefährlichere Symptome wie Krampfanfälle oder Bewusstseinsverlust hinzukommen.

Das Problem einer verzögerten Diagnose ist nämlich: Je später man bei einer bakteriellen Hirnhautentzündung die Therapie beginnt, desto schlechter ist die Prognose. Und im schlimmsten Fall kann die wirklich schlecht, ja katastrophal sein. Denn die Meningitis kann zur Blutvergiftung voranschreiten. Sind Meningokokken im Spiel, so fürchten wir Ärzte das tödliche Waterhouse-Friderichsen-Syndrom. Denn spätestens beim Eintritt dieser Komplikation wird die Sache wirklich haarig.

So können die Gifte der Meningokokken* eine sogenannte Verbrauchskoagulopathie auslösen, die oft tödlich endet. Was aber ist das jetzt wieder? Immer diese komplizierten Fachwörter … Unter Verbrauchskoagulopathie versteht man einen ziemlich krankhaften Mechanismus, bei dem die Gerinnungsfaktoren des Blutes plötzlich unkoordiniert aktiv werden. Normalerweise sind die ja dafür zuständig, Wunden zu deckeln und vergrinden zu lassen. Im Falle der Verbrauchskoagulopathie entstehen die Grinde ganz plötzlich mitten im Gefäßsystem, ohne dass irgendwelche Wunden vorhanden sind, die eine Reparatur benötigen würden. Das führt zu vielen winzigen Gefäßverschlüssen, da die Blutklümpchen ja nicht

* *Bakterien können Gifte ausschütten, die ihrerseits verschiedene Effekte auf den Körper des Menschen haben können. Diese Eigenschaft ist zwar nicht allen Mikrobiestern zu eigen – diejenigen, die es können, sind aber mitunter gefürchtete Zeitgenossen.*

bis in die kleinsten Gefäße gespült werden können. Es resultieren ganz viele Miniinfarkte der verschiedensten Organe. Weil aber die ganzen Gerinnungsfaktoren verbraucht sind, entsteht im Blut ein Ungleichgewicht* zwischen Gerinnungsfaktoren und gerinnungshemmenden Stoffen.

Die Folge: Auf der einen Seite kommt es überall zu Miniinfarkten, auf der anderen können winzigste Gefäßverletzungen, die von Zeit zu Zeit immer mal vorkommen und normalerweise ohne Weiteres gestopft werden können, nicht mehr versorgt werden. Es kommt zu (für die Meningokokken-Hirnhautentzündung typischen) Einblutungen, den sogenannten Petechien. Sichtbar sind die oft an den Beinen, aber auch im Inneren des Patienten können Gefäße unkontrollierbar anfangen zu bluten. Ein besonders häufig betroffenes Organ ist hier die Nebenniere, die durch so eine Blutung teilweise oder vollständig zerstört werden kann. Ohne schnelle Therapie kann eine Meningokokken-Meningitis binnen kurzer Zeit zum Tode führen. Wegen ihrer relativ hohen Ansteckungsgefahr beobachtet man immer wieder Häufungen dieser Erkrankung, speziell in Gemeinschaftsunterkünften wie Internaten oder Schullandheimen. Eine schnelle Diagnose und entsprechende Therapie sowie die vorsorgliche Behandlung exponierter, also in Kontakt zum Patienten stehender, Personen sind daher sehr wichtig.

Weil der sofortigen Therapie eine so enorme Bedeutung zukommt, behandeln Ärzte schon bei Verdacht auf Meningitis. Natürlich muss am Ende eine gesicherte Diagnose stehen. Aber weil die Tests dafür aufwendig sind und eine Zeit dauern, muss sofort behandelt werden. Patienten, bei denen der Verdacht auf eine Hirnhautentzündung im Raum steht, müssen umgehend ins Kranken-

* *Der Umstand, dass Blut da bleibt, wo es ist, nämlich im Gefäß, ist einem sehr sensiblen Gleichgewicht zwischen der Wirkung von Gerinnungsfaktoren und gerinnungshemmenden Blutbestandteilen zu verdanken. Ist dieses Gleichgewicht gestört, kommt es zu unkontrollierbaren Blutungen.*

haus eingewiesen werden – und hier am besten in die Neurologie. Dort wird so schnell wie möglich Blut abgenommen*, das dann nicht nur auf Entzündungszeichen, sondern auch auf das Vorhandensein von Bakterien untersucht wird.

Mithilfe spezieller Verfahren wird von Mikrobiologen ein sogenanntes Antibiogramm erstellt, was den behandelnden Ärzten genau verrät, welcher Keim die Erkrankung verursacht und welches Antibiotikum dagegen wirkt**. Weil die Bakterien aber hauptsächlich im Hirnwasser wüten, muss auch hiervon eine Probe entnommen werden. Und das ist eine ziemlich unangenehme Angelegenheit, obwohl es im Aufgabenspektrum der Neurologen zur absoluten Routine gehört. Trotzdem müssen die dem armen Patienten, dem es ja ohnehin schon ziemlich mies geht, eine Nadel in den Rücken jagen, über die dann Nervenwasser abgezapft werden kann. Klingt ziemlich düster, was?

Das Ganze funktioniert dann so: Der Patient liegt oder sitzt vor dem Arzt, der, nachdem er den Bereich mithilfe einer lokalen Betäubung schmerzunempfindlich gemacht hat, eine Nadel durch die Lendenwirbel in den Rückenmarkskanal vorschiebt. Die Nadel ist so dick, dass einige Tropfen Rückenmarksflüssigkeit durchlaufen können, die dann in einem Reagenzglas aufgefangen und zur

---

* *Die Entnahme von Blut und Rückenmarksflüssigkeit, wie ich sie gleich noch beschreiben werde, muss vor der Einleitung einer Therapie durchgeführt werden, weil sonst die Gefahr besteht, dass das Ergebnis der Untersuchungen verfälscht wird. Die notwendigen Medikamente werden also nach der Blut- und Nervenwasserentnahme, aber bevor der Arzt deren Ergebnisse kennt, gegeben.*

** *Es existieren Tausende verschiedene Bakterienarten und Dutzende Antibiotika, die wiederum verschiedene Wirkspektra haben. So gibt es einige Bakterien, gegen die bestimmte Antibiotika nicht helfen, während diese aber mit einer Vielzahl anderer Keime gut klarkommen. Die Lehre von Bakterien und entsprechenden Antibiotika ist so komplex, dass es eigene Fachleute dafür gibt. Gott sei Dank, denn kein Arzt kann das alles auswendig wissen. Zwar kennen wir die Standardantibiotika, die gegen Keime helfen, durch die bestimmte Erkrankungen oft ausgelöst werden. Gegen die helfen dann wieder standardisierte Therapien. Allerdings gibt es immer auch Ausnahmen, und so müssen Proben entnommen werden, in denen der wirkliche Übeltäter und dessen Resistenzprofil, also die Auflistung derjenigen Antibiotika, die nicht wirken, genau aufgelistet sind.*

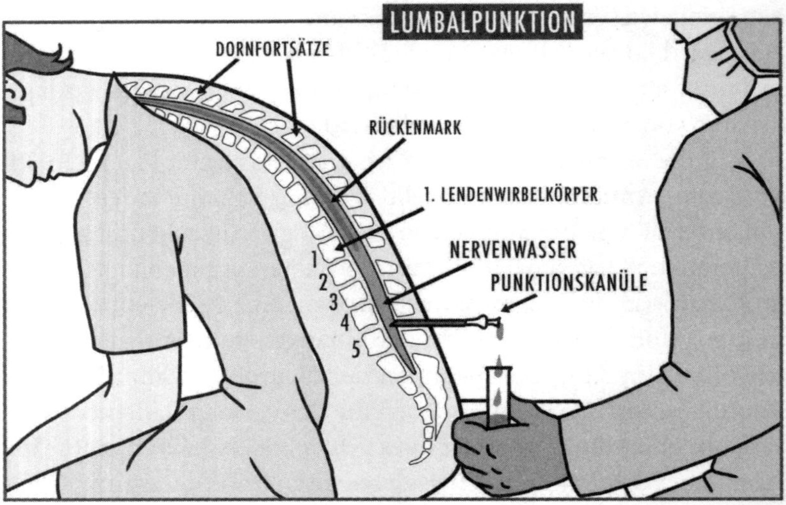

Untersuchung ins Labor geschickt werden. Schon am Aussehen der Flüssigkeit erkennt der Arzt, wie heikel die Situation wirklich ist. Trübe Flüssigkeit ist beispielsweise ein Hinweis auf Eiter, und der kommt hauptsächlich bei bakteriellen Infektionen vor. Bei klarer Flüssigkeit kann vorsichtige Entwarnung gegeben werden, ist sie doch ein Zeichen für eine von Viren verursachte und somit meist weniger gefährliche Infektion.

Obwohl so eine Lumbalpunktion, also die Entnahme von Rückenmarkswasser, natürlich zu Komplikationen führen kann (schließlich ist die Verletzung des Rückgrates immer möglich, wenn man mit einer Nadel darin herumstochert), ist die Untersuchung doch relativ sicher und für die Prognose des Patienten wegweisend.

Bedeutend ist hier allerdings, dass die Ärzte vor der Untersuchung oft ein »schnelles« CT, also eine Computertomographie durchführen. Das macht man, weil die Lumbalpunktion unter einer Voraussetzung sehr gefährlich, ja sogar tödlich sein kann. Hat sich nämlich im Gehirn des Betroffenen ein Tumor eingenistet, dann drückt der gegen das umliegende Gewebe. Nimmt man jetzt den Gegendruck weg, indem man ein Loch in die Hirnhäute sticht, so kann es sein, dass das Gehirn durch das große Loch in der Schädelbasis gedrückt wird und der Patient stirbt. Man nennt das Herniation oder auch Einklemmung, weil das Gehirn im »großen Loch*« eingeklemmt wird.

Diese Komplikation gilt es unbedingt zu vermeiden.

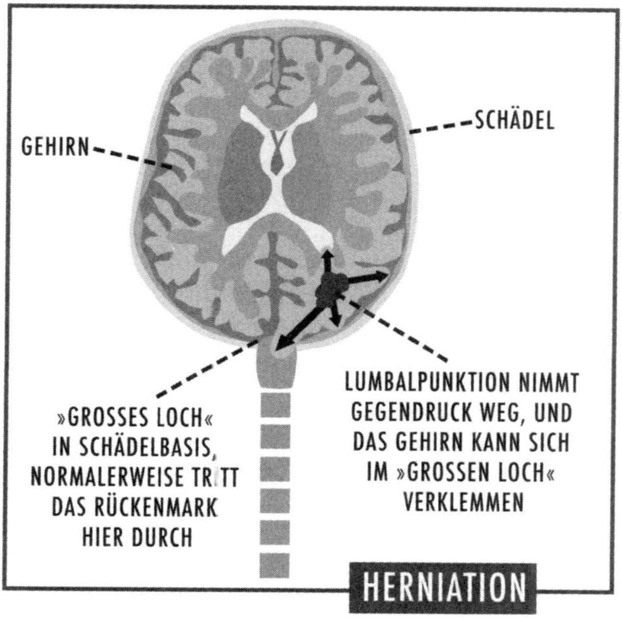

So, nachdem nun das Nervenwasser entnommen ist, müssen wir uns aber wirklich so schnell wie möglich der Behandlung der Meningitis widmen, sonst wird es haarig. Und während die Mikrobiologen im Labor herausfinden, welcher Keim für die Hirnhautentzündung verantwortlich ist, bekommt der Betroffene erst einmal ein Breitbandantibiotikum und eine ordentliche Dosis Steroide. Deren Aufgabe ist es, die Schwellung der Hirnhäute und die damit verbundene Gefahr fürs Gehirn zu minimieren. Liegt das Ergebnis

* *In der Medizinersprache heißt das Foramen magnum.*

der Testung dann nach ein paar Tagen vor, kann man das Antibiotikum vom Breit- auf ein Schmalbandmittel umstellen. Das macht man, um mögliche Resistenzen zu vermeiden*.

Stellt sich heraus, dass wirklich die gefürchteten Meningokokken Auslöser der Erkrankungen sind, müssen Kontaktpersonen des Patienten mit einer einmaligen (oder mehrmalig, das kommt aufs Antibiotikum an) Antibiotika-Gabe prophylaktisch behandelt werden. Außerdem müssen die Ärzte die Erkrankung ans Gesundheitsamt melden, dessen Aufgabe es ist, eine Epidemie zu verhindern. Alles in allem lässt sich die komplikationslose Meningitis aber sehr gut behandeln, und je früher der Arzt die Erkrankung als solche erkennt und damit die Therapie in die Wege leitet, desto besser sind die Chancen der Betroffenen auf eine vollständige Ausheilung der Infektion.

*

So, nun haben wir das Kapitel über die Erkrankungen des Gehirns hinter uns gebracht. Vielleicht ist Ihnen aufgefallen, dass es gar nicht so viele Krankheiten waren – gerade mal drei. Aber so ist das halt, wenn man sich vornimmt, 33 schwere Krankheiten zu beschreiben, da muss dann eine Auswahl getroffen werden. Aber es gibt sehr viele Erkrankungen des Gehirns und der Nervenbahnen, und die machen leider auch sehr vielen Menschen das Leben wirklich schwer, denn beim Gehirn ist Heilung immer so eine Sache. Viele Erkrankungen lassen sich zwar diagnostizieren und

---

* *Antibiotika-Resistenzen sind ein großes Problem in der modernen Medizin. Weil immer noch viel zu viele Antibiotika verschrieben werden, gelingt es den Bakterien, Mechanismen zu entwickeln, die sie immun machen. Deshalb sollte so schnell wie möglich vom Breitbandantibiotikum auf eines mit niedrigerem Wirkspektrum umgeschwenkt werden. Sonst besteht die Gefahr, dass die Dinger irgendwann gar nicht mehr wirken. Nicht auszudenken, wie es wäre, wenn wir in die Präantibiotikazeit zurückkatapultiert werden würden. Das Problem ist aber relativ komplex und beinhaltet auch die Gabe von Antibiotika bei normaler Grippe und anderen Erkrankungen der oberen Atemwege. Die meisten dieser Erkrankungen benötigen nämlich keine Antibiotikatherapie – und sollten entsprechend auch keine bekommen.*

lindern – heilen kann man aber heute noch die wenigsten. Der Fokus der Wissenschaft liegt hier sehr stark auf der Forschung mit Stammzellen. Ziel wäre es, die dazu zu bringen, sich in Nervenzellen zu verwandeln und sich dann ins komplizierte Geflecht des Nervensystems einzufügen. So könnten irgendwann vielleicht auch Querschnittsgelähmte wieder gehen. Aber das ist momentan noch Zukunftsmusik, und wir müssen mit dem leben, was wir haben. Wesentlich besser behandeln und zum Teil auch heilen kann man die Krankheiten, um die es im nächsten Kapitel geht. Da werden Sie bestimmt den ein oder anderen Bekannten wiederfinden …

KAPITEL 5

MIKROTIERCHEN, DRÜSEN UND ANDERES

Was im Körper sonst noch alles schiefgehen kann

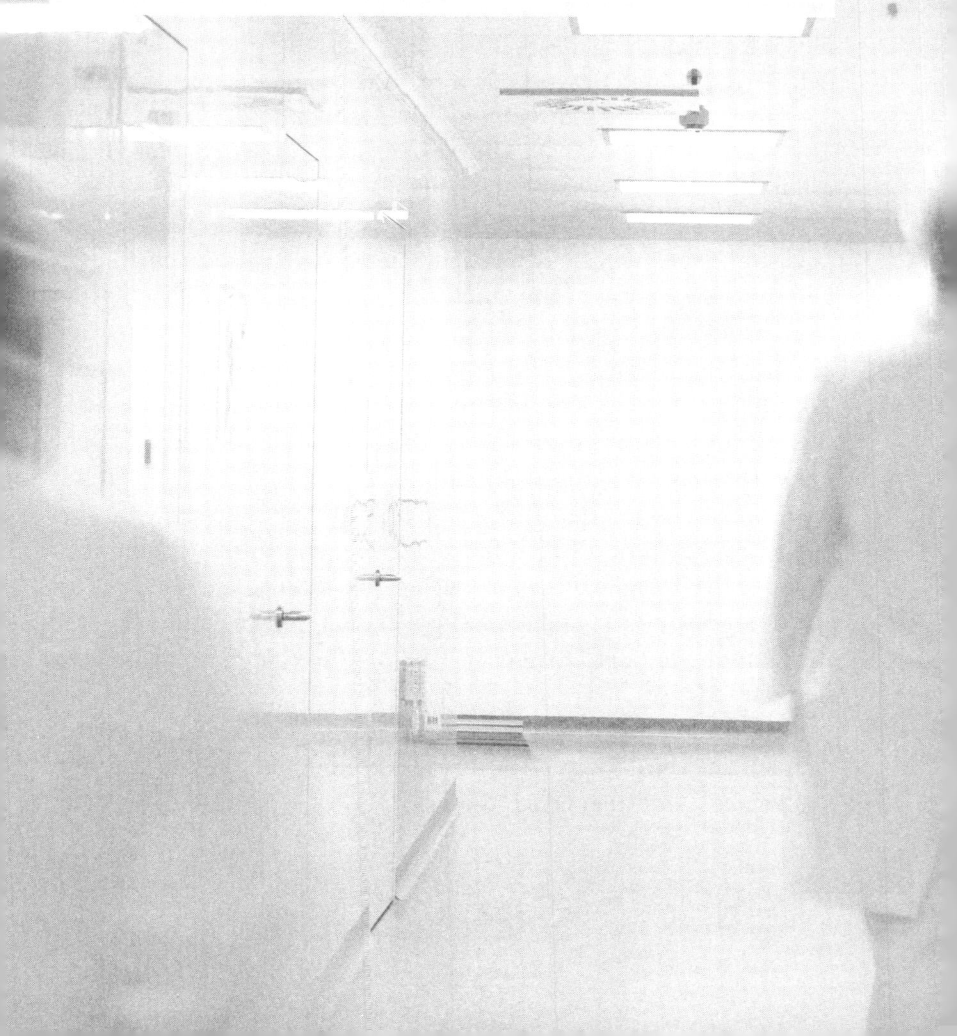

Es gibt wirklich viele Krankheiten. Und jede einzelne hat ihre ganz eigenen Charakteristika, muss individuell therapiert werden. Und überhaupt – selbst die Diagnose ist manchmal sehr kompliziert, denn man kann ja bekanntlich nur diagnostizieren, was man kennt. Sie können sich vielleicht vorstellen, was so ein armer Medizinstudent zu durchleiden hat. Und bei jeder Krankheit, die er nicht lernt, bei jeder Vorlesung, der er wegen der diversen sozialen Verpflichtungen des Studentenlebens fernbleibt, muss er fürchten, sein Verhalten werde irgendwann mal zum Verhängnis für einen Patienten. Na ja, ganz so schlimm ist es zum Glück nicht, aber ranklotzen müssen die zukünftigen Ärzte schon. Sehen Sie sich nur mal den Umfang dieses Buches an. Dabei besprechen wir lediglich 33 Krankheiten. Und das auch noch ganz entspannt – ohne die Dosierung und die Namen der Medikamente und anderen Therapiemaßnahmen. Da können Sie sich vorstellen, was so ein Mediziner zu leisten hat.

Warum ich Ihnen das am Anfang dieses Kapitels erzähle? Nun ja, bisher haben wir die Krankheiten ja schön brav dem einen oder anderen Körpersystem zuordnen können. Da gibt es das Herz – das kann krank werden. Dann die Lunge, den Darm und so weiter und so fort. Dummerweise gibt es aber auch die fiesen Multisystemerkrankungen, also Krankheiten, die mehrere Körpersysteme in mehr oder weniger ausgeprägtem Maße betreffen. Deren Ursache kann dann eine Infektion, ein Tumor, eine Attacke des eigenen Immunsystems gegen den Körper oder sonst was sein. Es gibt aber auch Krankheiten, die sich fast ausschließlich in nur einem, mitunter auch winzigen Organ abspielen, die dann aber einen Einfluss auf den gesamten restlichen Körper haben. Beispiele hierfür sind die Krankheiten der Drüsen, wie die der Bauchspeicheldrüse oder der Schilddrüse.

Und darum geht es im nächsten Kapitel – um Krankheiten, die sich auf mehrere Systeme ausbreiten können, ohne dass der Arzt sofort weiß, womit er es zu tun hat.

SEPSIS

Die wahre Blutvergiftung

Schließen Sie die Augen und stellen Sie sich eine Blutvergiftung vor! Was sehen Sie? Vermutlich werden die meisten jetzt ganz spontan an eine rote Linie auf der Haut denken, die nach und nach vom Ort einer eventuellen Verletzung bis zum Herzen wächst und die, dort angekommen, den sicheren Tod bedeutet. So jedenfalls wurde mir in Kindertagen die Blutvergiftung erläutert. Obwohl es sich doch zugegebenermaßen um eine sehr infantile Sicht der Dinge handelt, scheint sie sich in den Köpfen vieler Menschen relativ starr zu halten. Unter Blutvergiftung stellen sich die meisten diesen Strich vor, der zum Herzen wandert. Das ist natürlich völliger Unfug.

Obwohl – die entsprechende Erkrankung existiert tatsächlich. Nur ist das keine Blutvergiftung, sondern eine sogenannte Lymphangiitis. Und die rote Linie führt auch nicht zum Herzen, sondern meist gar nirgends hin. Unter einer Lymphangiitis versteht man eine Entzündung eines einzelnen Lymphgefäßes, die in der Regel völlig harmlos ist. Aber irgendwie hat sich der Mythos etabliert, bei dieser roten Linie handele es sich um eine Blutvergiftung. Nicht selten werde ich von Patienten deswegen konsultiert, die mir die Harmlosigkeit der Diagnose gar nicht recht abnehmen wollen. »Aber schon meine Oma hat gesagt, …!«

Kommen wir mal zur richtigen Blutvergiftung. Was ist das eigentlich? Gifte gibt es ja bekanntlich viele verschiedene, und trotzdem hat das Wort an sich nicht viel mit denen im eigentlichen Sinne zu tun. Was wir landläufig als Blutvergiftung bezeichnen, ist für Mediziner eine sogenannte Sepsis. Um die zu verstehen, müssen wir im Kleinen beginnen.

Im Laufe der Lektüre dieses Buches sind wir ja schon auf die eine oder andere Infektion gestoßen. Erinnern Sie sich beispielsweise noch an die Lungenentzündung? Bei der war es so, dass sich Bakterien* relativ ungehindert in der Lunge ausgebreitet haben. Der Kampf Körper gegen Bakterien wütet besonders heftig, was zu einer Entzündung, also einer ganz besonders starken Abwehrreaktion des Körpers, führt. Meist gewinnt der Körper aber – auch weil er von Antibiotika dabei unterstützt wird.

Manchmal allerdings sind die Bakterien besonders raffiniert oder der Körper besonders schwach. Manchmal werden keine Antibiotika verabreicht, oder sie erbringen nicht den gewünschten Effekt. In einem solchen Fall können sich die kleinen Plagegeister nahezu ungebremst ausbreiten und immer mehr Gewebe zerstören. Im Gewebe selbst befinden sich aber, wie Sie ja bereits wissen, nicht nur die Zellen der Lunge, sondern auch winzige und hauchdünne Blutgefäße. Irgendwann schaffen es ein paar der Bakterien, in diese Gefäße vorzudringen, und durchbrechen wie Soldaten die feindliche Frontlinie. Im Blut angekommen, werden die Übeltäter dann auch ganz flink weggespült – erst in die Venen, dann in die größeren Venen, in die Arterien und damit in den ganzen restlichen Körper.

Und natürlich vollführen die Bakterien ihr übles Tagewerk nicht nur in der Lunge, sondern auch im Blut, das ja für sich genommen auch ein Organ ist – wenn auch ein sehr dynamisches.

Aber was genau machen die Quälgeister dort eigentlich?

Bakterien sind in der Lage, dem Körper auf mehrere Arten zu schaden. Eine davon ist die Ausschüttung von bestimmten Giftstoffen. Außerdem werden die kleinen Biester vom Immunsystem als Fremdköper erkannt und angegriffen. Infolgedessen sterben sie ab und lösen sich auf. Dumm nur, dass damit alle Stoffe aus dem Inneren der Bakterien mitten ins Blut geschwemmt werden. Damit kommt der Körper nur sehr schlecht klar. Wenn Sie versuchen, sich vorzustellen, was da passiert, dann versuchen Sie, sich an Ihren letzten fetten Pickel zu erinnern. Nicht so ein kleines Pickelchen,

* *Natürlich kämen auch Viren und Pilze und andere fiese kleine Mikrotierchen infrage. In der Regel wird eine Lungenentzündung aber doch durch Bakterien verursacht.*

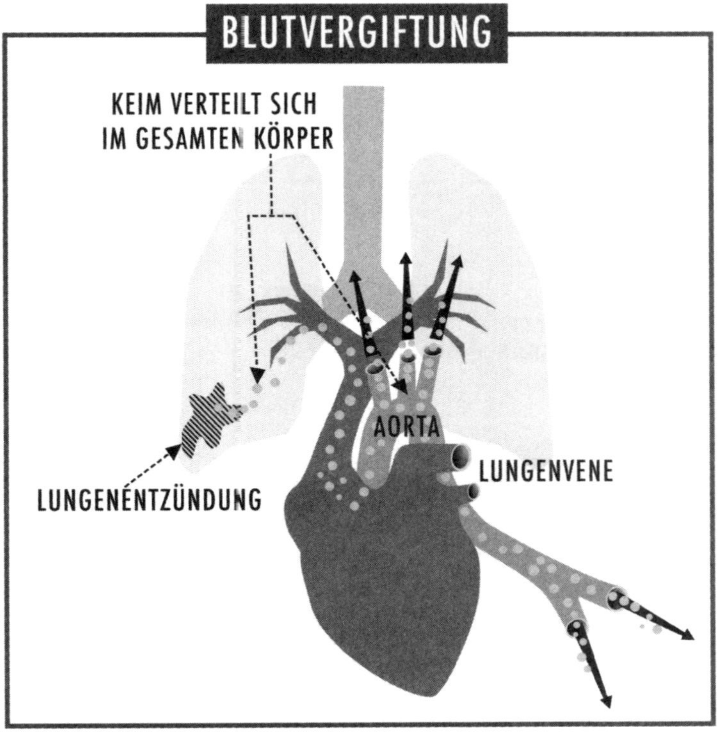

was sich eben mal schnell vor dem Spiegel ausdrücken lässt – nein, ich meine so ein richtig fettes, schmerzendes Furunkel. Rot, geschwollen und entzündet mit einer Menge Eiter an Bord. So etwas Ähnliches passiert nun auch im Blut des Sepsispatienten. Meist nur noch schlimmer.

Die Reaktion des Immunsystems auf die Eindringlinge löst einen richtigen Sturm aus. Alles, was in Sachen Abwehrsystem Rang und Namen hat, wird aktiviert. Im Falle der lokalisierten Infektion werden die Botenstoffe nur dort aktiv, wo sich die Bakterien eingenistet haben (wie in der Lunge oder auf der Haut). Weil die Mikrotierchen jetzt aber im gesamten Blutstrom wüten, weiß der Körper gar nicht mehr genau, wo er seine Soldaten nun hinschicken soll – sie müssen die Eindringlinge schließlich überall bekämpfen. Das hat zur Folge, dass all die Dinge, die in infizierten Geweben ablaufen, jetzt plötzlich im gesamten Körper passieren. Die Gefäße weiten sich, bestimmte Botenstoffe sorgen im Gehirn für Fieber und so weiter und so fort.

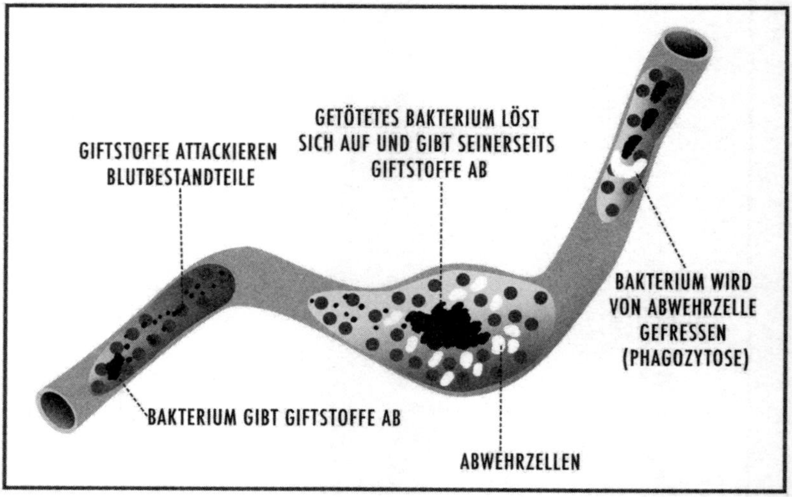

Und selbstverständlich ist eine Menge Energie vonnöten, um den Ansturm des Immunsystems zu speisen. Darum fühlen wir uns bei einer schweren Infektion so schwach. Es tobt also ein wahrer Kampf zwischen Bakterien und Immunsystem – und das mitten im Blut. Bakterien werden von bestimmten Zellen im wahrsten Sinne des Wortes mit Abwehrmolekülen »beschossen«. Sind die Quälgeister dann geschwächt, werden sie von anderen spezialisierten Zellen aufgemampft*.

* *Die Antwort des Immunsystems auf Eindringlinge verläuft ungleich komplizierter. Tatsächlich haben selbst die Forscher den Vorgang noch nicht komplett verstanden. Wie genau das alles vonstattengeht, ist für das grundlegende Verständnis der Sepsis auch gar nicht wichtig. Von Belang ist lediglich, dass es passiert und für den Körper eine enorme Belastung darstellt.*

Natürlich ist die Lunge nicht das einzige Organ, von dem die tödliche Gefahr ausgehen kann. Jede Infektion im gesamten Körper kann zu einer Blutvergiftung werden. Beispielsweise sind bei älteren Patienten oft Harnwegsinfekte die Quelle für eine Sepsis. Aber auch eine Tuberkulose und sogar eine Blinddarmentzündung können sich schlussendlich zu einer Sepsis weiterentwickeln.

Es ist nämlich so: Je länger die Infektion wütet, desto größer ist die Gefahr, dass sie aufs Blut übergeht. Deshalb ist eine Behandlung so wichtig. Und dann kommt es natürlich auch auf die individuelle Abwehrlage an. Patienten mit Immunschwäche sind einem viel größeren Risiko ausgesetzt als Gesunde. Denn deren Immunsystem ist nur sehr kurzfristig oder manchmal gar nicht in der Lage, die Infektion am Ursprungsort in Schach zu halten, weshalb sie sich sehr schnell auf den gesamten Organismus ausbreiten kann.

Ein Extrembeispiel hierfür sind Patienten, die unter Blutkrebs leiden. Im Rahmen der Therapie dieser furchtbaren Erkrankung muss nämlich oftmals das Knochenmark ausgetauscht werden*. Um das praktisch umzusetzen, müssen vorher alle Zellen des fehlerhaften Knochenmarks abgetötet werden. Der Vorteil: Der Krebs kann so vernichtet werden. Der Nachteil: Das körpereigene Immunsystem wird praktisch komplett ausgeschaltet. Schon kleinste

* *Blutkrebs geht oft vom Knochenmark aus. Die dort ansässigen Zellen entarten, und eine Heilung ist nur möglich, wenn sie alle getötet und durch neue, gesunde ersetzt werden. Hierfür benötigen die Patienten aber einen Spender, der genau zu ihrem Zellcode passt. Das ist sehr selten. Um hier allen Betroffenen optimale Hilfe anzubieten, gibt es immer wieder Aktionen, die dazu aufrufen, im Notfall Knochenmark zu spenden. Ich möchte mich dem Aufruf an dieser Stelle anschließen. Denn Sie müssen dafür wirklich nichts tun. Alles, was Sie benötigen, ist ein vorgefertigtes Set, in dem Sie eine Art Ohrstäbchen finden. Nur dass dieses Stäbchen eben nicht ins Ohr, sondern in den Mund gehört. Streichen Sie einmal über die Mundschleimhaut, und die wenigen Zellen, die im Rahmen eines solchen Manövers vom Stäbchen aufgenommen werden, reichen aus, um eine sogenannte Typisierung zu ermöglichen. Man weiß dann, ob Ihr Knochenmark (obwohl man die Zellen der Mundschleimhaut untersucht hat) zu einem potenziellen Empfänger passt. Ist dem so, dann können Sie dessen Leben retten. Und zwar wirklich und wahrhaftig retten. Denn ohne Spende sterben die Menschen in aller Regel nach relativ kurzer Zeit. Also, wenn ich Sie um etwas bitten darf: Nehmen Sie sich die paar Minuten und werden Sie im Optimalfall zum Lebensretter. Man weiß nämlich nie, ob man nicht auch selbst irgendwann einmal von jemandem profitiert, der genau das getan hat.*

Infekte, die Sie und ich gar nicht spüren, können dann zur Sepsis und infolgedessen sehr schnell zum Tode führen.

Aber jetzt genug der Theorie! Kommen wir zum Patienten! Wie merken Sie, dass Sie an einer Sepsis erkrankt sind? Nun, im Prinzip ist das gar nicht so schwer festzustellen, es geht Ihnen im wahrsten Sinne des Wortes relativ beschissen. Hatten Sie schon einmal eine Lungenentzündung? Die macht einem das Leben schon zur Hölle. Eine Sepsis ist ungleich schlimmer, die Betroffenen fühlen sich einfach elend. Und genau deshalb ist die Sepsis vom Arzt gar nicht so einfach zu diagnostizieren, wie man denkt – denn elend fühlt man sich bei vielen Erkrankungen.

Bis vor Kurzem galten daher bestimmte Merkmale, die sogenannten SIRS-Kriterien, als wegweisend. Mittlerweile ist man davon aber wieder etwas abgerückt, weil viel zu viele Patienten ohne Sepsis trotzdem SIRS-positiv waren. Nichtsdestotrotz macht es Sinn, sich mal näher mit den SIRS-Kriterien auseinanderzusetzen, weil sie Ihnen einen guten Überblick darüber geben, welche Beschwerden Sepsispatienten äußern.

SIRS heißt so viel wie *Systemic Inflammatory Response Syndrome*, auf Deutsch also Systemische Entzündungsantwort. Dahinter verbirgt sich die grundsätzliche Aussage, dass der gesamte Körper in den Vorgang involviert ist und nicht, wie im Falle einer banalen Lungenentzündung, nur ein bestimmter Teil. Bis vor Kurzem wurden Patienten als SIRS-Patienten eingestuft, wenn sie zwei der vier folgenden Charakteristika aufwiesen:

- beschleunigte Atmung*
- beschleunigte Herzfrequenz**

* *In der Regel atmen wir Menschen so um die 12 – 15 Mal pro Minute. Eine beschleunigte Atmung, auch Tachypnoe genannt, liegt vor, wenn der Betroffene öfter als 20 Mal pro Minute atmet.*

** *Die normale Herzfrequenz liegt zwischen 60 und 100 Schlägen pro Minute. Eine beschleunigte Herzfrequenz, auch Tachykardie genannt, liegt vor, wenn das Herz des Patienten schneller schlägt. Manche betrachten auch eine Herzfrequenz > 90 Schlägen pro Minute schon als Tachykardie.*

- erhöhte oder verringerte Körpertemperatur*
- bestimmte Blutbildveränderungen**.

Im Prinzip können Sie sich jetzt vielleicht vorstellen, wie es den Patienten geht. Sie fühlen sich wie bei einem schweren Infekt – nur schlimmer. Allerdings gibt es auch Verlaufsformen der Blutvergiftung, die von den Betroffenen als gar nicht so furchtbar wahrgenommen werden. Das liegt mitunter daran, dass deren Immunsystem nicht mehr ganz so gut arbeitet. Speziell bei älteren Patienten ist es schwierig, eine Sepsis zu erkennen. Aber wie gesagt, die genannten Kriterien treffen bei ziemlich vielen Menschen ohne Sepsis zu. Auch ein Kind mit Mandelentzündung hat in der Regel Fieber und einen beschleunigten Herzschlag. Trotzdem würde wohl kaum jemand auf die Idee kommen, hier von einer Blutvergiftung zu sprechen.

Aber ein SIRS wird auch erst dann zur Sepsis, wenn es den Ärzten gelungen ist, einen sogenannten Fokus, also den Ursprung des Infektes, auszumachen. Dafür reicht manchmal ein Röntgenbild, das eine Lungenentzündung als Übeltäter offenbart. Manchmal muss aber auch der Urin untersucht oder ein Ultraschall vom Bauch angefertigt werden. Findet man überhaupt nichts, so kann auch eine Computertomographie, sprich: die Untersuchung des gesamten Körpers, nötig werden.

Der Begriff SIRS sagt folglich im Prinzip nur aus, dass der Körper auf irgendetwas systemisch, also nicht nur in einem Organ, reagiert. Das kann eine Infektion sein, muss aber nicht. Genauso wie es Infektionen ohne SIRS (banaler Pickel oder auch Blinddarmentzündung, die früh erkannt wird) gibt, existiert auch ein SIRS ohne

* *Nicht nur Fieber (> 38°C Körpertemperatur) spielt eine Rolle. Auch eine verminderte Körpertemperatur (< 36°C) kann bei SIRS-Patienten vorkommen – insbesondere bei Immungeschwächten. Denn Fieber wird durch Immunzellen vermittelt.*

** *Die Ärzte schauen hier auf die klassischen Abwehrzellen, die weißen Blutkörperchen, auch Leukozyten genannt. Sind die erhöht oder verringert oder weisen ein bestimmtes Verteilungsmuster auf, so gilt dieses Kriterium als erfüllt.*

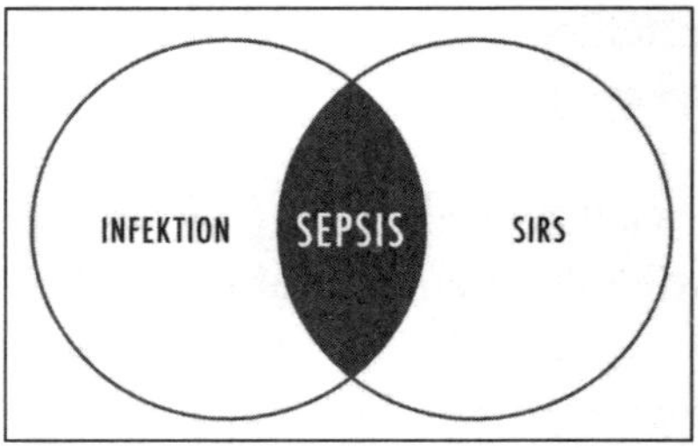

Infektion. Das kann beispielsweise bei Verbrennungen oder Verkehrsunfällen vorkommen.

Hat der Arzt den Verdacht, die Beschwerden seines Patienten könnten von einer Sepsis herrühren, so wird er eine ganze Reihe Untersuchungen nach einem bestimmten Schema veranlassen. Wie bereits erwähnt, zielen die darauf, den Fokus – also den Ursprungsort der Sepsis – zu lokalisieren, um ihn dann entsprechend behandeln (Ärzte sagen sanieren) zu können. Außerdem müssen Blutkulturen abgenommen werden. Dabei handelt es sich um eine spezielle Blutabnahmetechnik, bei der vier Fläschchen mit zwei verschiedenen Nährmedien gefüllt werden, auf denen so gut wie alle bei uns üblichen Bakterien wachsen können. Die werden ins Labor geschickt und dort auf das Vorhandensein ebenjener Bakterien untersucht, um eine zielgerichtete Antibiotikatherapie in die Wege leiten zu können.

Dies muss zügig geschehen. Denn eine Sepsis kann sich zur schweren Sepsis und im schlimmsten Fall auch zum septischen Schock weiterentwickeln, wenn nicht so schnell wie nur irgend möglich gegengesteuert wird.

Eine solche Entwicklung kann fatale Folgen haben. Wie Sie in der Grafik sehen, können nämlich praktisch alle Organe beschädigt werden. So spricht man per definitionem von einer schweren Sepsis, also einer schweren Blutvergiftung, wenn mindestens ein Organ betroffen ist.

Schwerwiegende Komplikationen wie die septische Enzephalopathie können sich einstellen. In einem solchen Fall leidet das Gehirn unter der Blutvergiftung. Der Patient trübt ein oder ist verwirrt, im schlimmsten Fall fällt er ins Koma. Aber auch Leber, Nieren oder die blutbildenden Organe können Opfer der Sepsis werden. Die Konsequenzen: Gelbsucht, Nierenschäden und Blutarmut. Alle Organe können früher oder später versagen. Eine unbe-

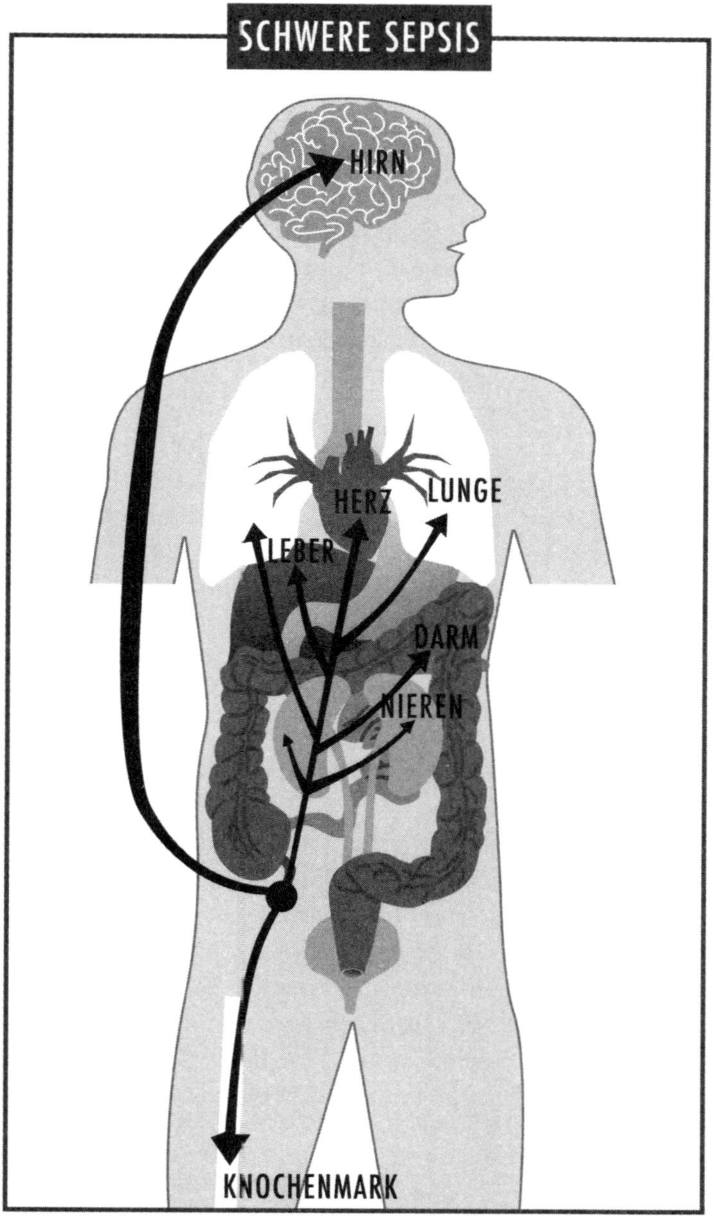
SCHWERE SEPSIS
HIRN
HERZ
LUNGE
LEBER
DARM
NIEREN
KNOCHENMARK

handelte Sepsis endet im Schock mit Multiorganversagen. Was genau ein Schock ist, dazu werden wir gleich noch kommen. Wichtig für das Verständnis der Sepsis ist aber, dass ein Schock im Prinzip der Endpfad einer schweren Erkrankung ist und unbehandelt zum Tode führt.

Sie sehen also – mit einer Sepsis ist nicht zu spaßen, und den Patienten geht es entsprechend schlecht. Eine schwere Sepsis wird auf der Intensivstation behandelt und kann unter Umständen auch ein künstliches Koma und damit einhergehend auch die künstliche Beatmung des Patienten erforderlich machen.

Die Behandlung ist nämlich nicht immer ganz so einfach. Grundsätzlich ist ein Antibiotikum zwingend nötig. Welches von den vielen Dutzend Antibiotika die Ärzte nehmen müssen, ist aber nicht immer klar und orientiert sich am Fokus, also dem Ursprungsort der Infektion. Eine Lungenentzündung wird demnach oft von anderen Erregern verursacht als eine Hirnhautentzündung*. Für jedes Krankheitsbild beziehungsweise jeden Infektfokus haben kluge Leute deshalb ein Schema erstellt, mit welchen Antibiotika dem am ehesten beizukommen ist. Man nennt das Empirische Antibiotikatherapie, auf Deutsch: Man ballert einfach mit Kanonen auf alles, was sich bewegt. Erst wenn man genau weiß, um welche Erreger es sich handelt, kann man die Therapie eingrenzen – Ärzte nennen das »deeskalieren«.

Doch dazu braucht man erst einmal eine Probe oder einen Abstrich. Manchmal reichen da die Blutkulturen. Oft muss aber der entsprechende Fokus, also der Ursprungsort der Infektion selbst, untersucht werden. Das ist ganz praktisch, denn in vielen Fällen muss man den sowieso entfernen (denken Sie nur wieder an die Blinddarmentzündung). Die Sepsis wird erst zum Stillstand kommen, wenn der Störenfried raus ist. Klar, beim Harnwegsinfekt oder der Lungenentzündung kann man nicht gleich das ganze betroffene

* *Natürlich überlappen sich die möglichen Erregergruppen auch. Hier den Durchblick zu behalten ist unglaublich schwierig.*

Organ rausschneiden. In diesen Fällen versucht man, Materialproben aus dem Urin oder dem Auswurf der Lunge zu bekommen, um darin nach Bakterien zu suchen, die man dann auf ihre Empfänglichkeit bestimmten Antibiotika gegenüber testen kann.

Allerdings reichen Antibiotika oft nicht aus, um die Sepsis gut zu behandeln. Als Folge des Fiebers und der generalisierten Erweiterung der Blutgefäße* braucht der Körper Flüssigkeit, und davon nicht wenig. Wird ihm die vorenthalten, so sackt der Blutdruck gefährlich ab. Und manchmal reicht nicht mal die aufgenommene Flüssigkeit aus, um den Druck in einigermaßen normalen Gefilden (also im Normalfall über 90 mmHg) zu halten. Dann werden bestimmte kreislaufstabilisierende Medikamente notwendig. Und auch das reicht manchmal noch nicht. Denn die ausgefallenen Organe müssen ebenso irgendwie ersetzt werden (eine Blutvergiftung kann ja zum Multiorganversagen führen). Dafür sind komplexe intensivmedizinische Maßnahmen erforderlich. Das fängt beim Sauerstoff für die Lunge an, der im Extremfall auch über die Beatmungsmaschine zugeführt werden muss, und geht weiter zu Nierenersatzverfahren und Medikamenten für den Darm oder die Leber. Auch eine Bluttransfusion kann notwendig werden.

Die Sepsis ist also ein wirklich schwerwiegendes Krankheitsbild und die frühzeitige Therapie von äußerster Notwendigkeit.

Und genau hier liegt auch ein entscheidendes Problem. Denn es besteht eine deutliche Diskrepanz zwischen der Möglichkeit der Früherkennung und dem Bedarf der frühen Therapie. Denn nicht selten tritt die Sepsis auch im Rahmen von stationären Aufenthalten auf. Hospitalisierte, also stationäre, Patienten sind nämlich eine ziemlich gefährdete Risikogruppe – und das gilt nicht nur für frisch Operierte. Krankenhausinfektionen sind ein Problem bei jedem Aufenthalt in der Klinik und in ihrer Brisanz nicht zu unter-

* *Zur Erinnerung: Bei einem normalen Infekt weiten sich die Gefäße, es kommt zur Schwellung des betroffenen Gebietes. Treten die Bakterien in den Blutstrom ein, hat das eine generelle Gefäßerweiterung zur Folge.*

schätzen. Obwohl das Thema in letzter Zeit immer wieder in die Öffentlichkeit getragen und so ein breites Interesse daran geweckt wurde, kann eine Infektion mit Krankenhauskeimen* nie ganz verhindert werden. Schwierig zu erkennen ist die Sepsis aber allemal, denn deren Symptome sind oft nicht klar als solche zu erkennen, schließlich können sie ja auch von der eigentlichen Erkrankung herrühren.

Und so haben sich bei unseren amerikanischen Kollegen richtige Kampagnen entwickelt, über die medizinisches Personal explizit darauf geschult wird, eine Blutvergiftung frühzeitig zu erkennen. Und die richtigen Anreize fürs Personal wurden auch geschaffen.

So sieht man in den Krankenhäusern auf der anderen Seite des großen Teiches von Zeit zu Zeit einen Button (die Amis lieben Buttons) an stolzgeschwellte Brust gepinnt, auf dem die heroischen Worte stehen: »I recognized sepsis and saved a life«, zu Deutsch: Ich habe eine Sepsis erkannt und so ein Leben gerettet.

Allein daran sieht man, dass die Behandlung, aber vor allem die frühzeitige Diagnose der Sepsis essenziell ist und wirklich Menschenleben retten kann. Denn haben sich die Bakterien erst einmal ihren Weg in den Körper gebahnt und so eine Sepsis ausgelöst, sinkt die Überlebenswahrscheinlichkeit mit jeder Stunde ohne Antibiotika relevant.

---

* *Von einer Krankenhausinfektion, auch Nosokomiale Infektion genannt, spricht man, wenn sich Patienten im Rahmen ihres Krankenhausaufenthaltes mit einem Keim infizieren, mit dem sie ohne Hospitalisierung niemals in Kontakt gekommen wären. Der Aufenthalt im Krankenhaus ist also die Ursache der Erkrankung.*

DIABETES MELLITUS

Besorgniserregende Entwicklungen

Es gibt wohl kaum einen Menschen, der noch nichts von der Zuckerkrankheit Diabetes gehört hat. So einfach das klingt – »Zuckerkrankheit« –, so kompliziert ist das gesamte Thema leider. Deshalb und weil die Erkrankung einfach eine so enorme Bedeutung in unserer westlichen Welt hat, werden wir uns auch etwas ausgiebiger mit dem Thema beschäftigen. Beginnen wir mal mit den Basics: Was bedeutet Diabetes eigentlich?

Im Grunde kann man sagen, dass es beim Diabetes (wir lassen das mellitus jetzt mal weg) zu einem Ansteigen des Zuckers im Blut kommt. Der Körper – und speziell das Gehirn – kann ohne Zucker nicht überleben, weil nur der als ultraschneller und hocheffektiver Energieträger zur Verfügung steht. Wie überall im Leben kommt es aber auf das richtige Verhältnis an. Im normalen Blutplasma* beträgt die Glukosekonzentration zwischen 80 und 100 Milligramm pro Deziliter (mg/dl). Gesteuert wird sie durch eine Vielzahl an Hormonen, allen voran dem Insulin. Bei Insulin handelt es sich um ein Enzym, das von der Bauchspeicheldrüse aus speziellen Zellen, den sogenannten Beta-Zellen, direkt ins Blut abgegeben wird**.

Hier kreist es nun im gesamten Blutstrom und wird an fast allen Zellen im Körper aktiv. Was das Insulin dort macht, wollen Sie wissen?

Es ist dafür verantwortlich, den Glukosestrom zu regulieren. Denn nicht jedes Glukoseteilchen, das aus dem Darm in den Blut-

---

* *Das ist der Teil des Blutes, in dem sich die gelösten Stoffe befinden.*

** *Erinnern Sie sich noch an den Verdauungsteil im Buch? Dort haben wir darüber gesprochen, dass die Bauchspeicheldrüse Verdauungssäfte produziert und die dann in den Darm abgibt. Das ist aber nur die halbe Wahrheit. Die Bauchspeicheldrüse ist ein extrem komplexes Organ. Na ja, im Prinzip eigentlich zwei Organe, die zwei völlig unterschiedliche Aufgaben haben, wie Sie gleich sehen werden.*

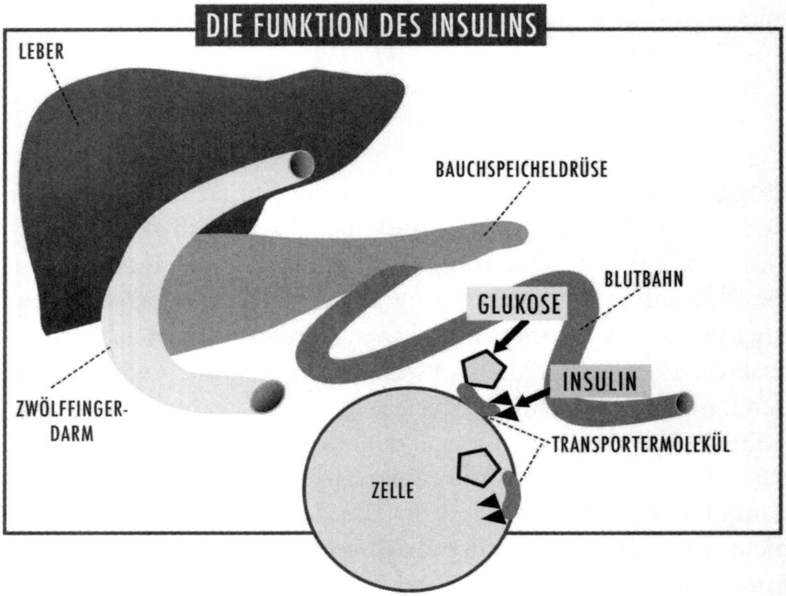

strom aufgenommen wurde, kann auch sofort in die Zelle gelangen, wo es schlussendlich gebraucht wird. Nur wenn Insulin die Türe öffnet, darf die Glukose passieren. Das wird durch ein spezielles Transportermolekül umgesetzt, welches sich in millionenfacher Ausführung in den Wänden unserer Körperzellen befindet. Nur wenn ein Insulinteilchen und ein Zuckerteilchen gleichzeitig andocken, öffnen sich die Tore, und der Zucker darf die Zellwand durchtreten. Ohne diesen Mechanismus wäre der Mensch nicht lebensfähig.

Funktioniert das Ganze normal, dann befähigt dieser Mechanismus unseren Körper, den Zuckerspiegel in sehr engen Grenzen konstant zu halten. Und das ist wichtig. Nehmen Sie einfach mal ein Glas Leitungswasser, und geben Sie langsam Zucker dazu. Mit jedem Gramm verändern sich die Eigenschaften des Wassers in vielerlei Hinsicht. Vor allem aber wird es klebriger. Wieso sollte sich unser Blut anders verhalten? Es ist aber nicht nur diese

Eigenschaft des süßen Blutes, die unserem Organismus auf Dauer zu schaffen macht. Zucker ist lebenswichtig – im richtigen Maß. Leider haben viele Menschen der westlichen Welt dieses Maß verloren, was sicher zumindest teilweise auch am herrschenden Überangebot liegt.

Wenn wir noch mal einen Blick auf die Grafik weiter oben werfen, dann können wir den Weg des Insulins von der Bauchspeicheldrüse bis zu jeder einzelnen Zelle unseres Körpers nachvollziehen. Bei Patienten mit Diabetes ist irgendeiner der Mechanismen auf diesem Weg gestört. Je nachdem, was nicht stimmt, unterscheidet man vier Arten von Diabetes, von denen im Alltag allerdings nur zwei eine übergeordnete Relevanz haben, weshalb wir in unserer Reise durch die Zuckerkrankheit den Diabetes Typ III und Typ IV einfach ignorieren*. Das Thema ist ja auch so schon schwierig genug.

Die beiden häufigsten Diabetesformen sind der Diabetes mellitus Typ I und Typ II. Beide gleichen sich in dem, was sie im Körper anrichten (Erhöhung des Blutzuckerspiegels). Der zugrunde liegende Mechanismus ist allerdings ein jeweils völlig anderer. Beginnen wir beim Typ-I-Diabetes.

Der ist eine reine Autoimmunerkrankung, vergleichbar mit Rheuma. Der Körper erkennt die Beta-Zellen der Bauchspeicheldrüse, also die Zellen, die für die Produktion des Insulin zuständig sind, nicht als körpereigen an und attackiert sie. Weil der ganze Mechanismus angeboren ist, tritt der Typ-I-Diabetes schon im Kindesalter auf. Zwar können die Zellen der Bauchspeicheldrüse dem Angriff des Immunsystems für ein paar Jahre standhalten, früher oder später sind sie aber alle zerstört. Wenn nur noch ungefähr 20 % der Zellen übrig sind (also 80 % zerstört), entwickeln sich die Symptome des Diabetes.

* *Beim Typ III handelt es sich um Diabetestypen, denen spezielle Ursachen wie vererbte Mechanismen und andere zugrunde liegen. Typ-IV-Diabetes betrifft Schwangere und verschwindet nach der Schwangerschaft auch meistens wieder.*

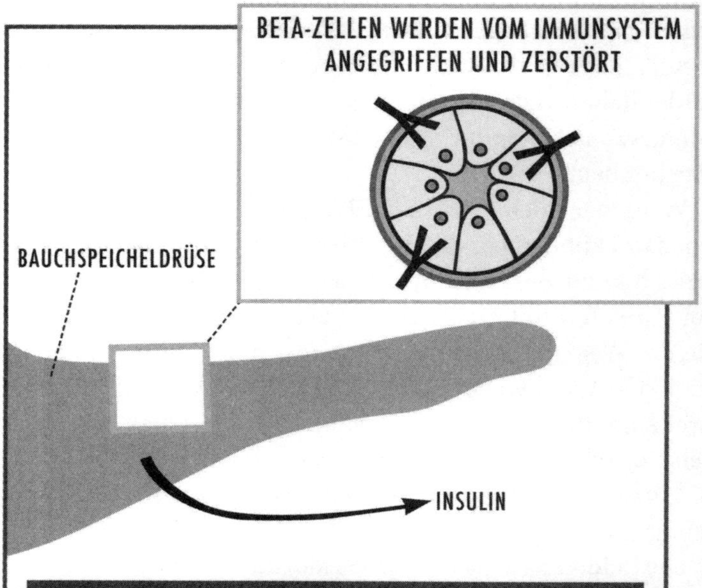

MECHANISMUS DES DIABETES MELLITUS TYP I

Dann ist einfach nicht mehr genügend Insulin da, um den Zucker in die Körperzellen zu transportieren. Er sammelt sich im Blut, und der Blutzuckerspiegel steigt. Die Folge: Diabetes*.

Bevor wir uns jetzt dem zweiten Typ widmen, habe ich noch eine interessante Info für Sie. Man hört ja immer wieder, der Typ-I-Diabetes sei die vererbte Form der Zuckerkrankheit. Das stimmt so tatsächlich gar nicht. Angeboren (was beim Typ I zutrifft) bedeutet nämlich nicht automatisch auch vererbt, also von den Eltern übertragen. Zwar gibt es eine erbliche Komponente der Erkrankung, jedoch ist die beim Typ-II-Diabetes viel größer, sodass man den eigentlich eher als die vererbte Diabetesform betrachten müsste. Das liegt daran, dass das metabolische Syndrom, also die Grunderkrankung hinter dem zweiten Typ Diabetes, eine erhebliche fami-

* *Was ja nichts anderes heißt als ein zu hoher Blutzucker. Die Ursache ist da erst mal egal. Wie genau man das feststellt, dazu kommen wir später noch.*

liäre Häufung vorweist – ein Hinweis auf eine zumindest teilweise von den Eltern geerbte Veranlagung. Erinnern Sie sich noch an das Herzinfarktkapitel? Auch da war unser Lebensstil schon ein Thema. Und nun schließt sich der Kreis. Denn all diese Erkrankungen – koronare Herzkrankheit, Arterienverkalkung, Übergewicht, Bluthochdruck und auch Diabetes – gehören zusammen und sind das Resultat von jahrzehntelanger hyperkalorischer und kohlenhydratreicher Ernährung sowie fehlender körperlicher Aktivität. Sie werden später, wenn wir uns mit der Therapie des Diabetes beschäftigen, noch genauer sehen, welchen Stellenwert gerade die regelmäßige körperliche Ertüchtigung hat.

Vorher kommen wir aber zur Entstehung der Zuckerkrankheit Typ II. Im Gegensatz zu Typ I funktionieren hier die Beta-Zellen ganz gut. Sie werden auch nicht durch das körpereigene Immunsystem angegriffen, sondern produzieren fleißig ihr Insulin, das dafür sorgt, dass Glukose aus dem Blut in die Zellen gelangt. So weit, so gut. Allerdings gibt es im menschlichen Körper bestimmte Kontrollmechanismen. Die sind dafür verantwortlich, durch Anpassungen verschiedener Regelgrößen andere Sollgrößen in definierten Bereichen zu halten. Das ist jetzt ein kleines bisschen kompliziert.

Sie können sich das wie bei einer Badewanne vorstellen. Sie haben einen sehr anspruchsvollen Partner, der ausschließlich bei einer Wassertemperatur von 38,5°C baden möchte. Da Sie ein liebevoller und besorgter Mensch sind, wollen Sie natürlich nur das Beste und lassen ihrem Schatz nach getaner Arbeit ein heißes Bad ein. Um dessen strengen Ansprüchen auch gerecht zu werden, halten Sie ein digitales Thermometer ins warme Wasser. Durch Veränderung der Einlasstemperatur können Sie die Wassertemperatur nun genauestens regeln. Ihr Partner wird es Ihnen danken!

Unser Körper funktioniert nicht anders. Allerdings muss er sich langfristigen Änderungen anpassen. Vielleicht entscheidet Ihr Liebling ja irgendwann, jetzt nicht mehr bei 38,5°C, sondern bei 38°C baden zu wollen. In solch einem Fall müssen Sie natürlich umgehend reagieren. Und das tun Sie, indem Sie den Sollwert (also die Wassertemperatur) anpassen. Wenn der Körper nun über Jahre und Jahrzehnte hinweg mit Zucker bombardiert wird, dann steigt auch die Menge an benötigtem Insulin, und der Körper passt sich an. Denn unsere Zellen brauchen nicht so viel Glukose, wie ihnen zur Verfügung steht. Auch hier gilt: Die Dosis macht das Gift. Also greifen die Zellen in die Trickkiste und machen sich selbst resistent gegen Insulin. Man kann das ganz gut mit Bakterien vergleichen, die irgendwann nicht mehr auf ein bestimmtes Antibiotikum reagieren. Der Körper baut also eine Resistenz* gegen einen von ihm eingesetzten Stoff auf. Demzufolge kommt dann zwar in den Zellen nicht mehr ganz so viel Zucker an – dafür steigt aber auch der Blutzuckerspiegel.

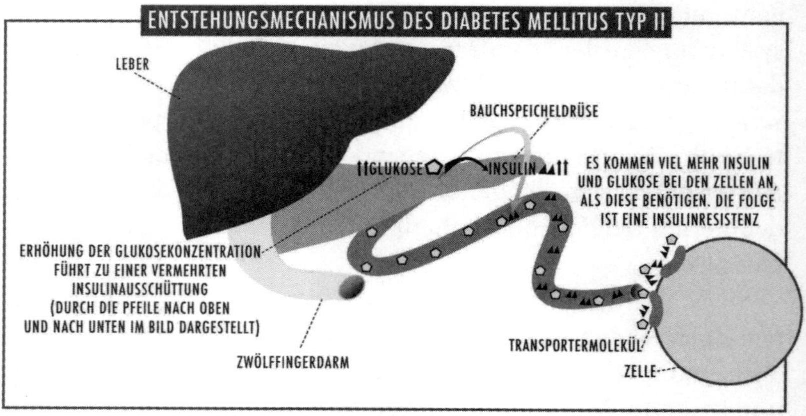

In erster Linie ist diese Insulinresistenz also ein Schutzmechanismus. Irgendwann wird das aber zum Problem – spätestens dann, wenn die »Abneigung« gegen das Insulin so hoch ist, dass kaum mehr Zucker in die Zelle gelassen wird. Der fehlt dann nämlich wieder im Stoffwechsel. Logischerweise hungert die Zelle also. Es

* *Unter einer Resistenz versteht man, dass eine Substanz, die eine bestimmte Sache bewirkt hat, irgendwann in der gleichen Menge nicht mehr die gleiche Wirkung erzielt.*

wird also immer mehr Insulin benötigt, um den Blutzuckerspiegel in normalen Bereichen zu halten. Die Bauchspeicheldrüse produziert aber trotzdem nicht mehr als möglich.

Ich versuche, Ihnen das mal an einem konkreten Beispiel zu erläutern: Bei gesunden Menschen reagiert die Bauchspeicheldrüse auf ein Molekül* Zucker, das durch die Nahrung aufgenommen wird, mit dem Ausschütten von einem Molekül Insulin. Beide treffen sich bei der Zelle, das Insulin öffnet die Tür für den Zucker, alles ist gut. Beim Typ-I-Diabetiker reagiert die Bauchspeicheldrüse mit der Ausschüttung eines halben Moleküls Insulin, es fehlt also ein halbes. Je schlimmer die Zerstörung der Beta-Zellen voranschreitet, desto weniger Insulin steht zur Verfügung. Der Zucker sammelt sich vor der Zelle, wie wartendes Publikum vor einem überfüllten Nachtclub. Beim Typ-II-Diabetiker reagiert die Bauchspeicheldrüse wie beim normalen Menschen. Sie schüttet ein Molekül Insulin für jedes Molekül Zucker aus. Weil die Zellen aber gar nicht so viel Zucker reinlassen können (der Nachtclub ist voll), müssen sie auf einen Trick zurückgreifen. Sie entscheiden, dass ab jetzt nicht nur ein Molekül Insulin pro Molekül Zucker benötigt wird, um Einlass zu bekommen, sondern zwei oder drei oder vier – und so weiter und so fort. Das nennt man Downregulation.

Hinzu kommt, dass auch beim Diabetes Typ II die Beta-Zellen irgendwann abbauen. Das hat aber keine autoimmunbedingten Gründe, sondern geschieht als Folge der kontinuierlichen Überlastung. Im späten Stadium liegt also eine Mischung aus Insulinresistenz (immer mehr Insulinmoleküle werden benötigt) und Insulinmangel (es wird weniger Insulin produziert) vor. Ich weiß – das ist alles echt kompliziert und auch für Medizinstudenten eine große Herausforderung. Aber es ist so wichtig, schließlich leiden ziemlich viele Menschen unter Diabetes.

---

* *Die Mengenangaben, oder auch stöchiometrische Angaben, stimmen hier natürlich nicht. Es geht aber ums Prinzip. Das Beispiel soll verdeutlichen, wie das Ganze genau funktioniert.*

Wenn wir uns jetzt aber mal anschauen, was der erhöhte Blutzuckerspiegel mit unserem Körper anrichtet, dann wird es wieder etwas einfacher. Denn die Effekte der beiden Diabetestypen ähneln sich sehr, schließlich ist das Resultat im Grundsatz das gleiche: ein hoher Blutzuckerspiegel*. Und der hat so einige negative Konsequenzen. Wir hatten vorhin schon einmal erwähnt, dass süße Flüssigkeiten kleben. Das ist aber nicht die einzige negative Eigenschaft. Süßes Wasser hat auch eine viel höhere osmotische Konzentration. Was ist das denn jetzt schon wieder?

Stellen Sie sich eine hauchdünne Membran ähnlich einer Folie vor. Diese Membran hat eine ganz wichtige Eigenschaft, nämlich die, dass sie außer Wasser keinen anderen Stoff passieren lässt. Wasser hingegen kann sich frei von einer auf die andere Seite bewegen. Wir nennen diese Art der Membran semipermeabel, also halbdurchlässig. Das klingt jetzt wieder mal alles ziemlich stark nach Chemieunterricht 8. Klasse, ist aber wichtig, um die Symptome des Diabetes zu verstehen. Stellen wir uns nun vor, wir trennen mit der Membran ein Glas Wasser in der Mitte. Es entstehen zwei Hälften, die aber den gleichen Inhalt haben – nämlich Wasser.

In eine dieser Hälften geben wir jetzt einen Esslöffel Zucker hinzu. Nun passiert Folgendes: Das Wasser der Seite ohne Zucker wird von dem der Seite mit Zucker angezogen. Weil nur Wasser und nicht Zucker durch die Membran treten kann, beginnt das Wasser also, von der Seite der niedrigen zur Seite der hohen Zuckerkonzentration zu strömen, um einen Ausgleich zu schaffen.

Anstelle des Wassers können Sie jetzt das Blutplasma setzen, das zu großen Teilen aus Wasser besteht. Und diese Art von Membranen befindet sich – Sie werden es vielleicht vermutet haben – in den Nieren. Nun sind die dort befindlichen Häutchen zwar etwas

---

* *Ein paar Unterschiede gibt es schon. So neigen Typ-I-Diabetiker wesentlich stärker zu einer Erkrankung mit dem Namen Ketoazidose. Außerdem kommen die Symptome des Typ-I-Diabetes natürlich viel früher im Leben zum Vorschein. Früher und plötzlicher. Denn der »Jugenddiabetes« macht sich ganz plötzlich bemerkbar. Und zwar dann, wenn eine kritische Anzahl an Beta-Zellen, also Insulin produzierenden Zellen, zerstört ist.*

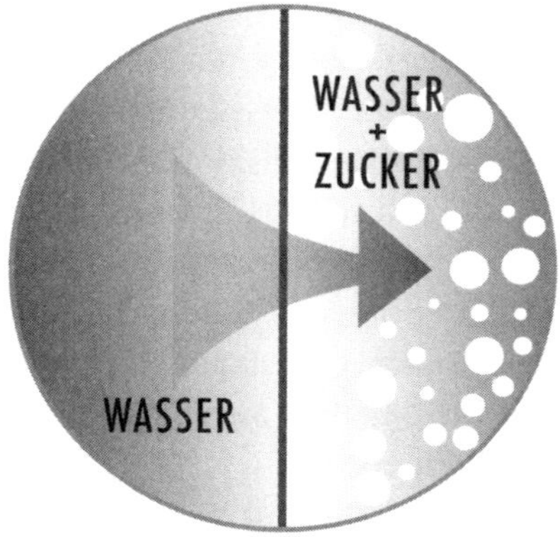

komplizierter aufgebaut, grundsätzlich folgen sie aber den gleichen Regeln. Ist das Blut nämlich zu süß, also befindet sich zu viel Glukose darin, so entzieht diese dem Körper viel zu viel Wasser. Das funktioniert im Großen und Ganzen exakt nach dem Prinzip des osmotischen Konzentrationsgradienten und hat zur Folge, dass die Patienten nach und nach immer größere Mengen Wasser lassen müssen. Konsequenterweise haben sie auch größeren Durst, sodass eine erhöhte Harnmenge, gepaart mit größerem Durst, ein erstes Anzeichen von Diabetes sein kann.

Weil der Zucker nicht mehr ausreichend in die Zellen gelangen kann, um dort eingesetzt zu werden, wo er gebraucht wird, leiden die Patienten oft unter allgemeiner Schwäche und Antriebslosigkeit. Das ist beim Typ-I-Diabetes besonders ausgeprägt, da ja hier so gut wie gar kein Insulin mehr produziert wird. Betroffene verlieren Gewicht, werden lustlos und fühlen sich abgeschlagen*. Weil auch dem Immunsystem Glukose fehlt, steigt die Infektanfälligkeit der Patienten.

Das ist eigentlich erst mal widersinnig, denn die Zuckerkrankheit wird ja mit einem Zuckerüberschuss in Verbindung gebracht. Aber denken Sie daran: Neben diesem Überschuss liegt eben auch eine Umverteilungsstörung vor – da, wo er gebraucht wird, nämlich in der Zelle, kommt der Zucker nicht an. Außerdem klagen

* *Achtung! Es gibt ganz viele andere Erkrankungen, die ebenfalls diese Symptome aufweisen, nicht zuletzt die Depression. Also – nicht jeder, der unter Abgeschlagenheit leidet, hat gleich Diabetes.*

Patienten oft über relativ rasch einsetzende Sehstörungen, die aber in der Regel nach einer Absenkung des Blutzuckerspiegels wieder verschwinden. Der Grund hierfür hat auch wieder mit der osmotischen Konzentration des Blutes zu tun, das dadurch speziellen Strukturen im Auge Wasser entzieht und sie so in puncto optischer Genauigkeit verändert. Nicht verwechseln sollte man diese Art der Sehstörungen mit denen, die als Langzeitfolgen auftreten. Die gehen nämlich nicht mehr weg und haben eine andere Ursache. Im schlimmsten Fall kann ein zu hoher Blutzuckerspiegel sogar im Koma enden.

Aber all das sind nur die sogenannten Erstsymptome, also die, die als Folge eines relativ plötzlich erhöhten Blutzuckerspiegels auftreten. Die viel größere Gefahr geht von den Langzeitschäden aus, die der Zucker im Körper anrichtet. Und die sind in der Tat nicht zu unterschätzen und können bei entsprechenden Nebenerkrankungen und einer schlecht eingestellten Zuckerkrankheit fatal sein. Denn der Diabetes wirkt, wie Sie gleich sehen werden, als Beschleuniger für einen gefährlichen Teufelskreis. Neben den schon angesprochenen Problemen mit dem Immunsystem, die bei den Patienten immer wieder zu Infekten aller Art, insbesondere der Harnwege und der Haut, führen, greift der erhöhte Blutzucker vor allem die Gefäße und hier besonders die Arterien* an. Und die sind ja bekanntlich überall.

Um einen besseren Überblick zu bekommen, können wir jene die Blutgefäße betreffenden Folgeerkrankungen des Diabetes in die der großen und der kleinen Gefäße sowie die der Nervengefäße unterteilen.

Ich weiß, das klingt alles sehr kompliziert und kaum nachvollziehbar, ist aber wichtig, um die großen Einschränkungen zu verstehen, die Diabetespatienten zu ertragen haben. Denn die Zuckerkrankheit ist nicht einfach nur ein isoliertes Problem mit

* *Das waren die Gefäße, die sauerstoff- und nährstoffreiches Blut vom Herzen in den Körper pumpen.*

dem Blutzucker, sondern richtet den gesamten Körper nach und nach zugrunde.

Beginnen wir bei den Folgen des hohen Blutzuckers für die großen Gefäße des Körpers*. Dazu zählen beispielsweise die Schlagader (Aorta) oder die Herzkranzgefäße. Diabetes befeuert deren Verkalkung, weshalb die Krankheit Herzinfarkte und alle Arten der Verkalkungserkrankungen wie Schlaganfälle oder auch die peripher arterielle Verschlusskrankheit, auf die wir später noch zu sprechen kommen, fördert und als ein großer unabhängiger Risikofaktor fungiert. Weil Diabetes denselben Effekt auf die kleinen Gefäße der verschiedenen Organe hat, wird deren Funktion nach und nach eingeschränkt. Speziell bei den Nieren ist das ein großes Problem, denn eine auf die Art und Weise eingeschränkte Nierenfunktion führt zu Bluthochdruck, was wiederum ein Risikofaktor für Gefäßverkalkungen ist und dementsprechend das Herzinfarkt- sowie auch das Schlaganfallrisiko erhöht. Die Krankheiten befeuern sich auf diese Weise selbst.

Wir haben vorhin schon über die Augen und deren Eintrübung als kurzfristige, aber umkehrbare Komplikation der Erkrankung gesprochen. Bleibt der Zucker im Blut dauerhaft stark erhöht, dann kommt es irgendwann auch zu unumkehrbaren Veränderungen der Augenfunktion, die man diabetische Retinopathie nennt. Grund hierfür ist das Verkleben der winzigen Augengefäße, die dann keinen optimalen Nährstoffnachschub mehr gewährleisten können.

Und das ist noch lange nicht alles.

Jetzt zu den Problemen, die Diabetes an unseren Nerven verursacht. Um die zu verstehen, ist es wichtig zu wissen, dass Nerven, also dünne Fasern aus Nervenzellen, durch winzige Gefäße ebenfalls mit Sauerstoff und Nährstoffen versorgt werden. Auch diese klitzekleinen Gefäße nehmen durch den hohen Blutzuckergehalt

* *Man unterteilt die Arterien des Körpers in kleine und große. Die kleinen Arterien sind hierbei die winzigen Gefäße, die dann in Kapillaren, also die hauchdünnen Gefäßnetze, die weder Arterie noch Vene sind, übergehen.*

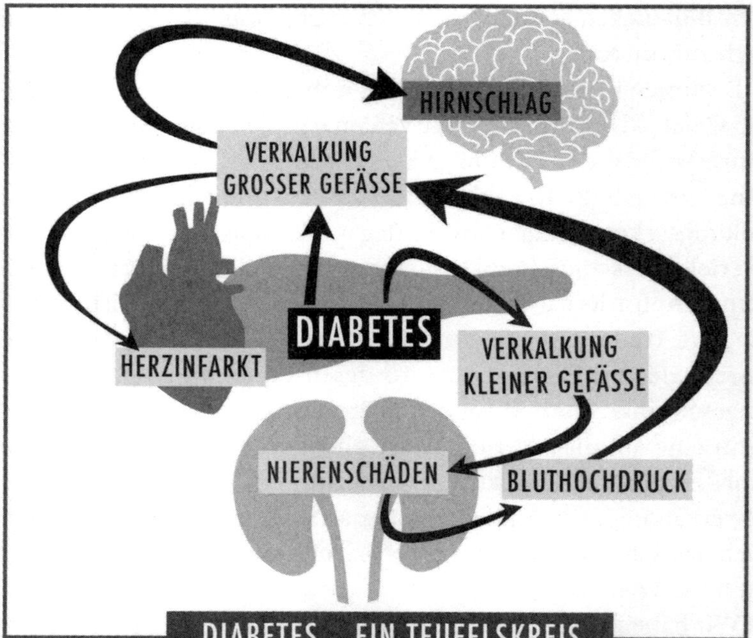

DIABETES – EIN TEUFELSKREIS

enormen Schaden. Die Konsequenzen für den Betroffenen sind durchaus unangenehm. Durch die Unterversorgung der Nerven mit Nährstoffen kommt es nämlich zu einem fortschreitenden Funktionsausfall, der sich auf ganz unterschiedliche Art und Weise äußern kann. Häufig sind Blasenentleerungsstörungen und Impotenz*. Aber auch Gefühlsstörungen in Armen und Beinen sind nicht selten. Der Klassiker ist hier ein Brennen der Beine, aufgrund dessen Betroffene oft beschließen, den Arzt aufzusuchen, für den dies letztlich der entscheidende Hinweis für die Diagnose Diabetes ist.

---

* *Grund hierfür ist die Beschädigung des sogenannten autonomen Nervensystems, also jenes Teils der Nerven, der für die unwillkürlichen Körperfunktionen zuständig ist.*

Ebenfalls bekannt ist der diabetische Fuß, der die Folge von Nerven- wie auch Gefäßstörungen ist. Durch eine reduzierte Gefühlsempfindung kommt es leichter zu Verletzungen und Fehlbelastungen. Die wiederum können wegen der schlechten Durchblutung und der eingeschränkten Abwehrlage nicht vollständig ausgeglichen und geheilt werden. Es entstehen Druckstellen und Geschwüre. Auch hier ist er wieder – der Teufelskreis.

Vielleicht war Ihnen die Gefahr, die mit der Zuckerkrankheit für Ihr Wohlbefinden und die Gesundheit einhergeht, gar nicht so bewusst. Oft unterschätzen Patienten die Krankheit, weil sie nicht unmittelbar tödlich ist wie beispielsweise einige Krebsarten und ernste Symptome erst relativ spät auftreten. »Ich habe Diabetes« – das klingt doch irgendwie nicht ganz so schlimm wie »Ich habe Krebs«, finden Sie nicht auch? Gebietet man dem erhöhten Blutzucker aber nicht Einhalt, dann können die Konsequenzen durchaus fatal und ebenso tödlich sein wie die von Krebs.

Jetzt aber die gute Nachricht: Diabetes ist gut behandelbar, und der Patient selbst kann einen großen, ja einen sehr großen Beitrag zur Besserung der Situation leisten. Speziell Typ-II-Diabetiker, also die, die sich das Ganze durch ihren Lebensstil irgendwie selbst eingebrockt haben, können durch Änderungen desselben viele Fehler der Vergangenheit korrigieren.

Bevor man der Krankheit aber zu Leibe rückt, sollte man sie erst einmal diagnostizieren. Das geht ziemlich einfach. Lassen wir die Untersuchungen in Bezug auf Folgeschäden mal weg und konzentrieren uns nur auf den Diabetes an sich*. Hinweise darauf kann jeder bei sich zu Hause mit einem einfachen Blutzuckermessgerät finden. Beträgt nämlich der nüchtern, also vor dem Frühstück, gemessene Wert an zwei Tagen hintereinander mehr als 125 mg/dl,

* *Ist ein Diabetes erkannt, so werden die Ärzte – je nach Alter und Vorerkrankungen des Patienten – verschiedene weitere Tests anordnen, um zu schauen, ob die Krankheit schon Organe angegriffen hat. Dazu gehören Ultraschalluntersuchungen von Nieren und Herz, unter Umständen ein Belastungs-EKG, Blut- und Urintests.*

dann spricht man von einem Diabetes. Alles zwischen 100 und 125 mg/dl sollte zumindest aufhorchen lassen, weist es doch auf den gefährlichen Weg hin, auf dem sich der Patient befindet. Bei unklaren Sachlagen können Ärzte auch heute noch den sogenannten Glukosetoleranztest bemühen, der früher viel häufiger angewendet wurde. Man misst dabei den Blutzuckerspiegel und verabreicht dem Patienten danach eine Trinklösung, in der sich 75 g Glukose befinden. Nach zwei Stunden wird der Wert erneut bestimmt. Gleicht man die gemessenen Werte nun mit den Normalwerten ab, so lässt sich auch auf diese Weise ein Diabetes diagnostizieren. Aber wie gesagt; mit zwei Nüchternwerten am frühen Morgen erreicht man das gleiche Ergebnis, nur viel einfacher.

Neuerdings kann auch der sogenannte Langzeitzucker einen Diabetes anzeigen. Der HbA1c-Wert[*] wird normalerweise in der Beurteilung der Therapie genutzt, denn er zeigt, vereinfacht gesagt, die Summe der Blutzuckerwerte der letzten zwei Monate an. Ein isoliert gemessener Wert von mehr als 6,5 %[**] ist aber auch diagnostisch für einen Diabetes.

Steht die Diagnose, so muss der Arzt sich nun darauf konzentrieren zu bestimmen, um welchen Typ Diabetes es sich handelt. Das ist nicht so schwer, wie Sie vielleicht denken. Um herauszubekommen, ob ein Typ-I- oder ein Typ-II-Diabetes vorliegt, werden bestimmte Antikörper im Blut gemessen[***]. Erinnern Sie sich noch? Der Diabetes Typ I entwickelt sich, weil das Immunsystem die Bauchspeicheldrüse angreift. Wenn Sie sich das Immunsystem als

---

* *Dabei handelt es sich um eine Unterart des sauerstofftragenden Blutproteins Hämoglobin. Das Besondere an dem Molekül ist, dass es glykolisiert, also mit Zucker verbunden ist. Je höher der Anteil des zuckertragenden Hämoglobins ist, desto mehr Zucker befindet sich im Blut.*

** *Das bedeutet, dass man Blut abnimmt und den HbA1c-Wert bestimmt, ohne einen Vorwert zu kennen. 6,5 % bedeutet, dass dieser Anteil des gesamten Hämoglobins mit Glukose beladen ist. Das ist ziemlich viel.*

*** *Was den dritten Typ angeht, so erklärt sich deren Diagnose über die Primärkrankheit. Na ja, und beim Schwangerschaftsdiabetes gibt es deutliche Hinweise auf die zugrunde liegende Ursache der Blutzuckererhöhung.*

eine Ansammlung von Kanonen vorstellen, so sind die Antikörper deren Kugeln. Finden die Ärzte diese im Blut des Diabetikers, so ist die Diagnose des Typ I gesichert. Neben den beiden klassischen Formen (Typ I = jung, Typ II = älterer Patient) gibt es auch noch untypische Manifestationen des Typ-I-Diabetes im Erwachsenenalter oder des Typ II bei jungen Leuten. Dabei handelt es sich aber um Spezialfälle, und genau um die herauszufischen, werden diese Antikörperuntersuchungen durchgeführt.

Puh, gleich haben wir's geschafft – der Diabetes ist echt ein ziemlich harter Brocken. Aber keine Angst, es fehlt nur noch die Therapie, dann haben wir uns durch die Grundzüge der Zuckerkrankheit durchgewühlt.

Und die Behandlung des Diabetes ist ziemlich wichtig. Schließlich kann sie Komplikationen wie Herzinfarkt, Blindheit und Schlaganfall verhindern. Ein gut eingestellter Diabetes ist eine absolute Grundvoraussetzung, möchte man der Krankheit nicht irgendwann erliegen.

Was fällt Ihnen also als Erstes ein, wenn es um die Therapie der Krankheit geht? Wahrscheinlich die Insulinspritze, oder? Dabei ist die heute nur noch Mittel der vierten und fünften Wahl – zumindest beim Typ-II-Diabetiker. Patienten mit der Jugendform der Erkrankung müssen von Anfang an Insulin spritzen. Setzen wir unseren Schwerpunkt also jetzt auf die Therapie des Typ II. Die ist nämlich viel komplexer und besteht aus fünf Stufen.

Die gute Nachricht: In Stufe 1 können Sie selbst die Erkrankung noch aufhalten, ohne Medikamente nehmen zu müssen. Die besteht nämlich aus einer Umstellung der Nahrungs- und Lebensgewohnheiten. So banal das klingen mag, so wichtig ist es. Leider scheitert Stufe 1 ganz oft am Willen oder am Unvermögen der Patienten, sich zu ändern. Denn regelmäßiger Sport, Gewichtsabnahme und eine gute Diabetesschulung sind essenziell wichtig. Sport erhöht dabei die Sensibilität der Muskelzellen für Insulin und senkt so den Blutzuckerspiegel. Viele Diabetespraxen bieten mittlerweile auch Schulungen über den Umgang mit der Krankheit an. Sollten

Sie einen frisch diagnostizierten Diabetes haben, so kann ich nur dringend raten, eines dieser Seminare zu besuchen, um sich über die Krankheit zu informieren.

Funktioniert die Sache mit der Lebensumstellung nicht, dann greift Stufe 2 des Therapieschemas. Hier wird dem Patienten das Medikament Metformin verschrieben. Dieses Mittel hat mehrere Effekte. Zum einen senkt es die Glukoseaufnahme aus dem Darm. Zum anderen reduziert es den Appetit, stoppt die körpereigene Glukoseproduktion* und erhöht die Aufnahme der Glukose in die Muskelzellen. Weil Metformin nicht in den Stoffwechsel des Insulins an sich eingreift, müssen bei dessen Einnahme keine lebensbedrohlichen Unterzuckerungen befürchtet werden. Allerdings darf nicht jeder das Medikament nehmen. Unter bestimmten Umständen ist das Mittel nicht erlaubt.

So viel zu Stufe 2. In Stufe 3 kommt dann noch ein anderes Antidiabetikum hinzu. Derer gibt es viele, und alle haben ganz furchtbar komplizierte Namen. Ihnen allen ist aber eigen, dass sie die Ausschüttung von Insulin aus der Bauchspeicheldrüse stimulieren, was dann natürlich zum Unterzucker führen kann, wenn die Sache ganz schlecht läuft. Das ist auch der Grund, wieso von diesen Medikamenten erst niedrige und dann immer höhere Dosen gegeben werden, bis die Zieldosis erreicht ist.

In Stufe 4 der Diabetestherapie kommt nun noch ein sogenanntes Basisinsulin dazu. Dieses Medikament wird in den Bauch gespritzt und hat den Vorteil, dass es nicht auf einmal in den Blutkreislauf abgegeben wird, sondern nach und nach seine Wirkung entfalten kann. Damit wirkt es sehr lange und imitiert praktisch die natürliche Funktion der Bauchspeicheldrüse.

Reicht das auch nicht, um den Zuckerspiegel effektiv zu senken, muss schließlich in der 5. Stufe ein zweites Insulin hinzugefügt werden, dessen Wirkung extrem kurz anhält, dafür aber sehr intensiv

* *Auch das gibt es. Der Körper selbst kann bestimmte Stoffe in Glukose umwandeln. Das ist ziemlich praktisch für schlechte Zeiten, nicht jedoch für Diabetiker.*

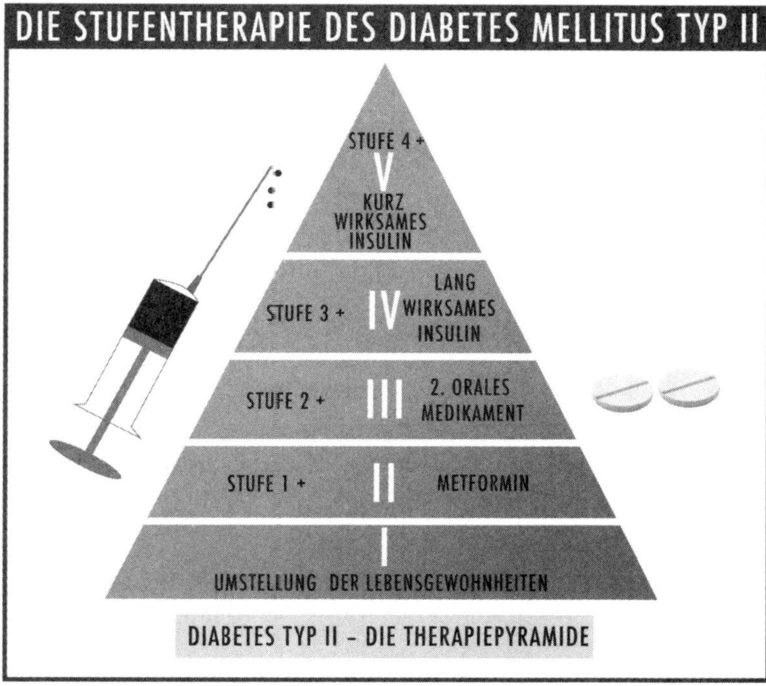

ist. Dieses Medikament wird meist kurz vor dem Essen gespritzt, um genügend Insulin im Blut zu haben, das dann den Zucker in die Zellen spülen kann. Mitunter werden nach und nach extrem große Mengen Insulin nötig.

Den Abstand zwischen der Insulingabe und dem Essen nennt man, nicht besonders kreativ, Spritz-Ess-Abstand. Manchmal ist der aus verschiedenen Gründen zu lang, weil der Patient vor dem Essen, aber nach der Insulingabe beispielsweise noch mal zur Toilette musste oder ihm irgendwann einfällt, dass er gar keinen Hunger hat. In einem solchen Fall kann es ebenfalls zu lebensbedrohlichen Blutzuckerabfällen kommen. Oft ist dann sogar ein Notarzt nötig, weil der Betroffene in Ohnmacht fällt. In Anbetracht der Tatsache, dass wir uns ja eigentlich seit nunmehr fast 20 Seiten mit der Überzuckerung beschäftigen, eine wahrlich ironische Sache. Aber sie zeigt das Dilemma auf, in dem sich Ärzte und Patienten mit fortgeschrittenem Diabetes befinden. Den Blutzuckerspiegel in der gesunden Marge zwischen 80 und 100 mg/dl zu halten ist extrem schwer. Übrigens – die früher propagierte Diabetikerernährung ist schwer aus der Mode gekommen und aus den Supermarktregalen fast gänzlich verschwunden. Zum einen hat sie nicht wirklich gegen die Krankheit geholfen, hat den Patienten aber suggeriert, sie müssten ihr Leben nicht grundlegend ändern, wenn sie nur die teure Diabetikernahrung zu sich nehmen. Zum anderen sind dort künstliche Zucker enthalten, und die sind ja auch nicht alle so extrem gesund.

Der gut eingestellte Diabetiker muss nun regelmäßig zum Hausarzt gehen, damit der bestimmte Bluttests und andere Untersuchungen durchführen kann. Vorhin haben wir schon kurz über den HbA1c-Wert gesprochen. Der kann nicht nur als Diagnosewert, sondern auch als sogenannter Verlaufsparameter genutzt werden. Er zeigt nämlich an, wie sich die Krankheit im Laufe der letzten Monate entwickelt hat, also wie sie eingestellt war. Es kommt durchaus vor, dass der HbA1c-Wert ziemlich hoch gemessen wird, obwohl der Blutzuckerwert gar nicht so übel ist oder sogar im Normbereich liegt.

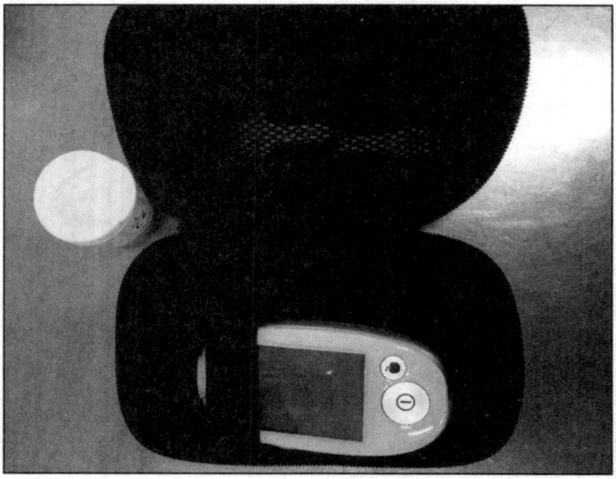

Blutzuckermessgerät

(Foto: Falk Stirkat)

Um dem vorzubeugen, können und müssen die Patienten auch zu Hause nachmessen können. Dafür gibt es heute richtig handliche kleine Minilabore. Die Blutzuckermessgeräte bekommen Sie ohne Rezept in jeder Apotheke. Dieses kleine Teil verrät Ihnen den aktuellen Zuckerwert aus einem kleinen Tröpfchen Blut, das Sie vorher mit Hilfe einer Lanzette, also einer Mininadel, aus Ihrem Finger holen.

Die regelmäßige Selbstbestimmung ist übrigens nicht nur wichtig, um zu wissen, ob der Diabetes gut eingestellt ist, sondern auch um auszurechnen, wie viel Insulin man spritzen muss, so es denn nötig ist. Um das alles zu lernen, sollten Betroffene wirklich unbedingt Diabetiker-Kurse besuchen.

So, nun haben wir es geschafft. Vielleicht zum Schluss noch eine kleine Info zum Angeben: Diabetes mellitus heißt übersetzt »honigsüßer Durchfluss«. Nach diesen vielen Seiten zum Thema können Sie sich vielleicht vorstellen, woher der Name kommt, oder? Na klar – vom honigsüßen Urin, der wegen des erhöhten Zuckergehaltes zu ständigem Wasserlassen zwingt. Früher stellten die Ärzte die Diagnose nämlich anhand des Uringeschmackstests. Gruselig, was?

Und nachdem wir jetzt so viel über die komplizierte Krankheit Diabetes gelernt haben, geht es nicht minder kompliziert weiter. Denn auch mit der Schilddrüse ist nicht zu spaßen.

HASHIMOTO UND BASEDOW

Angriff auf die Schilddrüse

Um die beiden großen und wichtigen Erkrankungen der Schilddrüse verstehen zu können, müssen wir uns erst kurz mit der Aufgabe dieses Organs, vor allem aber mit dessen Steuerung, beschäftigen. Für die meisten, nicht von Schilddrüsenerkrankungen betroffenen Menschen ist diese kleine Drüse ein Buch mit sieben Siegeln. Das Herz pumpt Blut, so viel ist eigentlich fast allen klar, die Lunge atmet, der Darm verdaut, die Leber baut die Sünden des Wochenendes ab. Aber was macht eigentlich die Schilddrüse? Und wo ist die überhaupt? Das mangelnde Verständnis ist eigentlich traurig, handelt es sich doch zum einen um eine extrem wichtige, aber auch um eine extrem interessante Struktur.

Und da wären wir auch schon bei der Hauptaufgabe. Die Schilddrüse ist, wie der Name unschwer erkennen lässt, eine Drüse. Das bedeutet, sie gibt, ähnlich wie die Bauchspeicheldrüse, Hormone ins Blut ab, die an anderer Stelle irgendetwas bewirken sollen. Was genau das ist, darüber sollten wir vor den Erkrankungen des Organs ein bisschen reden.

Die Schilddrüse ist ein ganz kleines Organ, das im vorderen Halsbereich liegt und dort die Luftröhre wie ein halber Schal umschließt. Weil es ihre Hauptaufgabe ist, Hormone ins Blut abzugeben[*], ist sie extrem gut durchblutet.

Außerdem erwähnenswert – obwohl für die beiden Krankheiten, die gleich kommen werden, nicht so relevant – ist, dass ganz in der Nähe der Drüse ein superwichtiger Nerv verläuft[**]. Dieser Winzling

---

* *Es gibt auch Drüsen, die Stoffe über einen Drüsengang in andere Organe abgeben. So etwas nennt man exokrine Drüsen. Speicheldrüsen beispielsweise sondern den Speichel und die darin befindlichen Enzyme in die Mundhöhle ab. Drüsen, die wie die Schilddrüse Hormone produzieren und die dann direkt ins Blut abgeben, heißen endokrine Drüsen.*

** *Das Ding heißt Nervus laryngeus recurrens. Müssen Sie sich aber nicht merken.*

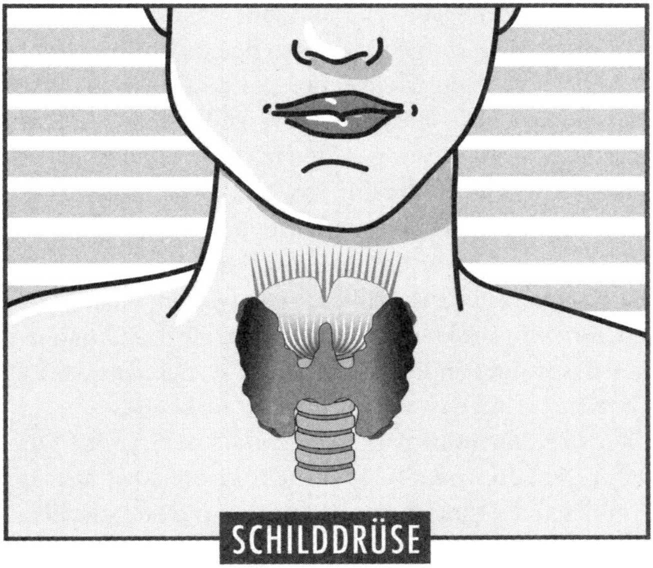

ist so unglaublich bedeutsam, weil er die Stimmlippen versorgt. Eigentlich sind es sogar zwei Nerven – einer auf der linken Seite und einer auf der rechten. Und genau wegen dieser Bedeutsamkeit muss der Chirurg bei einer Operation der Schilddrüse ganz genau aufpassen. Beschädigt er nämlich einen der Nerven, dann kann das eine andauernde Heiserkeit zur Folge haben. Verlieren sogar beide ihre Funktionstüchtigkeit, dann schließen sich die Stimmlippen, und der Patient muss künstlich beatmet werden. Bevor Sie nun aber eine eventuell geplante Schilddrüsenoperation absagen – das Ganze passiert wirklich nur ganz selten. Heutzutage werden die Nerven während der OP mithilfe elektrischer Überwachungsmonitore genau beobachtet, was eine Beschädigung fast unmöglich macht.

Kommen wir nun aber zur Funktion der Schilddrüse!

Ganz grundsätzlich kann man sagen, dass das Organ für die Action im Körper zuständig ist. Die beiden dort produzierten Hormone mit den kreativen Namen T3 und T4 sind wahre Powerstoffe. Sie wirken an unglaublich vielen Orten im menschlichen Körper und tun dabei Dinge, deren Auswirkungen wir noch gar nicht komplett kennen. Ein paar Beispiele: Schilddrüsenhormone machen Sie wacher, sie regen das Gehirn, aber auch die Nervenbahnen an. Außerdem erhöhen sie den Grundumsatz des Stoffwechsels (Achtung, leider kein vernünftiges Mittel zum Abnehmen!) und steigern damit die Menge an Energie, die dem Körper zur Verfügung steht. Um das alles zu »finanzieren«, muss natürlich auch das Herz mit an Bord sein, denn die viele Energie muss schließlich irgendwohin. Also erhöhen die Hormone indirekt die Herzleistung, indem sie das Organ empfänglicher für bestimmte andere Hormone, die sogenannten Katecholamine, machen. Und das war noch längst nicht alles.

Schilddrüsenhormone wirken eigentlich in fast allen Organen – immer mit dem Ziel, dem Körper mehr Energie zur Verfügung zu stellen. Weil wir aber nicht ständig munter und energiegeladen sein wollen, muss die Ausschüttung der Hormone irgendwie geregelt werden. Denn obwohl T3 und T4 immer in einem bestimmten Mengenbereich im Blut vorhanden sein müssen, schwankt deren Freisetzung aus der Schilddrüse und hängt vom Tagesrhythmus ab. Der genaue Mechanismus ist ziemlich einfach zu verstehen und für das Verständnis der beiden klassischen Schilddrüsenerkrankungen Über- und Unterfunktion ganz wichtig*.

Beginnen wir also da, wo alle guten Geschichten ihren Anfang nehmen – im Gehirn.

Dort, genauer gesagt in einem Teil des Hirns mit dem Namen Hypothalamus, wird festgelegt, wie viele Schilddrüsenhormone gerade jetzt in diesem Moment in den Körper ausgeschüttet werden sollen. Immerwährend misst unser Hirn den Anteil der Hormone im Blut und reagiert auf Schwankungen. Fällt also genau jenem Hypothalamus auf, dass die Hormonkonzentration gerade zu niedrig ist, dann reagiert er mit einem Befehl, neue zu produzieren.

---

* *Es gibt natürlich noch andere Krankheiten der Schilddrüse. Die Über- und die Unterfunktion sind aber sehr häufig und lassen sich ziemlich gut nachvollziehen.*

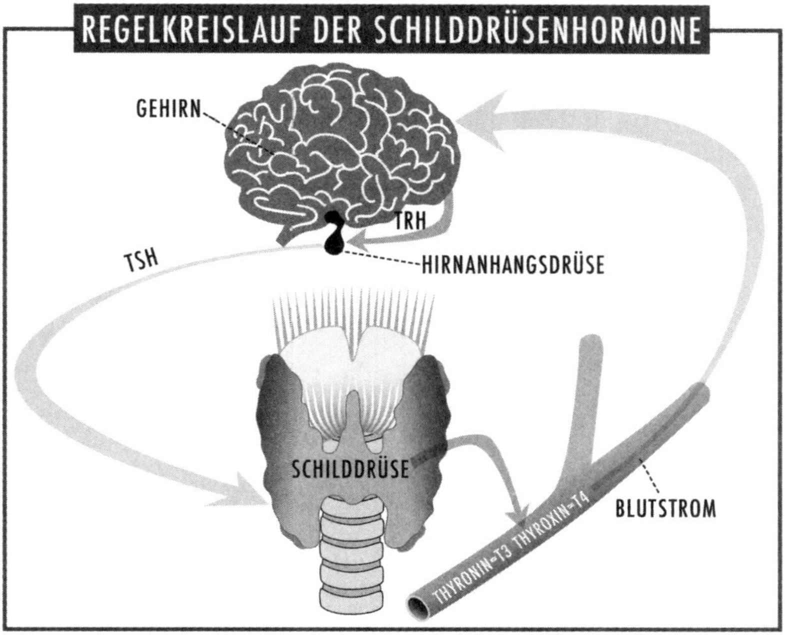

Den sendet er aber nicht an die Schilddrüse selbst, sondern an die sogenannte Hirnanhangsdrüse, die Hypophyse. Glücklicherweise sprechen Hypothalamus und Hypophyse die gleiche Sprache – und zwar die der Hormone. Schüttet also das Gehirn ein Hormon mit dem Namen TRH (das ist englisch und heißt Thyreotropin Releasing Hormone) aus, so weiß die Hirnanhangsdrüse genau: Jetzt muss ich aktiv werden.

Das tut sie auch, und zwar indem sie ihrerseits ein weiteres Hormon mit dem Namen TSH (das ist auch wieder englisch und heißt Thyroid Stimulating Hormone) freisetzt. Erst dieses kann direkt an der Schilddrüse andocken und dort für die Produktion und Ausschüttung der wichtigen Schilddrüsenhormone sorgen. Wieso, fragen sich viele, sagt das Gehirn der Schilddrüse nicht direkt, was sie tun soll? Das ist ganz einfach zu erklären: Die Hirnanhangsdrüse wirkt für ganz viele Prozesse im Körper als eine Art Schranke, die

Signale aus dem Hirn passieren müssen – ein zusätzlicher Sicherheitsmechanismus sozusagen. Nachdem die Schilddrüsenhormone nun ins Blut abgegeben worden sind, können sie ihre wichtigen Funktionen im Körper übernehmen. Sie fließen mit dem Blutstrom zu allen Organen – auch zum Gehirn. Und dort befindet sich im Hypothalamus die Messstelle für ebendiese Hormone, die nun feststellt, dass sich wieder genug T3 und T4 im Blut befinden, und somit die Produktion drosseln kann. Der Kreislauf beginnt von vorne. Gut für uns Mediziner ist der Umstand, dass sich die Hormone alle im Blut bestimmen lassen. In der Regel untersuchen wir aber nur das TSH, also jenes Hormon, das von der Hirnanhangsdrüse in Richtung Schilddrüse geschickt wird, um dort die Hormonausschüttung zu kontrollieren. Der TSH-Wert gibt uns einen guten Eindruck vom Zustand der Schilddrüse*.

Übrigens, wussten Sie, dass für die Produktion von Schilddrüsenhormonen Jod eine ganz wichtige Rolle spielt? Das Element wird in die Hormone eingebaut und sorgt so erst für deren Funktionalität. Jod existiert natürlicherweise in mehreren Formen. Unter Umständen kann es auch als radioaktives Jodisotop vorkommen – das passiert insbesondere bei großen Atomkatastrophen. Hier besteht die Gefahr, dass wir diese gefährliche Variante des Stoffes über die Nahrung aufnehmen und sie sich dann in der Schilddrüse anreichert. Die Folgen wären fatal – Stichwort: Krebs.

Um das in einem solchen Katastrophenfall zu verhindern, besteht die Möglichkeit, Jod-Tabletten zu sich zu nehmen. Auf diese Weise wird die gesamte Schilddrüse mit dem Element gesättigt, und das radioaktive Jod kann sich nicht mehr anreichern.

*

* *Ist der Wert zu hoch, dann versucht das Gehirn, auf diese Weise mehr Schilddrüsenhormone ins Blut zu kriegen. Es liegt eine Unterfunktion vor. Andersrum, wenn der Wert zu niedrig ist, drosselt der Hypothalamus seine Bemühungen, weil zu viele Schilddrüsenhormone da sind.*

Da Sie nun ein paar wichtige Dinge über die Schilddrüse wissen, können wir uns gleich mit deren Krankheiten beschäftigen. Wie Sie sich vielleicht denken können, sind die nicht ganz uninteressant. Stellen Sie sich nur mal vor, was passiert, wenn die Funktionen der Schilddrüsenhormone plötzlich in völlig übersteigerter Form oder gar nicht ausgeführt werden.

SCHILDDRÜSENUNTERFUNKTION

Hashimoto-Thyreoiditis

Es gibt viele verschiedene Formen der Schilddrüsenunterfunktion, von denen aber die bekannteste die Hashimoto-Krankheit ist. Zurückzuführen ist der doch sehr fernöstlich anmutende Name der Erkrankung auf den japanischen Arzt Hakaru Hashimoto, der die Schilddrüsenfunktionsstörung 1912 entdeckte. Grundsätzlich kann natürlich jede Störung, die die normale Arbeit der Drüse beeinträchtigt, zu einer Unterfunktion führen. So müssen beispielsweise Patienten, denen im Rahmen einer OP die Schilddrüse entfernt wurde, lebenslang mit Arzneimitteln versorgt werden, um den Hormonhaushalt auszugleichen. Auch bestimmte Medikamente führen zu einer Beeinflussung der Schilddrüse und einer damit einhergehenden Unterfunktion.

Die klassische Hashimoto Thyreoiditis* ist jedoch eine Autoimmunerkrankung. Vereinfacht gesagt, erkennt das Immunsystem die Schilddrüse nicht komplett als körpereigenes Gewebe an und produziert Antikörper gegen deren Zellen. Wie können Sie sich das nun konkret vorstellen? Wir haben uns ja schon mehrfach mit dem Umstand beschäftigt, dass die Oberfläche von Zellen nicht glatt, sondern mit einer Vielzahl verschiedener Unebenheiten versehen ist. Das Cluster – also die Beschaffenheit – dieser Unebenheiten, die zum größten Teil aus sogenannten Zellmembranproteinen bestehen, ist für jedes Gewebe ein bisschen anders. Unser Immunsystem kennt die Oberflächenstruktur der Zellen unseres Körpers und lässt sie in Ruhe. Treffen nun Immunzellen auf einen

---

* *Kurz ein paar Infos zum Wort: Wenn Mediziner ein Wort mit -itis enden lassen, dann ist immer irgendetwas entzündet – das wissen Sie ja bereits. Bei einer Thyreoiditis betrifft die Entzündung die Glandula thyreoidea. Und dabei handelt es sich eben um nichts anderes als die Schilddrüse.*

Organismus, dessen Code sie nicht gespeichert haben, dann wird der angegriffen*. Vereinfacht gesagt, fehlt im Immunzellenspeicher von Patienten mit Autoimmunerkrankungen die Codierung für eine bestimmte Oberflächenstruktur. Sie erkennen nicht, dass ein körpereigenes Gewebe auch wirklich dazugehört, und attackieren es. Beispiele gibt es unzählige. Auch Rheuma gehört in die Kategorie dieser Autoimmunerkrankungen. Oder Diabetes Typ I – jene Autoimmunkrankheit, bei der die insulinproduzierenden Zellen der Bauchspeicheldrüse durch das Immunsystem angegriffen werden.

Im Falle der Hashimoto-Krankheit kennen die Abwehrzellen das Cluster bestimmter Schilddrüsenzellen nicht und halten es für einen Fremdkörper. Als Reaktion werden Antikörper gegen spezielle Proteine des Oberflächenclusters produziert, die dann dort nach dem Schlüssel-Schloss-Prinzip andocken. Die Zelle ist auf diese Weise gebrandmarkt. Stellen Sie sich das am besten so vor, als wenn Einbrecher bestimmte Häuser mit speziellen Zeichen beschmieren, um ihren Einbrecherkollegen Nachrichten zu übermitteln, die nur von ihnen gelesen werden können. So als würde an einer Tür das Zeichen für »Hier ist was zu holen!« stehen, bedeuten die Antikörper auf der Oberfläche der Schilddrüsenzellen: »Diese Zelle gehört nicht zum Körper – kann weg!«

---

* *Auf diesem Prinzip beruht die Problematik der Organtransplantation. Weil das Immunsystem nur Zellen mit körpereigenem Oberflächencluster in Ruhe lässt, kann man nicht einfach so ein Organ eines fremden Menschen in den Körper eines anderen verpflanzen. Das würde dann vom Immunsystem sofort als fremd erkannt und angegriffen werden. Man nennt das Abstoßungsreaktion. Diesen Mechanismus zu umgehen ist gar nicht so einfach. Man benötigt im Prinzip zwei Dinge: Zum einen muss man einen Spender finden, dessen Oberflächenstruktur grob zu der des Empfängers passt. Da muss nicht alles stimmen, aber die Hauptstrukturmerkmale, die sogenannten HLA-Antigene, sollten schon passen. Wie stark die Übereinstimmung sein muss, hängt vom zu verpflanzenden Organ ab. Trotzdem – eine komplette Übereinstimmung wird man außer bei eineiigen Zwillingen wohl kaum finden. Deshalb müssen transplantierte Patienten zum anderen Immunsuppressiva, also Medikamente, die das Immunsystem unterdrücken, zu sich nehmen. Die lassen die Abwehrzellen bei kleineren Unebenheiten im Oberflächencluster mal ein Auge zudrücken und sorgen dafür, dass das neue Organ vom Körper angenommen wird.*

Diese Info wird wiederum von anderen Zellen des Immunsystems zur Kenntnis genommen, die das fremde Gewebe dann angreifen.

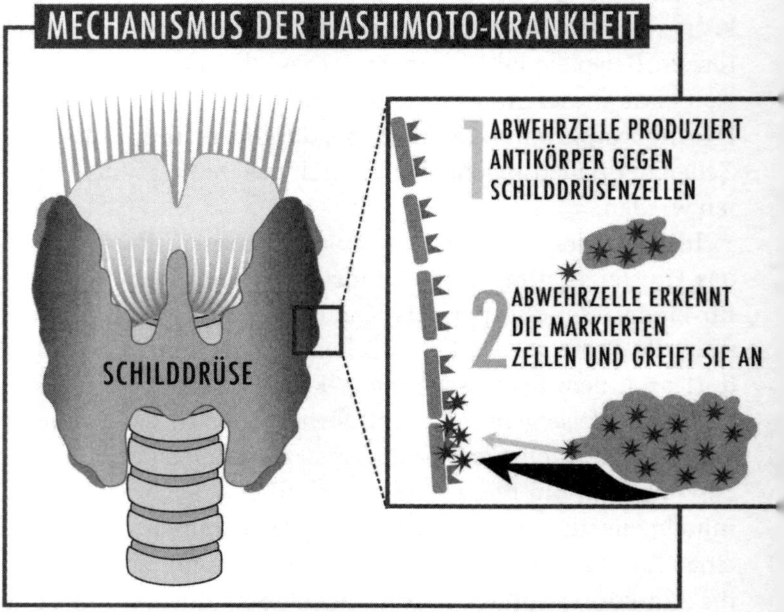

Die Attacke des Immunsystems hat nun eine andauernde (chronische) Entzündung der Schilddrüse zur Folge. Die dürfen Sie sich aber nicht vorstellen wie beispielsweise eine Infektion des Blinddarms oder wie den schon früher bemühten Pickel. Diese chronische Infektion bemerkt der Patient nicht direkt, sondern eher an ihren Auswirkungen. Die bestehen nämlich – ähnlich wie beim Diabetes Typ I die Bauchspeicheldrüse vor die Hunde geht – in der konsequenten Zerstörung der Schilddrüse. Die Folge ist ein immer schlimmer werdender Mangel an den entsprechenden Hormonen.

Wenn wir uns kurz noch mal daran erinnern, wofür die zuständig sind, dann kann man sich die Konsequenzen eines Mangels ganz gut vorstellen. Die Betroffenen sind abgeschlagen, depressiv und antriebslos. Sie neigen zu Verstopfungen und sind ziemlich kälteempfindlich, weil der gesamte Stoffwechsel heruntergefahren wird. Oft nehmen die Betroffenen zu, ohne sich erklären zu können, wo der unvermittelte Anstieg des Körpergewichts herkommt. Weil häufig Frauen im Alter von 30 bis 50 Jahren erkrankt sind, wird die Hashimoto-Krankheit von Zeit zu Zeit mit einer Depression oder früh einsetzenden Wechseljahren verwechselt. Das liegt nicht zuletzt daran, dass die fehlenden Hormone auch Zyklusstörungen mit sich bringen.

Ich erinnere mich gut an einen Patienten, von dem ich Ihnen gern erzählen möchte. Ich lernte ihn im Laufe meiner Zeit auf der Intensivstation kennen, er war an einer akuten Blinddarmentzündung erkrankt. Die Chirurgen operierten ihn, aber leider kam es zu Komplikationen: Die Naht hielt nicht*, und so musste der Patient noch viele Male operiert werden. Mit offenem Bauch lag er auf der Intensivstation. Als die Akutphase endlich überstanden war, sahen wir uns mit dem nächsten Problem konfrontiert. Irgendwie schien er sich nicht von den Strapazen zu erholen. Der Mann lag fast vier Monate auf der Intensivstation und rutschte von Komplikation zu Komplikation.

Irgendwann glaubte der Oberarzt nicht mehr an einen Zufall und bestimmte einfach mal alle Laborparameter, die ihm so einfielen. Und siehe da: Der Patient hatte so gut wie keine Schilddrüsenhormone im Blut. Er litt an der Hashimoto-Krankheit und war auf Medikamente angewiesen. Das hatte er aber bei der Aufnahme im Krankenhaus vergessen zu erwähnen, was nie aufgefallen wäre, wenn die OP normal verlaufen wäre. Dann hätte er einfach am nächsten Morgen darauf hinweisen können, dass er dringend seine Schilddrüsenmedikamente benötigt. Einen monatelangen Aufenthalt auf der Intensivstation hatte der Mann nicht kommen sehen. Als wir begannen, ihn gegen die Unterfunktion zu behandeln, ging

* *Das passiert manchmal. Die Chirurgen konnten nichts dafür, sie hatten ihr Bestes gegeben. Der arme Mann hatte einfach Pech.*

es ihm schnell besser. Keinen Monat später verließ er das Krankenhaus. Als er uns ein paar weitere Wochen danach besuchte, um uns einen Kuchen vorbeizubringen, erkannte ich ihn kaum wieder. Er war richtiggehend aufgeblüht. Um ehrlich zu sein, gab es während seines Aufenthaltes auf unserer Station Tage, an denen wir dachten, er würde das Ganze nicht überleben. Und da stand er: frisch und auf dem Weg der Gesundung. Und mit einem Kuchen in der Hand.

Dieses Erlebnis hat mir eindrücklich klar gemacht, wie wichtig die Schilddrüsenhormone für unseren Körper sind. Lassen Sie bei unklaren (auch psychischen) Beschwerden immer auch die Schilddrüse kontrollieren! Denn obwohl die Hashimoto-Krankheit nicht heilbar ist, kann man sie doch sehr gut therapieren (so wie jede Schilddrüsenunterfunktion). Und keine Angst – dass man das Ganze nicht heilen kann, macht in diesem Fall nichts. Mit einer guten Therapie müssen die Patienten keine Einschränkungen befürchten – weder in Sachen Lebensqualität noch was die Lebensdauer angeht.

Hinzu kommt, dass die Therapie ziemlich einfach ist. Sie besteht in der oralen Aufnahme von Schilddrüsenhormonen. Die Patienten müssen also nichts anderes tun, als die ihnen verordnete Dosis der Hormone jeden Tag brav zu schlucken. Weil es wichtig ist, dass durch die Therapie nicht zu viele Schilddrüsenhormone im Körper sind (der hat ja die Fähigkeit zur Regulation verloren), muss der Arzt regelmäßig Bluttests machen. Anfangs werden die ziemlich oft durchgeführt, weil die Patienten nicht gleich die volle Dröhnung Hormone schlucken dürfen – damit käme der Organismus nicht klar. Also muss langsam begonnen werden, um auf eine bestimmte Dosis zu kommen, die dann oft ein Leben lang nicht mehr geändert werden muss*.

Üblicherweise wird nur das aktive Hormon T4 ersetzt, was dann normalerweise in einer Dosis von 50 – 150 µg pro Tag verabreicht

* *Oft heißt nicht immer. Manchmal bedarf es nach Jahren auch einer Anpassung der Medikation, weil beispielsweise andere Krankheiten oder Medikamente dazugekommen sind.*

wird. Aber wie gesagt, das ist von Mensch zu Mensch unterschiedlich. Der Grund, weshalb ich hier die Dosierung der Medikamente nenne, obwohl ich das doch im gesamten Buch vermieden habe, ist, dass die meisten Patienten ihre persönliche Dosis sehr gut kennen, weil sie ein Leben lang darauf angewiesen sind. Ganz wichtig ist außerdem eine geregelte Einnahme des Medikaments. Während es bei vielen Pillen heute keine so große Rolle mehr spielt, wann sie genommen werden*, ist das bei Schilddrüsentabletten ganz wichtig. Die Dosis muss jeden Morgen eine halbe Stunde vor dem Frühstück zugeführt werden, damit auch die gesamte Menge ins Blut aufgenommen wird und sich nicht Teile mit dem Essen vermischen und gleich wieder ausgeschieden werden. Nur so können wir sicherstellen, dass die Schilddrüsenwerte nach einer kurzen Zeit der Anpassung wieder im Normbereich liegen. Und das ist oberstes Gebot. So gut wie alle Patienten mit Schilddrüsenunterfunktion kennen sich aber gut mit ihrer Krankheit und den damit einhergehenden Lebensgewohnheiten aus.

Die Basedow-Krankheit

Wenn der Mensch an einer Schilddrüsenunterfunktion leiden kann, dann liegt es relativ nahe, dass es hierzu auch ein Gegenteil, die Schilddrüsenüberfunktion, gibt. Auch für diese Funktionsstörung namens Hyperthyreose lassen sich viele verschiedene Gründe finden.

Der einfachste ist wohl die übermäßige Einnahme von Schilddrüsenhormonen, die nicht nur im Rahmen einer fehlerhaften Therapie der Unterfunktion vorkommt. Weil diese Hormone nämlich eine so anregende Wirkung auf den Stoffwechsel haben, werden sie auch gerne als Abnehmpillen missbraucht. Mit ziemlich schlimmen

---

* *Es gibt allerdings Ausnahmen. Fettsenker zum Beispiel sollten am Abend geschluckt werden, weil das Enzym, mit dem sie interagieren, hauptsächlich nachts aktiv ist.*

Folgen, wie Sie gleich sehen werden. Da Hormone nicht nur eine isolierte Wirkung entfalten, sondern in den komplexen Stoffwechsel des Menschen auf vielfältige Arten eingreifen, sind die Nebenwirkungen einer fehlerhaften Schilddrüsentherapie kaum zu überblicken und mitunter auch extrem gefährlich. Also – Hände weg von Schilddrüsenhormonen als Abnehmbooster! Immer wieder faszinierend finde ich dabei, dass in der Medizin eigentlich alles irgendeinen abgefahrenen Namen hat. Entweder verewigt sich irgendein Arzt namentlich in einer Sache, die er entdeckt hat, oder man zieht die armen Lateiner heran. So nennen Ärzte die missbräuchliche Einnahme von Schilddrüsenhormonen »Thyreoiditis factitia«.

Neben diesem Phänomen der ungesunden Lebensführung existieren noch andere Formen der Hyperthyreose. Dabei sind die beiden häufigsten entweder die sogenannte Schilddrüsenautonomie, bei der es durch verschiedene Mechanismen zur Entwicklung autonomer, also durch den Körper nicht mehr zu kontrollierender Hotspots in der Schilddrüse kommt. Diese produzieren dann Hormone ohne Ende und schwemmen die ins Blut, wo sie ihre Wirkung entfalten. Die andere häufige Ursache einer Überfunktion ist der sogenannte Morbus Basedow, auch Graves-Krankheit genannt. Auch diese ist eine Autoimmunerkrankung, bei der im Grunde das Gleiche passiert wie im Falle der Hashimoto-Thyreoiditis – nur eben andersherum.

Führen wir uns doch noch mal kurz die Steuerung der Schilddrüse vor Augen. Da wäre einmal das Gehirn, genauer gesagt der Hypothalamus, der der Hirnanhangsdrüse befiehlt, das Hormon TSH auszuschütten. Das wiederum schwirrt durch die Blutbahn, bis es an der Schilddrüse angekommen ist, wo es seinerseits an bestimmte Rezeptoren andockt und diese aktiviert. Die aktivierten Rezeptoren, die im Übrigen auch Teil des Oberflächenclusters der Schilddrüsenzellen sind, sorgen dann für eine vermehrte Produktion von Schilddrüsenhormonen.

Bei der Graves-Krankheit macht das Immunsystem der Betroffenen nun etwas total Verrücktes: Es erkennt die Zellen der Schilddrüse nicht etwa als fremd an und versucht auch nicht, sie zu vernichten, wie das beim Hashimoto der Fall ist. Nein, bei der Graves-Krankheit werden Antikörper produziert, die an die TSH-Rezeptoren andocken und die Wirkung des Hormons imitieren. Das bedeutet, dass der Körper die Kontrolle über die Schilddrüsenhormonproduktion verliert. Wegen der falschen Signalmoleküle werden kontinuierlich Schilddrüsenhormone produziert – und nicht nur das. TSH hat nämlich noch zwei andere wichtige Effekte: Zum einen sorgt es dafür, dass die Schilddrüse immer schön wächst. Zum anderen hat eine übermäßige Aktivierung des TSH-Rezeptors zur Folge, dass die Schilddrüsenhormone nicht nur produziert, sondern auch ausgeschüttet werden. Und das hat Folgen.

Logischerweise müssen sich Patienten, die an einer Graves-Krankheit leiden, genau mit den gegenteiligen Problemen herumschlagen, die Hashimoto-Patienten das Leben schwer machen.

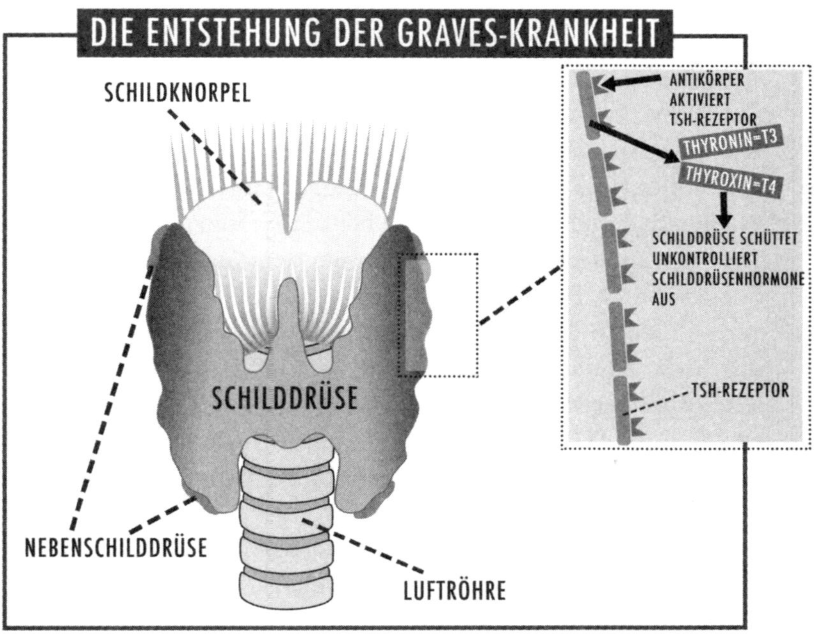

Weil die Schilddrüsenhormone den Stoffwechsel aktivieren, sind die Menschen oft sehr dünn, was aber nicht zwangsläufig gut ist. Sie haben kaum Reserven, laufen aber ständig auf Hochtouren. Die Schilddrüsenüberfunktion macht die Betroffenen gereizt und nervös. Sie leiden unter Schlaflosigkeit und innerer Unruhe. Wegen der vielfältigen Wirkung der Hormone auf alle Organsysteme müssen sich die Patienten außerdem mit Durchfall, vermehrtem Schwitzen und einem beschleunigten Herzschlag herumplagen. Die Sache mit dem Abnehmen ist da gleich gar nicht mehr so attraktiv. Hinzu kommen die häufig sehr fettigen Haare der Betroffenen.

Obwohl wir uns hier speziell mit der Graves-Krankheit beschäftigen, sind die Symptome der Schilddrüsenüberfunktion völlig unabhängig von ihrer Ursache doch immer sehr ähnlich. In einem Punkt unterscheiden sich die Beschwerden der Graves-Patienten aber von denen, deren Schilddrüsenüberfunktionen durch andere Ursachen ausgelöst wurden. In einer Vielzahl der Fälle führt die Graves-Krankheit zu einer sogenannten endokrinen Orbitopathie – ein feiner Ausdruck für Glubschaugen. Was genau die verursacht, weiß man nicht genau. Weil die Stärke der »Glubschigkeit« aber mit der Menge der im Blut messbaren Antikörper gegen den TSH-Rezeptor korreliert, kann man wohl annehmen, dass die nicht nur die Schilddrüse, sondern auch die Augen stimulieren – obwohl die es eigentlich gar nicht sind, die bei der endokrinen Orbitopathie wachsen, sondern die Fettzellen hinter dem Augapfel. Diese Zellen werden durch Einlagerung bestimmter Stoffe immer größer und verdrängen so das Auge. Und das Fett ist nicht das Einzige, was durch die Antikörper zu wachsen beginnt. Auch die Schilddrüse wird immer größer – ein Kropf entsteht. Kennen Sie Menschen mit einem Kropf? Das kann ganz schön beeindruckend aussehen, denn unbehandelt kann die Drüse irgendwann nicht nur den gesamten vorderen Halsbereich einnehmen, sondern sogar bis hinter das Brustbein in die Nähe des Herzens wachsen.

Im allerschlimmsten Fall entwickelt sich eine sogenannte thyreotoxische Krise. Wenn der Körper dem Ansturm der Schilddrüsenhormone überhaupt nicht mehr standhalten kann, kommt es zu Fieber, einem extrem schnellen Herzschlag, Übelkeit und Erbrechen sowie einer Reihe anderer Symptome. Diese Krise ist so gefährlich, dass die Patienten auf der Intensivstation überwacht werden müssen. Sie sehen, obwohl die Schilddrüsenhormone so wichtig sind und ein Leben ohne sie nicht möglich ist, kann auf der anderen Seite ein Übermaß dieser Hormone tödlich wirken. Auch in diesem Fall gilt wieder der alte Leitsatz: Die Dosis macht das Gift.

Ärzte können nun, wie gesagt, die Krankheit auslösenden Antikörper mit dem lustigen Namen TRAK im Blut bestimmen. Sind solche Antikörper nachweisbar, dann ist die Diagnose eines Morbus Basedow, also einer Graves-Krankheit, klar. Mithilfe der Ultraschalluntersuchung kann dann festgestellt werden, welche Ausdehnung die Drüse erreicht hat. Übrigens – auch die Antikörper der Hashimoto-Krankheit, also die, die zur Zerstörung der Schilddrüse führen, kann man im Blut der Patienten finden und die Erkrankung auf diese Weise diagnostizieren. Während man beim Hashimoto aber einfach Hormone ersetzt und das Problem auf diese Weise löst, ist die Therapie der Graves-Krankheit nicht ganz so einfach. Denn hier gilt es ja, die übermäßig aktive Drüse ruhig zu stellen.

Glücklicherweise haben sich findige Pharmakologen auch hier etwas ausgedacht, nämlich die sogenannten Thyreostatika. Das sind Medikamente, die die Produktion der Hormone auf mehreren Ebenen hemmen und so zwar nicht den für das Problem verantwortlichen Antikörper ausschalten, jedoch trotzdem zu einer zuverlässigen Reduktion der Hormone im Kreislauf führen. Der Vorteil dabei ist, dass sie auch bei anderen Ursachen der Schilddrüsenüberfunktion eingesetzt werden können.

Allerdings müssen auch hier regelmäßige Blutbildkontrollen durchgeführt werden, um die Medikation genau einstellen zu können und so den optimalen Hormonspiegel im Blut zu gewährleisten. Hinzu kommt, dass die Medis schwere Nebenwirkungen haben. Im schlimmsten Fall unterdrücken sie nämlich die Blutbildung im Knochenmark und sorgen so für Blutarmut und eine gewisse

Downregulation des Abwehrsystems. Das Zeug ist also nicht ganz ohne. Trotzdem – es muss erst einmal verabreicht werden. Glücklicherweise kann man die Krankheit mehr oder weniger heilen. Und das funktioniert so:

Durch die Therapie mit den Thyreostatika, also den Medikamenten, die die Produktion der Schilddrüsenhormone drosseln, muss erst mal eine vernünftige Balance gefunden werden – es gilt also, die Hormone ins Gleichgewicht zu bringen. Man nennt diesen Zustand Euthyreose. Klingt komisch, heißt aber, wie gesagt, nichts anderes, als dass weder ein Überangebot noch ein Mangel an Schilddrüsenhormonen im Blut vorliegt. Das muss der Patient jetzt ein Jahr lang durchhalten. Erst dann sollte ein Auslassversuch erfolgen. Wenn alles gut läuft, dann ist die Graves-Krankheit danach verschwunden. Wenn nicht, steigt der Hormonspiegel wieder an. In diesem Fall muss schärfer geschossen werden.

Was das konkret bedeutet, ist situationsabhängig. Ganz grundsätzlich haben Arzt und Patient hier zwei Optionen. Das Prinzip beider ist die Verringerung des aktiven Schilddrüsengewebes. Das geht entweder mithilfe der Chirurgie oder der sogenannten Radiojodtherapie. Für welche der beiden sich letztendlich entschieden wird, hängt von ziemlich vielen Faktoren ab. Beide haben Vor-, aber auch Nachteile. So besteht bei der chirurgischen (Teil-)Entfernung der Drüse immer die Gefahr, dass der Stimmbandnerv beschädigt wird. Außerdem gibt es ganz allgemeine Risiken wie Infektionen und Blutungen. Na ja, und die Narbe im Halsbereich gefällt auch nicht jedem.

Eine Alternative bietet da, wie gesagt, die Radiojodtherapie. Hier bekommt der Patient radioaktives Jod verabreicht. Wie Sie ja bereits wissen, wird Jod dafür benötigt, die Schilddrüsenhormone zu produzieren. Dieses spezielle Jod aber ist ein richtiges trojanisches Pferd. Denn ist es im Körper angekommen, dann reichert es sich in der Schilddrüse an*. Doch das hier verwendete Jod ist

* *Jod reichert sich generell so gut wie nur in der Schilddrüse an.*

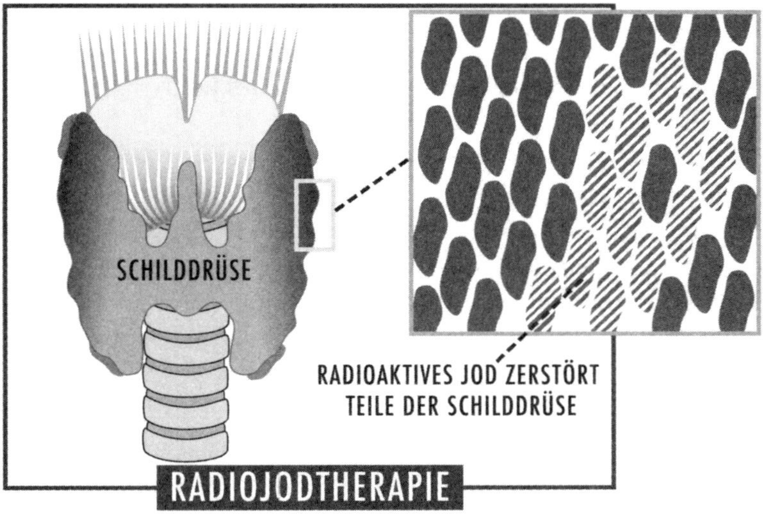

mit einem kleinen »Special« ausgestattet – es strahlt und tötet so die umliegenden Schilddrüsenzellen ab. Weil die Strahlung des radioaktiv markierten Jods eine sehr kleine Reichweite hat, werden andere Gewebe kaum in Mitleidenschaft gezogen. Obwohl es für viele Menschen erst mal etwas befremdlich klingt, den eigenen Körper mit einem radioaktiven Isotop zu kontaminieren, ist diese Methode doch sehr wirksam und kann den Patienten vor einer Operation bewahren.

So, das waren sie schon, die beiden Krankheiten der Schilddrüse, mit denen wir uns in diesem Buch beschäftigen wollten. Bei beiden handelt es sich um Autoimmunerkrankungen, also Leiden, bei denen das eigene Immunsystem bestimmte Gewebe des Körpers angreift. Und um dieses Thema geht es nun auch im nächsten Kapitel. Auch bei der rheumatoiden Arthritis, kurz Rheuma, attackiert der eigene Körper sich selbst – in diesem Fall die Gelenkhäute. Und das ist ziemlich schmerzhaft.

RHEUMA

Wenn jeder Handgriff zur Qual wird

Unter dem Begriff »Rheuma« verbergen sich eigentlich etliche Erkrankungen, die spezielle Charakteristika erfüllen. Man spricht auch vom Formenkreis rheumatischer Erkrankungen. Weil deren Verständnis und Therapie so kompliziert sind, hat sich ein ganzer Fachbereich, die sogenannte Rheumatologie, gebildet, der sich um die optimale Behandlung Betroffener kümmert.

Grundsätzlich kann man sagen, dass es sich bei rheumatischen Krankheiten um solche handelt, die mit dem schubweisen Auftreten von Schmerzen des Bewegungsapparates assoziiert sind. Zum Teil kann das bis zum völligen Funktionsverlust der Extremitäten führen. Ursache und Verlauf sind es, die die verschiedenen rheumatischen Krankheiten voneinander unterscheiden. Beispiele hierfür sind der durch die Fernsehserie *Dr. House* bekannt gewordene Lupus erythematodes, die Arthrose und viele andere. Darunter eben auch die sogenannte rheumatoide Arthritis. Dabei handelt es sich genau um die Erkrankung, die im Volksmund als Rheuma bezeichnet wird und um die es im folgenden Kapitel gehen soll.

Die rheumatoide Arthritis* ist die häufigste rheumatische Erkrankung, weshalb sie deshalb wohl einfach nur als Rheuma bezeichnet wird. Interessanterweise sind beim Rheuma (wir bleiben jetzt einfach mal bei diesem Begriff) nicht nur die Gelenke betroffen, sondern der ganze Körper, denn der Krankheit liegt erneut ein Autoimmunprozess zugrunde. Das Immunsystem attackiert also mal wieder andere Teile des Organismus, erkennt sie nicht als zugehörig an und stößt sie ab. Irgendwie scheint dieses Verhalten

---

* *Das Wort »Arthritis« zeigt im Grunde schon, worum es geht. »Arthron« ist nämlich das griechische Wort für Gelenk. Rheumatoide Arthritis ist dementsprechend eine Gelenkentzündung des rheumatischen Formenkreises.*

in der Natur des Menschen zu liegen. Die Prinzipien dieser Autoimmunerkrankungen sind eigentlich immer gleich. Während das Immunsystem beispielsweise bei der Hashimoto-Krankheit gereizt auf die Schilddrüse reagiert, ist es im Falle des Rheumas die sogenannte Synovia, die dem menschlichen Abwehrapparat sauer aufstößt. Dabei handelt es sich um eine Membran, die den Knochen im Bereich der Gelenke aufliegt und deren Aufgabe die Bereitstellung von Synovialflüssigkeit ist. Diese ist eine Art Schmiermittel für die Gelenke, sodass nicht Knochen auf Knochen reibt. Weil es sich aber bei Rheuma um eine Systemerkrankung handelt, können Entzündungen auch überall sonst im Körper auftreten, allerdings bleiben die oft asymptomatisch, stören den Betroffenen also nicht weiter.

Das Problem liegt eindeutig in den Gelenken. Interessant ist, dass hier auch nicht alle in gleichem Maße betroffen sind. Dazu werden wir aber später kommen. Vorher versuchen wir uns mal der Antwort auf die Frage zu nähern, was beim Rheuma eigentlich passiert. Wir wissen jetzt schon mal, dass die Schmierflüssigkeit und das Gewebe, das sie herstellt, betroffen sind. Warum das so ist – Sie werden es bereits erraten haben –, ist nicht hinlänglich geklärt, Fachleute rätseln hier noch. Im Verdacht stehen negative Umwelteinflüsse wie das Rauchen (da ist es wieder – scheint wirklich eine ziemlich schlechte Angewohnheit zu sein!) sowie andere chemische Substanzen. Auch Übergewicht steht im Verdacht, bei der Vermeidung von Rheuma nicht gerade förderlich zu sein.

Meine Oma hat mir früher immer erklärt, Rheuma käme davon, dass man sich nach dem Händewaschen nicht ordentlich abtrocknet. Ich denke, zumindest das kann ziemlich sicher ausgeschlossen werden. Wie wir das schon von anderen Autoimmunerkrankungen kennen, sind hauptsächlich Frauen im Alter von 55 bis 75 Jahren betroffen. Manche Krankheiten kennen nun mal keine Gleichberechtigung, was irgendwie unfair ist, finden Sie nicht auch? Aber keine Angst. Es gibt auch Krankheiten, an denen ausschließlich oder fast nur Männer leiden, insofern gibt es da eine ausgleichende Gerechtigkeit.

Was genau im Gelenk von Rheumapatienten passiert, ist ziemlich kompliziert und noch nicht hundertprozentig verstanden. Einfach ausgedrückt, ist der Mechanismus dem der Hashimoto-Krankheit aber ganz ähnlich. Durch die falsche Zuordnung der Synovia als Fremdkörper wird das Immunsystem aktiviert und schießt nun mit allem, was es hat, auf die Gelenke. Entzündungsstoffe werden ausgeschüttet, die wiederum weitere Immunzellen anlocken*. Die ganze Bandbreite an Abwehrzellen wandert in Richtung Gelenkspalt und greift an. Außerdem lagern sich spezielle Zellen, sogenannte Fibroblasten, an der Synovialmembran (zur Erinnerung: das ist das Gewebe, das die Schmierflüssigkeit produziert) an, was zu einer unkontrollierten Vermehrung, einer sogenannten invasiven Proliferation, der Membran führt.

Die wird dicker und schüttet ihrerseits wieder Stoffe mit dem Namen Proteasen aus. Diese Proteasen haben die Eigenschaft, Knorpel zu zersetzen. Der Knorpel wird also verdrängt, und die fibroblastendurchsetzte Synovialmembran wächst immer weiter. Das ist der Grund, weshalb man von invasivem Wachstum spricht. Die Wissenschaft nennt dieses Verhalten »tumorlike proliferation«, also tumorartiges Wachstum. Und tatsächlich hat Rheuma zumindest biologisch einige Ähnlichkeiten mit dem Verhalten von Tumoren. So führt dieses unnatürliche Wuchern des Synovialgewebes zu einer Vermehrung der Gefäßversorgung. Gleiches passiert, wenn Tumore wachsen – Sie werden das im Kapitel über Krebs noch genauer kennenlernen. Die Ähnlichkeiten sind wirklich hochinteressant. Glücklicherweise gibt es aber auch Unterschiede, die betreffen das klinische Bild, also das, was beim Patienten »an-

* *Für alle, die es etwas genauer wissen wollen: Die Immunreaktion wird von T-Helferzellen in die Wege geleitet. Die schütten ihrerseits sogenannte Zytokine, also Entzündungsstoffe, mit komplizierten Namen wie Interleukin-1, Interleukin-6 oder Tumor Nekrose Faktor Alpha (TNF-Alpha) aus. Diese Stoffe aktivieren wiederum andere Zellen, die sogenannten B-Zellen, weitere T-Zellen, neutrophile Granulozyten, Osteoclasen (das sind Knochenfresszellen) und Fibroblasten (das sind die, die dann später die invasive Membran bilden) und regen die Synovia an, sich krankhaft zu vergrößern und dabei den Knorpel aufzufressen.*

kommt«. Rheuma kann zwar bis zu schwerwiegenden und extrem einschränkenden Gelenkzerstörungen führen, sterben wird man in der Regel an der Krankheit aber nicht.

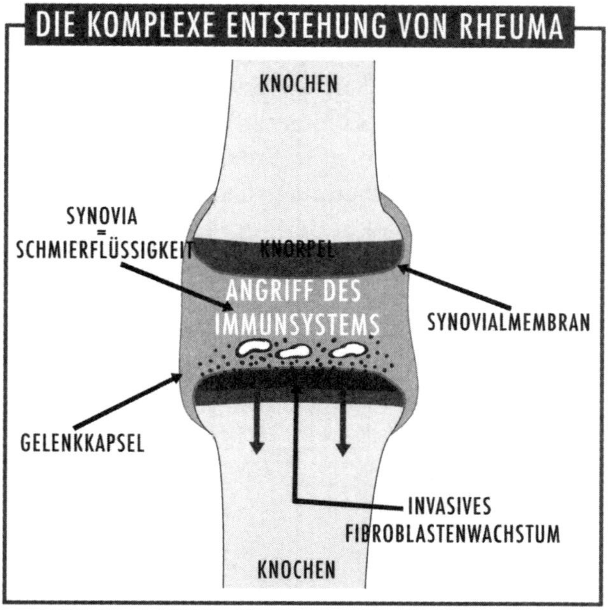

Was das Ganze für die Patienten bedeutet, wird oft unterschätzt. Im schlimmsten Fall muss das gesamte Gelenk dran glauben. Aber nicht nur die Gelenke sind betroffen, Rheuma kann überall zuschlagen. Wieso genau, weiß kein Mensch. Auch verursacht die Krankheit sogenannte Begleitsymptome, wie sie auch häufig bei speziellen Krebsarten vorkommen. Betroffene klagen über Gewichtsverlust, Antriebslosigkeit, Nachtschweiß, eine erhöhte Körpertemperatur* und Ganzkörperschmerzen. Gerade im akuten

* *Meist handelt es sich dabei nicht um Fieber, sondern um subfebrile Temperaturen, also einen Zustand zwischen »normal« und Fieber.*

Entzündungsschub können diese Beschwerden sehr belastend sein. Denn Rheuma verläuft, ähnlich der Multiplen Sklerose, in Schüben.

Patienten, die noch nichts von ihrer Erkrankung wissen, suchen den Arzt oft wegen einer oder mehrerer Schwellungen im Gelenk auf. Obwohl es sich um eine symmetrisch auftretende Krankheit handelt (das bedeutet, dass beide Körperhälften ungefähr in gleichem Maße betroffen sind), kann gerade am Beginn nur ein einziges Gelenk erkrankt sein. Das schmerzt, ist geschwollen, warm und rot – alles klassische Zeichen einer Entzündung. Schon in diesem frühen Stadium sollte an Rheuma gedacht und eine Therapie so schnell wie möglich in die Wege geleitet werden. Denn je eher man therapiert, desto besser ist die Prognose*, gerade in Bezug auf eine drohende Berufsunfähigkeit.

Mit der Zeit kommen dann immer mehr Gelenke dazu. Speziell die kleineren in Händen und Füßen sind betroffen, nie aber die ganz

Typische Deformierungen bei rheumatoider Arthritis (Foto: Falk Stirkat)

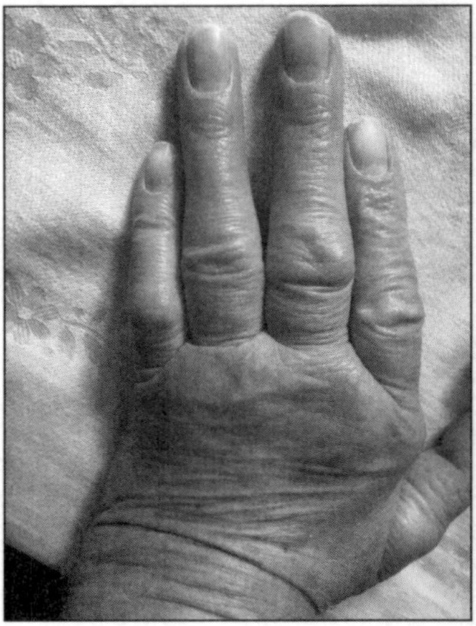

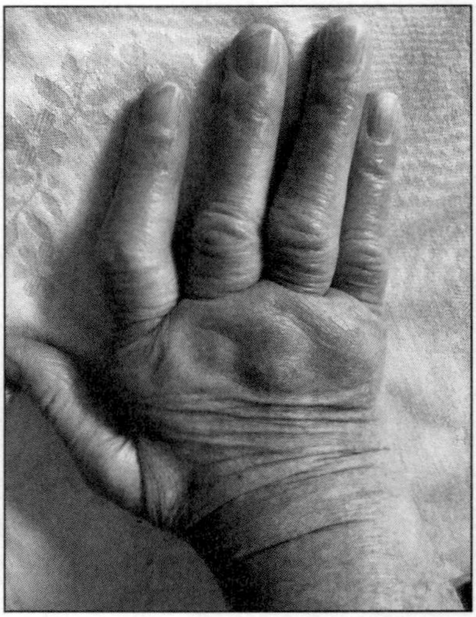

* *Ungefähr 10 % der Rheumafälle bilden sich spontan wieder zurück. Als Betroffener sollte man sich aber auf keinen Fall darauf verlassen, einer von zehn zu sein!*

äußeren Gelenke, die sogenannten DIPs (distales Interphalangealgelenk) und das Daumensattel- sowie das Großzehgrundgelenk. Sie sehen das auch in den Bildern. Das winzige Gelenk unter dem Fingernagel wird, warum auch immer, von Rheuma nicht befallen.

Obwohl der Prozess der Gelenkzerstörung extrem schmerzhaft und belastend sein kann, ist er nicht tödlich. Leider gibt es hier eine Ausnahme: Rheuma *kann* im Extremfall zum Tode führen. Das sogenannte Atlanto-axial-Gelenk ist nämlich manchmal auch befallen. Das ist eines der höchsten Gelenke der Wirbelsäule, die sonst völlig verschont bleibt. Rheuma kommt weder im Bereich der Brust- noch in der Halswirbelsäule vor. Nur dieses eine Gelenk im Rückgrat ist anfällig. In diesem Fall kann das aber für den Patienten in der Katastrophe enden.

Denn wie Sie auf dem Bild sehen, kann das invasiv wachsende Material – was übrigens Pannus genannt wird und nichts ande-

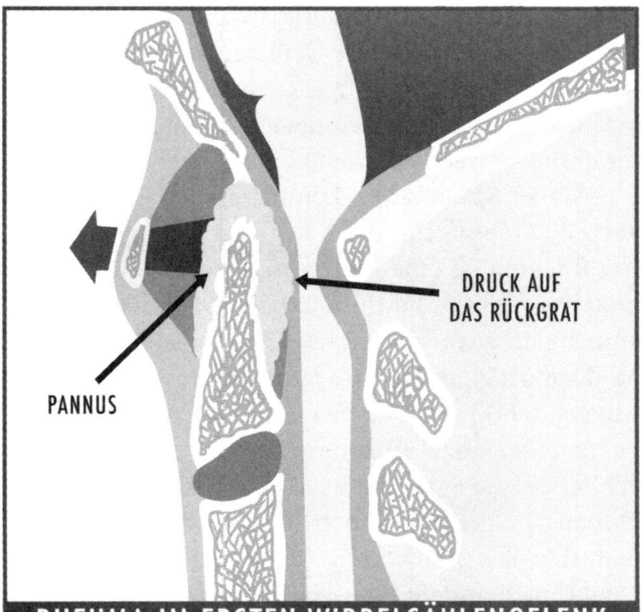

RHEUMA IM ERSTEN WIRBELSÄULENGELENK

res ist als die invasive Membran, von der eben schon die Rede war – das Rückgrat komprimieren und so zum hohen Querschnitt führen. Was das bedeutet, können Sie sich denken! Der Patient bekommt eine Lähmung, und weil das Ganze so weit oben ist, kann es im schlimmsten Fall zum Atemstillstand und damit zum Tode führen.

So viel zu den Knochen. Ich habe aber vorhin schon einmal darauf hingewiesen, dass Rheuma auch eine Gefahr für fast jedes andere Organ ist. Das bekannteste Beispiel ist hier wohl die Haut, die von den charakteristischen Rheumaknoten heimgesucht wird. Das sind kleine Knötchen, die hauptsächlich am Unterarm auftreten, jedoch keine Einschränkungen für den Patienten bedeuten. Außerdem können Nieren, Augen, Gefäße und Leber, aber auch Herz und Lunge betroffen sein. Rheumatiker haben beispielsweise ein viel höheres Herzinfarktrisiko als die Normalbevölkerung, was von großer Bedeutung im Umgang mit der Krankheit und in der Behandlung anderer, das Herzinfarktrisiko noch weiter erhöhender Leiden wie Bluthochdruck oder Diabetes ist.

Lassen wir jetzt mal die Symptome hinter uns und widmen uns der Frage, wie man dieses Rheuma überhaupt erkennt. Ich meine, mal ganz ehrlich – wer denkt denn bei ein paar schmerzhaften Gelenken gleich an Rheuma? Es könnte ja auch eine ganz normale Arthritis sein. Oder Gicht. Auch der Arzt steht genau vor diesem Problem: Rheuma ist eine sehr schwer zu diagnostizierende Erkrankung. Zwar gibt es bestimmte Laborparameter, die sind aber nicht immer ganz zuverlässig. Viele Dinge spielen eine Rolle, wenn Rheuma diagnostiziert wird. So kann man aus dem Bild, das der Patient bietet, schon ziemlich viel herauslesen. Weiter oben haben wir ja schon gesagt, dass Rheuma die DIPs (die ganz äußeren Gelenke der Zehen und Finger) sowie das Großzehengrundgelenk und das Daumensattelgelenk nie betrifft. Sind die geschwollen, dann sollte man sich eher in Richtung Gicht oder Arthrose orientieren. Aber es gibt noch andere Hinweise, die an Rheuma denken oder es vergessen lassen.

Um die alle mal zusammenzubringen und daraus dann die richtigen Schlüsse abzuleiten, wird ein Diagnosescore benutzt. Der vergibt in vier Kategorien jeweils 0 bis 5 Punkte. Sind 6 oder mehr erreicht, ist die Diagnose der rheumatoiden Arthritis sehr wahrscheinlich. Folgende Dinge gehen in den Score ein: Anzahl und Lokalisation der betroffenen Gelenke, das Vorhandensein von Rheumafaktoren und dem sogenannten »anti-CCP« (wir kommen gleich darauf zurück) im Blut, nachweisbare allgemeine Entzündungszeichen* und die Dauer der Symptome (die »sollten« den Patienten länger als sechs Wochen plagen). Die vergebenen Punkte zählt man dann, wie gesagt, zusammen und sieht, ob Rheuma vielleicht für die Beschwerden verantwortlich sein könnte – oder eben nicht.

Was sind nun diese Rheumafaktoren? Man hört ja immer wieder davon, wenn über Rheuma gesprochen wird. Im Prinzip geht es dabei um den Nachweis der die Synovialmembran attackierenden »Pistolenkugeln«. Die Abwehrzelle schießt auf das Gelenk und braucht dabei eine ganz bestimmte Kugel, ein spezielles Projektil, das nur dem Gelenk schadet. Die Immunzellen an sich lassen sich kaum zum Nachweis des Rheumas nutzen – die sind ja sowieso da –, das spezielle Projektil aber schon. Und um nichts anderes handelt es sich bei den Rheumafaktoren**. Wie gesagt, leider sind die nicht ganz so spezifisch, wie man sich wünschen würde. Das bedeutet nichts anderes, als dass die Dinger auch im Blut nachweisbar sind, wenn andere Krankheiten vorliegen. Oft zwar bei Rheuma,

* *Hier schenkt man dem C-reaktiven Protein (CRP) und der Blutsenkungsgeschwindigkeit (BSG) besondere Beachtung. Das sind zwei ziemlich unspezifische Laborparameter, die einfach anzeigen, dass irgendwo im Körper gerade irgendetwas – am ehesten eine Entzündung – vor sich geht. Viel mehr sagen die aber auch nicht, weshalb sie für sich genommen nicht sehr hilfreich sind.*

** *Wissenschaftlich ausgedrückt heißen die Projektile Immunoglobuline (Ig). Bei der rheumatoiden Arthritis sind speziell die IgM, die sich gegen einen bestimmten Teil, die sogenannte Fc-Fraktion, des dazu passenden IgG richten, erhöht. Aber das ist wirklich sehr spezielles Wissen. Ich wollte es nur mal erwähnen, falls Ihr Arzt Ihnen gegenüber mal darüber gesprochen hat und Sie ihm nicht genau folgen konnten.*

aber nicht zwangsläufig. Zum Glück gibt es einen anderen Stoff im Blut, der viel spezifischer ist: das bereits erwähnte »anti-CCP«. Dies ist ein anderes Projektil, das nur gegen eine ganz bestimmte Substanz gerichtet ist, das CCP*. »anti-CCP« ist wirklich sehr genau, und eine Erhöhung bedeutet fast immer, dass tatsächlich eine rheumatoide Arthritis vorliegt.

Neben all diesen komplizierten und zugegebenermaßen sehr schwer verständlichen Untersuchungen muss beim Rheumatiker eine ganze Reihe anderer Diagnoseschritte durchgeführt werden. Allen voran stehen Röntgen und MRT der Halswirbelsäule, um auszuschließen, dass sich die Krankheit dort eingenistet hat (was, wie Sie ja jetzt wissen, tödlich enden kann). Außerdem führen die Ärzte Untersuchungen durch, die beispielsweise für die Stadieneinteilung der Krankheit von Nutzen sind.

Und wie heilt man dieses Rheuma nun? Offenbar scheint es sich ja um eine ziemlich ernste Angelegenheit zu handeln.

Ganz wichtig ist, dass die Therapie der rheumatoiden Arthritis so früh wie möglich beginnt, um das Fortschreiten der Knorpelzerstörung aufzuhalten. Leider ist das in etwa so kompliziert wie die gesamte Erkrankung. Hinzu kommt, dass einige Patienten nur schlecht auf die existierenden Medikamente ansprechen, die ihrerseits ziemlich starke Nebenwirkungen hervorrufen können. So ist auch die sogenannte Compliance** bei Rheumapatienten von Zeit zu Zeit ein ernsthaftes Problem. Im akuten Schub helfen den Betroffenen Medikamente aus der Gruppe der sogenannten NSAR. Das bedeutet »nicht-steroidale Antirheumatika« und umfasst Wirkstoffe wie Ibuprofen oder Diclofenac. Zusätzlich macht der Einsatz von Kortison Sinn.

---

* *CCP ist die Abkürzung von »cyclisch citrulliniertes Peptid«, das im Rahmen des Gelenkstoffwechsels entsteht.*

** *Darunter versteht man die Bereitschaft der Patienten, Medikamente regelmäßig und in der richtigen Dosierung zu sich zu nehmen. Das ist insbesondere ein Problem, wenn der Erfolg bestimmter Mittel vom Patienten nicht unmittelbar wahrgenommen wird, wie das beispielsweise bei HIV-Medikamenten der Fall sein kann.*

Aufgrund des Nebenwirkungsprofils der beiden Medikamente* und des Umstandes, dass sie die Krankheit nicht komplett zum Stillstand bringen, sondern nur die ersten Symptome in Schach halten können, wird nach ein paar Wochen auf ein Basistherapeutikum gegen Rheuma umgestiegen, auch »disease modifying antirheumatic drugs« (DMARDS) genannt. Dieses Mittel müssen die Patienten dann optimalerweise – das heißt, wenn sie es vertragen – ein Leben lang zu sich nehmen. Die Funktionsweise dieser Medikamente ist komplex. Sie dienen aber alle dem Zweck, das Immunsystem zu unterdrücken und damit die Erkrankung aufzuhalten. Wegen der relativ häufigen und manchmal auch sehr ernsten Nebenwirkungen, die insbesondere die Leber- und Nierenfunktion betreffen, muss der Arzt regelmäßige Kontrollen der Blutwerte und – um den Erfolg des Mittels überprüfen zu können – der Röntgenbilder vornehmen. Das häufigste und bekannteste Medikament dieser Gruppe ist eines mit dem Namen Metotrexat (MTX). Die DMARDS können aber auch in Zweier- oder Dreierkombinationen eingenommen werden, wenn es die Beschwerden des Patienten nicht anders zulassen. Neben den DMARDS stehen den Ärzten auch noch sogenannte Biologicals zur Verfügung. Das sind Medikamente, die tief in die Biochemie der Immunreaktion am Knochen eingreifen**.

Ein weiterer Baustein der Rheumatherapie ist die Physiotherapie. Sie dient der Erhaltung der Gelenkmobilität und ist von äußerster Wichtigkeit. Patienten können hier aktiv den Krankheitsverlauf bremsen und so die Prognose positiv beeinflussen. Besondere Anwendung finden Massagen, Bewegungsübungen, aber auch thermale Therapien. Im Gegensatz zu anderen Krankheiten des Bewegungsapparates hilft bei Rheuma Kälte. Wärme sollte gemieden werden. Im Extremfall können auch chirurgische Maßnahmen wie

* *NSAR gehen ganz schön auf den Magen, und Kortison bringt ganz viele Körperfunktionen durcheinander. Bei Letzterem beklagen sich die meisten Patienten aber darüber, dass ihr Gesicht aufschwemmt. Man spricht auch vom Mondgesicht durch Kortisoneinnahme.*

** *Ein Beispiel sind die TNF-Alpha-Blocker. Sie blockieren dieses Molekül und sorgen damit für eine Behinderung der Immunreaktion.*

Gelenkversteifungen notwendig sein. Diese sind aber der allerletzte Ausweg und werden heute nur noch selten durchgeführt.

Rheuma ist eine wirklich extrem komplexe und im öffentlichen Verständnis manchmal unterbewertete Krankheit, deren Diagnose und Therapie exzellente Spezialisten, die Rheumatologen, auf den Plan rufen muss. Obwohl in den letzten Jahren beeindruckende Therapiefortschritte erzielt werden konnten, ist der Kampf gegen Rheuma noch lange nicht gewonnen. Momentan wird auf dem Gebiet ziemlich viel geforscht. Und das ist auch gut so, denn Rheuma ist zwar nicht lebensbeendend (jedenfalls selten), für die Betroffenen aber eine große Qual. Es gibt Tage, da können die Patienten vor Schmerzen kaum einen Fuß aus dem Bett setzen. Dank einer guten Therapie kann aber ein fast normales Leben möglich gemacht werden. Und das lässt hoffen.

PERIPHER ARTERIELLE VERSCHLUSSKRANKHEIT

Infarkte auch im Bein

In fast jedem der letzten Kapitel haben wir von Infarkten gehört. Ob nun im Herzen, im Hirn (Schlaganfall) oder im Darm. Probleme mit der Blutversorgung scheint es also offenbar in fast allen Organen zu geben. Und tatsächlich stimmt das.

Denn eines haben ja all diese Infarkte gemein: Sie basieren auf einem Problem mit der Blut- und damit der Sauerstoffversorgung des entsprechenden Areals.

Oft sind hierfür Arterienverkalkungen zuständig – die Ihnen aus dem Kapitel Herz bereits bekannte Arteriosklerose. Trotzdem möchte ich das Wichtigste noch mal ganz kurz wiederholen.

Durch verschiedene Risikofaktoren – allen voran das Rauchen, Diabetes und Bluthochdruck, aber auch die dauernde Überversorgung mit kalorienreicher Nahrung wie Pizza, Pasta und Burgern – kommt es zu einer Art andauernder Entzündungsreaktion in den Wänden der Blutgefäße. Dabei können entweder die größeren oder die kleineren oder auch beide Arterienarten betroffen sein. Anfangs macht das nicht besonders viel aus. Zwar werden die Gefäße ein wenig dicker und etwas unflexibler, jedoch kann das Blut trotzdem relativ ungehindert weiterfließen. Problematisch wird die Arteriosklerose erst dann, wenn die durch sie bedingte Einengung des Gefäßdurchmessers so groß ist, dass nicht mehr genug Blut für eine ausreichende Sauerstoffversorgung zur Verfügung steht. Natürlich zeigt sich dieser Zustand zuallererst in Momenten erhöhter Organaktivität (ausgenommen vielleicht das Gehirn), denn die geht immer auch mit einem größeren Sauerstoffbedarf einher. Ist der Gefäßdurchmesser nun eingeengt, so stößt dessen Kapazität relativ schnell an ihre Grenzen.

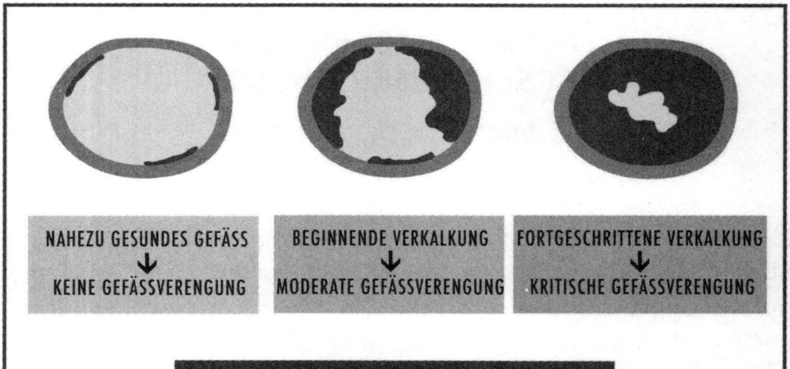
NAHEZU GESUNDES GEFÄSS
↓
KEINE GEFÄSSVERENGUNG
BEGINNENDE VERKALKUNG
↓
MODERATE GEFÄSSVERENGUNG
FORTGESCHRITTENE VERKALKUNG
↓
KRITISCHE GEFÄSSVERENGUNG

FORTSCHRITT DER ARTERIOSKLEROSE

Daraus resultieren dann natürlich entsprechende Beschwerden. Beim Herzen sind das Brustschmerzen bei körperlicher Aktivität, im Falle des Darms Bauchschmerzen nach dem Essen. Es können aber eben nicht nur Darm, Herz oder Gehirn betroffen sein. Ein häufiges Krankheitsbild ist nämlich auch die Arteriosklerose der Extremitäten-Arterien. Die nennt man »peripher arterielle Verschlusskrankheit«, kurz PAVK. Vielleicht kennen Sie das Leiden auch als Schaufensterkrankheit. Und jetzt raten Sie mal wieso!

Während nämlich bei der koronaren Herzkrankheit die Brust bei körperlicher Belastung schmerzt und bei der Darmarterienverkalkung Bauchschmerzen auftreten, kommt es bei der PAVK zu Schmerzen in den Extremitäten.

Und das, weil meistens die Beine betroffen sind, eben während des Spazierengehens. Anfangs können die Betroffenen noch längere Strecken zurücklegen, aber nach und nach wird das Laufen zum echten Problem, und schon das Gehen kleiner Distanzen bereitet große Schwierigkeiten. Die Patienten müssen buchstäblich vor jedem Schaufenster haltmachen. Mediziner sprechen von der sogenannten Claudicatio Intermittens. Dabei ist die Länge des Weges, der ohne Schmerzen zurückgelegt werden kann, von entscheidender Bedeutung. Eine Grenze wird hier bei circa 200 Metern gezogen*.

Wobei wir auch schon bei den klassischen Beschwerden wären, über die Patienten klagen. Weil in aller Regel die Beine und nicht die Arme betroffen sind, macht sich die Erkrankung als Allererstes durch belastungsbedingte Schmerzen beim Laufen bemerkbar. Mit der Zeit werden die immer schlimmer, bis selbst körperliche Schonung keine Entlastung mehr bringt. Im Verlauf der Krankheit können die Schmerzen so unerträglich werden, dass die Patienten nur noch mithilfe der Schwerkraft eine vernünftige Beindurchblutung aufrechterhalten können. Das Hochlagern der Beine verschlimmert die Beschwerden, und um dem entgegenzuwirken, greifen die Betroffenen oft auf einen Trick zurück: Sie schlafen mit einem oder beiden Beinen aus dem Bett hängend. Dadurch werden die Schmerzen zumindest in der Nacht erträglicher.

Wie bereits erwähnt, schreitet die Erkrankung immer weiter fort, bis erste Teile des Beines nur noch so wenig Blut bekommen, dass sie absterben. Man nennt diese Areale abgestorbenen Fleisches Nekrosen. Die treten zuallererst an den Zehen auf, weil die ja am weitesten von den großen Blutgefäßen weg sind und erst als Letztes Blut bekommen. Sie stehen in der Nahrungskette praktisch ganz hinten und sind folglich die Ersten, die bei Nährstoffknappheit außen vor bleiben, weshalb dort auch die ersten Nekrosen entstehen.

Stellen Sie sich vor, Sie hätten solche Symptome, müssten ständig stehen bleiben, weil die Beine schon nach ein paar Hundert Metern (oder beim Bummeln eben nach ein paar Schaufenstern) anfangen

* *Um ganz korrekt zu sein, sollte erwähnt werden, dass man die PAVK prinzipiell in vier verschiedene Schweregrade einteilt, wobei Patienten im Stadium I überhaupt keine Beschwerden haben (man kann deren Erkrankung lediglich mithilfe anderer Methoden nachweisen) und Patienten im Stadium IV unter so starken Beeinträchtigungen des Sauerstofftransports zu den Extremitäten leiden, dass die ihnen praktisch wegfaulen. Kein Witz! Das Stadium IV der PAVK ist durch sogenannte Nekrosen an den betroffenen Extremitäten gekennzeichnet. Das sind Areale toten Gewebes.*

zu schmerzen wie Hölle. Was würden Sie tun? Na klar, irgendwann muss dann schon mal der Hausarzt konsultiert werden. Und der wird wohl sehr schnell alarmiert sein, denn diese typische Krankengeschichte (auch Anamnese genannt, wie wir bereits wissen) sollte jeden Doktor aufhorchen und an einen Verschluss der Beinarterien denken lassen*.

Natürlich kann man die Diagnose nicht nur durch »Hörensagen« stellen, weshalb nun bestimmte Untersuchungen folgen müssen. Allen voran steht natürlich die körperliche Inspektion. Gerade hier kann der Arzt unter Umständen bereits das Stadium der Erkrankung feststellen – nämlich dann, wenn schon Nekrosen, also Gebiete mit totem Gewebe, zu sehen sind. Es gibt aber auch andere einfache Methoden, um den Status der Beingefäßverkalkung herauszubekommen. Eine sehr bekannte ist der sogenannte Knöchel-Arm-Index. Was anfänglich kompliziert klingt, ist im Grunde ganz simpel. Der Arzt misst jeweils einmal den Blutdruck am Knöchel und einmal am Arm, so wie Sie es vermutlich kennen, dann vergleicht er diese beiden Werte miteinander. Grob kann man sagen: Je kleiner der Knöchelwert im Verhältnis zum Armwert, desto größer die Wahrscheinlichkeit einer PAVK**.

Eine weitere Methode für den Arzt, einen Überblick über den Zustand der Arterien zu bekommen, ist das Tasten der verschiedenen Beinpulse. So gibt es vier Hauptstellen, an denen die Arterien so nahe an der Oberfläche liegen, dass dort der Puls beim gesunden

---

* *Den Studenten sagen wir immer: Über 80 % der Diagnosestellung kann durch eine ordentliche Krankengeschichte und eine körperliche Untersuchung realisiert werden. Und genauso ist es auch. Es gibt typische Patientengeschichten, die bei uns ganz plötzlich die Alarmglocken läuten lassen. Selbstredend muss man trotzdem breit denken und breit nachforschen. Eine ordentlich durchgeführte Patientenbefragung kann uns Ärzten aber sehr helfen – und damit auch den Patienten. Das ist einer der Gründe, weshalb die geringe Zeitspanne, die ein Hausarzt für seinen Patienten hat (in der Regel so um die sieben Minuten), extrem kritisch zu sehen ist.*

** *Da gibt es, wie überall in der Medizin, auch Ausnahmen. So zeigen beispielsweise Diabetiker oft einen normalen Knöchel-Arm-Index, obwohl eine periphere Verschlusskrankheit vorliegt. Der Grund hierfür ist eine Verkalkung der mittleren Gefäßschicht bei Diabetikern. Das verfälscht den gemessenen Blutdruckwert.*

Menschen problemlos gefühlt werden kann. Erst ab einem Verschluss von ungefähr 90 % des Gefäßdurchmessers ist das nicht mehr möglich. 90 % – das ist eine ganze Menge. So sehen Sie also, wie effektiv unsere Gefäße arbeiten und welchen Belastungen sie trotzen können.

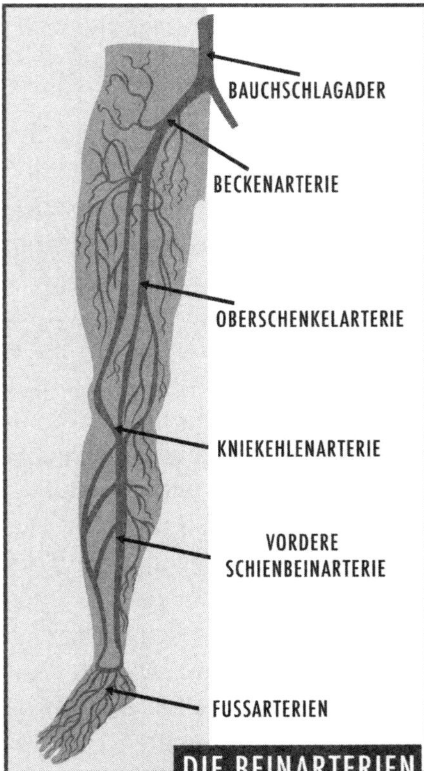

DIE BEINARTERIEN

Die Grafik illustriert diese vier Pulspunkte*. Wenn Sie wollen, können Sie einfach mal bei sich probieren, den Puls an diesen Orten zu fühlen.

Hat sich der Verdacht auf das Vorliegen einer PAVK durch die Untersuchungen erhärtet, dann gilt es, den Beweis zu erbringen und den Schweregrad zu ermitteln. Beides geschieht durch Ultraschalluntersuchungen, von denen es ganz verschiedene gibt. Einige arbeiten zusätzlich mit dem sogenannten Dopplerverfahren** und können auf diese Weise den Fluss des Blutes durch das Gefäß bildlich darstellen. Das ist ziemlich cool. Stellen Sie sich das

* *Für alle, die es ganz genau wissen wollen. Die vier den Pulsen zugrunde liegenden Arterien heißen: Arteria femoralis (Oberschenkelarterie), Arteria poplitealis (Kniearterie), Arteria dorsalis pedis (hintere Fußarterie) und Arteria tibialis anterior (vordere Schienbeinarterie).*

** *Das Dopplerverfahren basiert auf dem berühmten Dopplereffekt, nach dem Schallwellen ihre Frequenz verändern, wenn sie auf ein bewegtes Objekt stoßen. Dieses Verhalten kann man ausmessen und Rückschlüsse auf die Fließeigenschaften des Blutes ziehen, das sich ja bekanntlich bewegt. Vielleicht kennen Sie den Dopplereffekt auch von vorbeifahrenden Rettungswagen. Man hat hier das Gefühl, der Ton des Sondersignals ändert sich, sobald der Wagen an einem vorbeigerauscht ist.*

mal vor: Hier ist es wirklich möglich, auf dem Bildschirm dem Blut beim Fließen zuzuschauen, ohne auch nur einen Schnitt in die Haut machen zu müssen.

Ziemlich beeindruckend, finden Sie nicht? Jetzt kann man also ganz genau sehen, wo die gefürchtete Verkalkung liegt, wie schwerwiegend und wie lang sie ist. Reichen die so erlangten Infos für die Therapieplanung nun immer noch nicht aus, dann führen die Ärzte zusätzlich eine sogenannte DSA, eine digitale Substraktionsangiographie, durch. Das klingt zwar erst mal kompliziert, ist aber im Grunde ganz simpel. Wir haben ja bereits in einigen vorherigen Kapiteln das Röntgenkontrastmittel kennengelernt. Dieses Medikament wird den Patienten dann gespritzt, wenn man bestimmte Strukturen genauer untersuchen möchte. Auch bei der DSA wird ein spezielles Kontrastmittel verabreicht. Eine Röntgenaufnahme zeigt dann genau dessen Verteilung in den Beinarterien. Mithilfe bestimmter technischer Tricks können die Ärzte nun eine Art Landkarte der Beingefäße anfertigen und sehen, wo sich das Blut staut, weil Engstellen vorhanden sind.

Außerdem müssen sich die Ärzte Gedanken über die anderen Organsysteme, allen voran Herz, Hirn und Darm, machen – es ist nämlich zu befürchten, dass auch die von der Arteriosklerose, die im Bein die PAVK verursacht hat, betroffen sind. Ein ganzheitlicher diagnostischer Ansatz ist also unbedingt notwendig, um hier nichts zu übersehen. Denn vielleicht hat der Patient ja den Arzt wegen der Beschwerden im Bein aufgesucht, weiß aber gar nichts davon, dass das eigene Herz kurz vor dem Totalausfall steht. Weitreichende Abklärungen sind nun nötig und sinnvoll.

Nachdem all diese Untersuchungen durchgeführt wurden, gilt es, sich Gedanken über mögliche Therapieansätze zu machen. Die ganze Diagnostik soll ja letzten Endes nicht umsonst gewesen sein.

Also, was machen die Ärzte nun, um dem Patienten zu helfen? Eines ist klar: Irgendetwas muss man tun – sonst fällt das Bein im schlimmsten Fall irgendwann ab. Prinzipiell steht wie bei allen »Lifestyle-Erkrankungen« die Änderung der persönlichen Lebensgewohnheiten im Vordergrund. Allen voran gilt es hier natürlich, dem Rauchen eine Abfuhr zu erteilen, denn das ist nun einmal der Hauptrisikofaktor. Außerdem sollten Bluthochdruck und Diabetes gut eingestellt werden, um die Erkrankung aufzuhalten.

Aber auch das Bein (oder die Beine) selbst müssen therapiert werden. Die hierfür notwendigen Maßnahmen sind abhängig vom Krankheitsstadium. Schon vorhin haben wir ja grob die Einteilung in vier Schweregrade besprochen, und die wird auch bei der Behandlung der PAVK wieder herangezogen. Denn Patienten im Stadium I und II, also solche, die zwar Schmerzen beim Gehen haben, die diese aber durch Ruhepausen wieder verschwinden lassen können, benötigen oft noch keine interventionelle, also in den Körper eingreifende, Behandlung.

Hier reicht die sogenannte Ergotherapie. Darunter versteht man nichts anderes als eine aktive Bewegungstherapie. Manche Patienten sehen nicht ganz den Sinn dahinter und denken, ihr Arzt will ihnen nur ein schlechtes Gewissen machen und sie zu mehr Bewegung »verdonnern«. Aber weit gefehlt. Die Ergotherapie kann wirklich »Wunder« bewirken. Denn sie regt die Bildung sogenannter Kollateralen an. Was das schon wieder ist? Nun, im Prinzip nichts anderes als neu gebildete Blutkreisläufe. Hier wird also die interne Regenerationsfähigkeit des Körpers angeregt, der selbst am allerbesten in der Lage ist, auf »Störungen« von außen zu reagieren. Denn fehlen irgendwo Nährstoffe, insbesondere Sauerstoff, so bilden sich wie von Geisterhand neue Gefäße, die, von größeren ausgehend, die Versorgung der kritischen Gebiete übernehmen. Nur dauert das natürlich.

Außerdem bedarf es eines ständigen milden Lauftrainings, damit der Körper überhaupt erkennt, dass die Blutversorgung in bestimmten Beingebieten nicht mehr optimal funktioniert, was ja in den ersten beiden Stadien der Erkrankung nur unter Belastung der Fall ist. Zusammen mit einer Änderung der Lebensumstände und einer konsequenten Therapie von kritischen Begleiterkrankungen (Bluthochdruck, Diabetes, krankhafte Blutfettwerte etc.) können die Erkrankung so aufgehalten und die Beschwerden deutlich gemindert werden.

Kritisch wird es dann, wenn die Beinbeschwerden nicht einmal mehr in den Ruhephasen verschwinden. Denn in diesem Fall reicht die Sauerstoffversorgung nicht mehr für den normalen Ruhestoffwechsel der Beine aus, deren Absterben früher oder später die logische Folge ist. Um das zu verhindern, gilt es, etwas zu tun.

Hier kommen wieder mehrere Möglichkeiten infrage. Je nach Lokalisation und Länge der Verstopfung können entweder eine Katheteruntersuchung mit Stent-Einlage oder eine OP notwendig werden. Die Sache mit der Katheteruntersuchung haben wir ja schon beim Herzen kennengelernt. Auch hier wird ein kleiner Draht in die Arterie eingeführt, die mithilfe eines Röntgenkontrastmittels sichtbar gemacht wird. An der Engstelle angekommen, »sprengen« die Ärzte diese mithilfe eines aufblasbaren Ballons praktisch in die Gefäßwand hinein und legen über die kritische Stelle ein kleines Gitternetz, also einen Stent. Ist die Engstelle zu lang oder aus anderen Gründen durch die Kathetermethode nicht behandelbar, so muss wohl oder übel über eine OP nachgedacht werden.

Auch hier gibt es wie so oft wieder zwei Möglichkeiten, die abhängig von bestimmten Faktoren zum Einsatz kommen können. Im ersten Fall wird eine sogenannte Thrombarteriektomie durchgeführt. Die Ärzte schneiden das verkalkte Gefäß auf und »schaben« die Engstelle im wahrsten Sinne des Wortes aus. Man kann sich das ungefähr wie beim Spargelschälen vorstellen – nur eben von innen. Die andere OP-Option ist die Bypassanlage. Hier wird wieder mehr oder weniger analog zum Herzen vorgegangen. Die Arterienverkalkung wird einfach überbrückt. Hierfür kann man entweder eine Vene des eigenen Körpers oder alternativ einen auf Teflon basierenden Kunstschlauch benutzen*.

* *Entscheiden sich die Chirurgen für die körpereigene Vene, dann entnehmen sie die meist ebenfalls aus dem Bein. Deren Verlust kann durch den Körper problemlos kompensiert werden. Bevor die Vene als Überbrückung eingesetzt werden darf, muss sie allerdings um-*

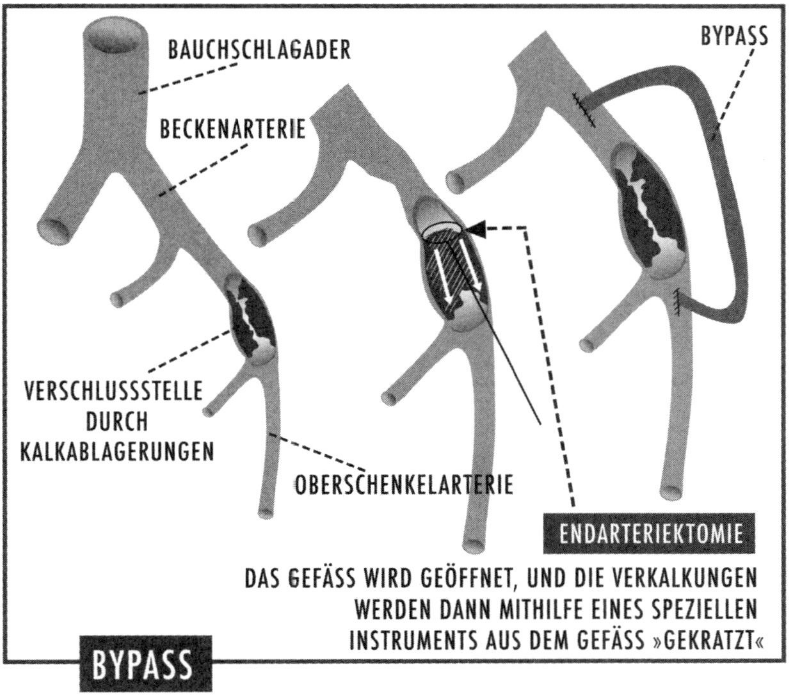

Um weiteren Verstopfungen vorzubeugen, wird Patienten mit PAVK – genau wie denen mit Schlaganfall oder Herzinfarkt – Aspirin® oder ein ähnlich wirkendes Medikament verschrieben. Vielleicht wissen Sie das noch aus den vorherigen Kapiteln – der Wirkstoff von Aspirin®, Acetylsalicylsäure, ist in der Lage, die Blutplättchen zu hemmen und so den kompletten Verschluss der kritischen Gefäße zumindest über einen bestimmten Zeitraum hin-

gestülpt werden. Wieso? Nun, im Gegensatz zu Arterien – also den Gefäßen, die sauerstoffreiches Blut vom Herzen in die Organe bringen – besitzen die Venen, deren Aufgabe die entgegengesetzte ist, sogenannte Venenklappen. Das sind kleine Gewebebrücken, die dafür sorgen, dass das Blut nicht in die Beine zurücksackt, wenn man aufrecht steht. Hintergrund ist, dass sich Venen im Gegensatz zu Arterien nicht selbstständig zusammenziehen und so das Blut transportieren können. Also brauchen sie Mechanismen, die einen Rückfluss verhindern. Werden die Venen nun als Arterienersatz genutzt, so stören diese Mechanismen aber, weshalb die Vene einfach umgestülpt wird. Ziemlich clever, was?

weg aufzuhalten. Wie gesagt, einen blutverdünnenden Effekt im eigentlichen Sinne hat das Medikament aber nicht, weshalb es zum einen bei Erkrankungen, die eine Blutverdünnung benötigen, nicht ausreicht, zum anderen aber auch verschrieben werden sollte, wenn der Patient neben dieser Krankheit noch eine PAVK, eine koronare Herzerkrankung oder etwas Ähnliches hat. Hier wird es kompliziert, weshalb wir Ärzte da auch regelmäßig an den neuesten Entwicklungen dranbleiben müssen, um fachlich angemessene und auf den Patienten zugeschnittene Entscheidungen treffen zu können.

Eines aber kann man gar nicht oft genug erwähnen – die Notwendigkeit eines gesunden und ausgeglichenen Lebensstils. Denn diese ganzen »Verstopfungserkrankungen« (wobei ich natürlich die Verstopfung der Arterien meine) sind meist (nicht immer, es gibt auch genetische Defekte, die entsprechende Probleme verursachen) die Folge einer jahrzehntelangen Vernachlässigung des eigenen Körpers.

SCHOCK

Ein gefährlicher letzter Weg

Kommen wir nun, ganz am Ende des Kapitels, zu einem Krankheitsbild, das weniger als eigenständige Erkrankung, sondern vielmehr als eine Art letzter Weg, in dem fast alle tödlichen Leiden enden, betrachtet werden sollte – dem Schock.

Vielleicht verwundert Sie allein dieser Satz – ein Schock ist doch an und für sich nichts Schlimmes, werden Sie denken. Schließlich sieht man oft Berichte im Fernsehen, in denen von furchtbaren Unfällen gesprochen wird. Da werden dann so Beschreibungen laut wie: »Der Fahrer des Kleinwagens wurde schwer verletzt. Ein Rettungshubschrauber flog den 21-Jährigen ins nächste große Klinikum. Der Fahrer des Lkw erlitt lediglich einen Schock und konnte noch am selben Tag aus dem Krankenhaus entlassen werden.« Solche Sätze sind aus medizinischer Sicht inhaltlich vollkommen falsch. Wahrscheinlich hat der Fahrer einen Schock erlitten und musste deshalb mit dem Rettungshubschrauber weggeflogen werden. Denn ein Schock im medizinischen Sinne ist ein sehr ernster Zustand, der unbehandelt zum Tode führt.

Bevor wir uns darüber Gedanken machen, welche Ursachen ein Schock haben kann, möchte ich erst mal versuchen zu beschreiben, was genau im Körper vor sich geht, wenn der unter Schock steht.

Erinnern wir uns noch mal an die Gesetze, die die Grundlagen all unserer Körperfunktionen ausmachen. Unsere Organe brauchen Nährstoffe, mit denen sie über das Blut versorgt werden. Außerdem wird ihnen auf diesem Weg auch Sauerstoff zugeführt. Der wird in den Lungen ins Blut aufgenommen und dann mithilfe des Herzens, das wie eine Pumpe funktioniert, im gesamten Körper verteilt. Durch ein Netzwerk aus immer kleiner werdenden Gefäßen können so auch die entlegensten Winkel der kleinsten Organe am Leben gehalten werden. Erinnern Sie sich noch, wie man einen

Zustand nennt, in dem ein Organ oder ein Teil eines Organes von dieser Lebensader abgeschnitten ist?

Der heißt Infarkt.

So wird beispielsweise beim Herzinfarkt ein dünnes Gefäß am Herzen durch einen Blutklumpen verschlossen, was dazu führt, dass der Teil des Herzens, der durch diesen Gefäßast mit Sauerstoff und Nährstoffen versorgt wird, nach und nach abstirbt. Passiert das im Darm, so spricht man von einem Darminfarkt, im Gehirn heißt das Schlaganfall und so weiter. Nun gibt es Situationen, in denen dieser Zustand den gesamten Körper betrifft. Natürlich verstopfen nicht alle Gefäße gleichzeitig, sehr wohl aber kommt plötzlich viel weniger Blut bei den Organen an, als diese benötigen. Die Folge: Sie sterben alle mehr oder weniger schnell ab.

Und das wiederum ist ein wirklicher Schock.

Vielleicht können Sie sich jetzt vorstellen, warum ich den lapidaren Umgang mit dem Wort nicht so gerne mag. Ein Schock ist nichts anderes als der Beginn des Sterbevorgangs. Die gute Nachricht: Am Anfang ist der umkehrbar.

Um Ihnen eine bessere Vorstellung von diesem abstrakten Thema zu vermitteln, beginnen wir einfach mit den Gründen, die zum Schock führen können. Im Prinzip kann man die in vier Hauptgruppen unterteilen, die aber jede für sich genommen zum selben Ergebnis führen.

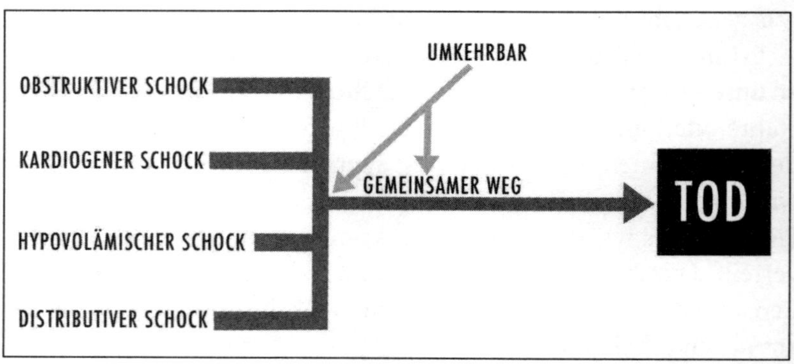

Welche Situationen können Sie sich vorstellen, in denen mehr oder weniger alle Organe im Körper von der Nährstoffversorgung abgeschnitten werden? Das ist gar nicht so einfach, oder? Schließlich ist unser Körper ja so konstruiert, dass er genau das, so gut es geht, verhindert. Nichtsdestotrotz kann es zu einer solchen katastrophalen Situation kommen. Die Ursachen dafür lassen sich in vier verschiedene Gruppen aufteilen*, für die es jeweils wieder verschiedene Auslöser gibt. Aber werden wir doch jetzt einfach mal konkret und beginnen mit der ersten Gruppe, dem obstruktiven Schock.

Hierbei passiert Folgendes: Aufgrund einer plötzlichen Blockade irgendwo im Gefäßsystem kommt der Blutfluss ganz plötzlich fast zum Stillstand. Nun ist eine bestimmte Fließgeschwindigkeit unseres Lebenselixiers aber unbedingte Voraussetzung, um genügend Sauerstoff und andere Nährstoffe zu den Organen zu transportieren. Bleiben die aus, so muss auf Sparflamme geschaltet werden. Obwohl das eine Zeit lang funktioniert, wird der Körper aber früher oder später den Geist aufgeben. Situationen, die zu einem obstruktiven Schock führen können, gibt es dreierlei: die Lungenembolie, die sogenannte Herzbeuteltamponade und der Spannungspneumothorax. Lungenembolie und Spannungspneumothorax kennen Sie ja bereits. Der Blutfluss durch den Körper wird hier entweder durch einen großen Blutklumpen in einer der Lungenarterien (Lungenembolie) oder aber durch das Abdrücken der großen Venen und des Herzens (Spannungspneumothorax) gestört.

Zur Herzbeuteltamponade kommt es, wenn das dünne Häutchen, das unser Herz umgibt (Sie können sich das wie eine Einkaufstüte vorstellen, in der das Herz ruht), sich plötzlich mit Blut oder anderem Sekret füllt. Das kann verschiedenste Gründe haben. Angefangen beim Herzinfarkt bis hin zu rheumatischen Krankheiten oder Infektionen können eine Vielzahl von Ursachen die Herzbeuteltamponade auslösen. Ihnen allen gemein ist aber der negative Effekt,

* *Die vier Gruppen sind: obstruktiver Schock, kardiogener Schock, hypovolämischer Schock und distributiver Schock.*

den sie auf den gesamten Organismus ausüben. Denn Flüssigkeit lässt sich nicht zusammendrücken, was übersetzt bedeutet: Wo Flüssigkeit ist, kann nichts anderes sein. Das wird zum Problem, weil das Herz ja pumpen und sich damit logischerweise ausdehnen muss. Im Falle der Herzbeuteltamponade ist es dazu nicht mehr in der Lage und verliert dramatisch an Schlagkraft. Die Folgen sind, genauso wie bei der Lungenembolie oder dem Spannungspneumothorax, ziemlich schwerwiegend. Die Bewegung des Blutes durch die Gefäße wird stark beeinträchtigt, was zu einer Minderversorgung aller Organe und letzten Endes zu deren Absterben führt.

Kommen wir nun zum zweiten Schocktyp, dem kardiogenen Schock. Hier resultiert die Reduktion der Flussgeschwindigkeit und damit der Effektivität des Herz-Kreislauf-Systems aus einer Verminderung der Herzleistung. Auch die kann wiederum viele verschiedene Gründe haben. Erinnern Sie sich nur mal ans Kapitel über das Herz – dort haben wir ja verschiedene Situationen besprochen, in denen das Organ nicht mehr so effektiv pumpt, wie es eigentlich sollte. Der Körper kann das bis zu einem gewissen Grad kompensieren. Fällt die Herzleistung aber so weit ab, dass trotz aller Regelmechanismen keine ausreichende Durchblutung der Organe mehr gewährleistet werden kann, dann resultiert auch daraus irgendwann ein Schock.

Ursachen hierfür können beispielsweise ein Herzinfarkt, aber auch Erkrankungen der Herzklappen und viele andere Herzleiden sein. Auch Rhythmusstörungen können im Extremfall zum Schock führen. Wenn nämlich das Herz so schnell schlägt, dass es praktisch nicht mehr viel tut als zu zucken, dann wird mit jedem dieser Minischläge nur sehr wenig Blut bewegt. Der Kreislauf wird zunehmend uneffektiv. Dasselbe gilt natürlich auch dann, wenn die Schlagfrequenz abnimmt. Fassen wir noch mal zusammen: Ein kardiogener, also herzbedingter, Schock ist durch eine dramatische Abnahme der effektiven Herzarbeit gekennzeichnet, die letzten Endes zu einer ineffektiven Durchblutung aller Körperorgane führt. Auf Deutsch: Die Pumpe ist im Eimer.

Sie merken schon – im Grunde unterliegen die verschiedenen Schockarten zwar unterschiedlichen Mechanismen, aber alle haben die gleiche Konsequenz. So ist das auch beim hypovolämischen Schock. In diesem Fall besteht weder eine mechanische Behinderung des Blutflusses wie beim obstruktiven Schock, noch reduziert sich die Kraft des Herzens. Beim hypovolämischen Schock fehlt schlicht und einfach das Volumen in den Arterien. Und dieses Volumen besteht aus nichts anderem als aus Blut.

Man kann im Prinzip sagen: Das Herz pumpt leer. Natürlich nicht ganz leer, denn in Wahrheit ist ein Mensch ohne Blut schlicht und einfach tot.

Allerdings benötigt der Körper eine gewisse Menge Flüssigkeit, um einen effektiven Blutdruck aufrechterhalten zu können, der wiederum für eine ausreichende Organdurchblutung unverzichtbar ist. Das ist in etwa wie beim Auto: Bei Ölverlust können alle anderen Teile gut funktionieren, das Gefährt als solches bewegt sich trotzdem keinen Meter. Dass ein hypovolämischer Schock bei massiven Blutverlusten vorkommt, erklärt sich somit eigentlich von selbst. Aber auch bei andersartigen Flüssigkeitsverlusten sind die Patienten gefährdet.

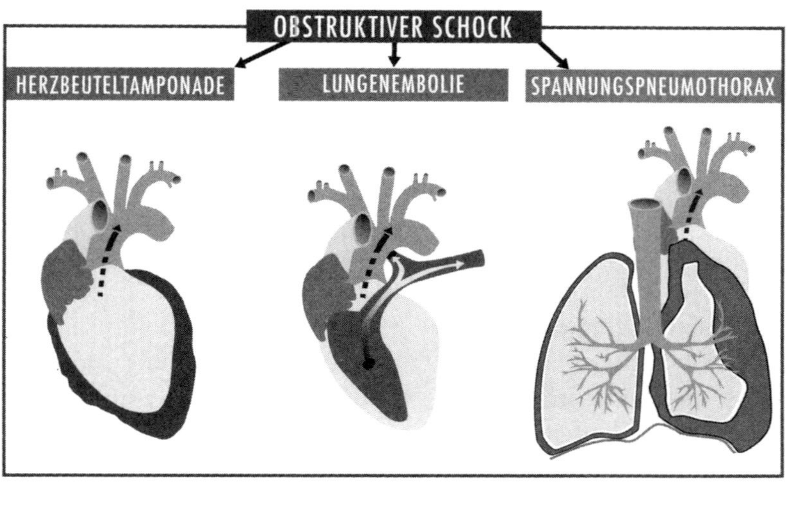

Die Austrocknung ist so ein Beispiel. Gerade ältere Menschen tendieren dazu, viel zu wenig zu trinken. Kommt dann noch ein Infekt oder aber auch einfach ein sehr warmer Sommertag ins Spiel, so ist die Grenze der Kompensationsfähigkeit des Körpers schnell erreicht, und es entwickelt sich ein Schock, bei dem das vorhandene Körperwasser nicht mehr reicht, um die Organe mit ausreichend Sauerstoff zu versorgen. Ein anderes Beispiel sind Menschen, die an extremen Formen von Durchfall erkrankt sind. Die können täglich mehrere Liter Wasser verlieren und so leicht einen Schock entwickeln.

Wie gesagt, sind die Ursachen auch unterschiedlich, so ist der Endpfad doch immer der gleiche. Aus irgendeinem Grund verliert der Körper die Fähigkeit, die Organe zu versorgen, und der Sterbeprozess beginnt. Nicht anders ist die Situation beim distributiven Schock, dem vierten und letzten großen Schocktyp. Während beim kardiogenen Schock die Herzleistung dramatisch einknickt, beim obstruktiven Schock ein Hindernis den Blutfluss durch den Körper hemmt und beim hypovolämischen Schock zu wenig Blut da ist, um effektiv fließen zu können, sind diese drei Probleme beim distributiven Schock kein Thema.

Hier versackt das Blut aber auf seinem Weg durch den Körper in der Peripherie also den hintersten Ecken der Organe, und kann dem Herzen so nicht mehr ausreichend zurückgeführt werden, um es erneut auf seinen lebenserhaltenden Weg durch das System Mensch zu entsenden. Das klingt jetzt vielleicht ein klein wenig kompliziert, aber wenn ich Ihnen ein paar Beispiele nenne, werden Sie vielleicht wissen, was ich meine.

Ein distributiver Schock kann aus einer starken allergischen Reaktion resultieren.

Bei der Allergie kommt es zur extremen Ausschüttung bestimmter Botenstoffe, der Histamine. Vielleicht erinnern Sie sich daran, dass wir es im Verlaufe des Buches schon einmal mit Histaminen zu tun hatten – das war im Kapitel über Magenschmerzen und Säurebeschwerden. Histamine verursachen aber nicht nur eine vermehrte Produktion und konsequenterweise Ausschüttung von Magensäure, sie sorgen außerdem für ein Anschwellen von Geweben als Reaktion auf Angriffe von Bakterien und anderen Fremdorganismen. Dabei sorgen die Histaminmoleküle dafür, dass die Muskeln der kleinen Gefäßwände sich entspannen. Im Falle einer Allergie weiten sich als Folge der Histaminausschüttung die winzigen Kapillaren*, um so mehr Abwehrzellen die Möglichkeit zu geben, zur Eintrittspforte des Allergens zu gelangen.

Beim allergischen Schock schießt dieser eigentlich sehr dienliche Mechanismus über sein Ziel hinaus, und es werden Unmengen an Histamin ausgeschüttet. Das führt in der Folge natürlich zu einer extremen Entspannung der kleinen Gefäße eben nicht nur in einer bestimmten Körperregion, sondern so gut wie überall. Auf der Haut zeigt sich das in der Regel durch einen Ausschlag**. Es führt aber auch dazu, dass der Gefäßwiderstand, gegen den das Herz arbeiten muss, um einen ordentlichen Blutdruck aufzubauen, dramatisch in die Knie geht. Weil es nämlich so unglaublich viele Kapillaren gibt, bildet deren Summe den Löwenanteil des Gefäßsystems. Weiten sich nur einige der Kapillaren, dann macht das nichts aus. Weiten sich alle, so versackt das Blut einfach in der Peripherie, und der Blutdruck fällt in ungeahnte Tiefen. Im schlimmsten Fall führt dies innerhalb kürzester Zeit zum Tod. Wer des Englischen ein kleines bisschen mächtig ist, der versteht in diesem Zusammenhang sicher auch, warum man hier vom distributiven Schock redet. »To distribute« heißt übersetzt »verteilen«. Und genau das passiert bei dieser Form des Schocks. Das Blut wird im gesamten Organismus verteilt und steht dem Kreislauf dann nicht mehr zur Verfügung.

---

* *Eigentlich weiten sich nicht die Kapillaren selbst, sondern winzige Pförtnermuskeln davor.*

** *Die roten Flecken, die man beim Ausschlag regelmäßig beobachten kann, sind im Grunde nichts anderes als Ansammlungen von besonders entspannten, das heißt weitgestellten, Gefäßen.*

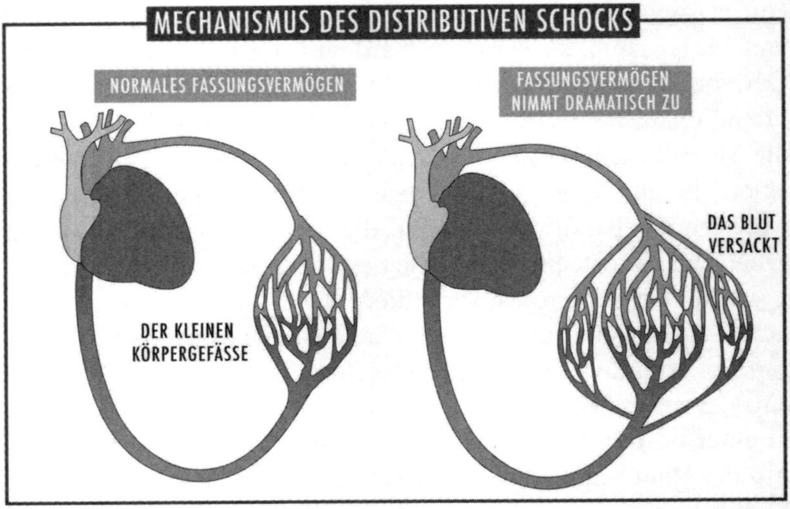

Demselben Mechanismus unterliegt auch der septische Schock, der ebenfalls zur Gruppe der distributiven Schocktypen gezählt wird. Wir haben die Sepsis, also die wahre Blutvergiftung, als Krankheitsbild ja schon kennengelernt. Trotzdem noch mal zur Erinnerung: Kann der Körper einen auf eine bestimmte Stelle begrenzten Infekt nicht verhindern, dann wandern die Mikroben irgendwann in die Blutbahn und verleiten das Immunsystem dazu, überall Stoffe auszuschütten, die zur Eindämmung der Infektion vonnöten sind. Die greifen aber, im Übermaß freigesetzt, auch den eigenen Organismus an. Zum Schock kommt es, weil ebenfalls eine Vielzahl an Hormonen und anderen Substanzen freigesetzt wird, die – genau wie beim anaphylaktischen Schock – dazu führen, dass sich die winzigen Gefäße in der Körperperipherie weiten und der Widerstand, gegen den das Herz arbeitet (und dank dem überhaupt ein Blutdruck aufgebaut werden kann), in sich zusammenbricht. Die Folgen sind die gleichen wie bei der Allergie.

So, das war jetzt eine ganze Latte Theorie, die mal wieder selbst für Medizinstudenten oft nur sehr schwer zu verdauen ist. Machen Sie sich also keine Sorgen, wenn Sie nach dem ersten Mal Lesen noch nicht alles ganz verstanden haben. Die Grundzüge der vier Schockarten sollten dennoch klar sein. Aber was passiert nun weiter?

Ich habe ja anfangs gesagt, dass alle vier Schockarten in einen gemeinsamen Endpfad münden. Und der sieht wie folgt aus:

Durch die verminderte Durchblutung in den Organen ist der Körper alarmiert und versucht gegenzusteuern. Dafür hat er im Schock nur sehr wenige Möglichkeiten. Das größte Problem für unseren Organismus ist erst mal der aus dem Schock resultierende Blutdruckabfall. Nehmen wir einfach mal das Beispiel des kardiogenen Schocks: Das Herz schlägt nicht mehr ausreichend, weil ihm die Kraft fehlt, was natürlich zu einer Abnahme des Blutdrucks* führt. Der Körper bekommt Stress, was beim Menschen immer eine Ausschüttung von Hormonen bedeutet – Stresshormone. Und davon gibt es eine ganze Menge. Die bekanntesten hier sind wohl Adrenalin und Kortison.

Dass der Kortisonspiegel bei bestimmten Aktivitäten ansteigt, ist ja hinlänglich bekannt. Die wenigsten wissen aber, was das bedeutet. Die Stresshormone haben nämlich im Kern die Aufgabe, den Effekten des Schocks entgegenzuwirken, also in allererster Linie den Blutdruck zu stabilisieren. Um das zu erreichen, drehen diese Hormone, die übrigens auch in der Therapie des Schocks eingesetzt werden, an ganz unterschiedlichen Stellschrauben. So erhöhen sie die Herzfrequenz und können die kleinen Blutgefäße auch bis zu einem gewissen Grad zwingen, sich wieder zusammenzuziehen.

* *Der Blutdruck wird prinzipiell von zwei ganz wichtigen Elementen aufrechterhalten. Das ist zum einen die Herzleistung. Das Blut muss schließlich mit einer gewissen Power in die Arterien gedrückt werden – man spricht ja schließlich vom Blutdruck. Alle Herzleistung bringt aber nichts, wenn die Pumpe ins Leere arbeitet. Die Gefäße müssen dem Herzen einen gewissen Widerstand entgegenbringen. Stellen Sie sich das einfach mit zwei Rohren vor, durch die Wasser fließt. Das eine Rohr hat einen großen, das andere einen kleinen Durchmesser. Durch beide wird nun die gleiche Menge Wasser mit der gleichen Kraft gedrückt. Durch das dünnere Rohr wird das Wasser mit viel mehr Druck »schießen« als durch das dickere, weil die Wände des dünnen Rohres einen gewissen Druck auf das Wasser aufbauen, während die des dickeren das Wasser einfach versacken lassen. Die Kombination aus Herzleistung und Gefäßwiderstand bedingt also den Blutdruck. Und der muss sich in einem gewissen Rahmen bewegen, sonst wird's eng.*

Das funktioniert allerdings nur eine kurze Zeit. Man nennt diese Phase des Schocks die Kompensationsphase, weil der Körper hier noch in der Lage ist, regulierend einzugreifen. Und genau an diesem Punkt müssen auch wir als Ärzte tätig werden, und zwar indem wir die Ursache des Schocks so schnell wie möglich behandeln. Denn nur dann kann der gefährliche Weg umgekehrt werden.

Konkret bedeutet das bei jeder Form des Schocks etwas anderes. So muss beim kardiogenen Schock entweder die Ursache der Herzschwäche behoben werden, indem man beispielsweise den zugrunde liegenden Herzinfarkt therapiert. Gelingt das nicht, so gibt es in einigen Kliniken die Möglichkeit, für eine bestimmte Zeit eine Art künstliches Herz anzuschließen. Im Rettungswagen stehen auch Medikamente zur Verfügung, die die Herzleistung für eine gewisse Zeit verstärken können. Aber auch diese Maßnahme dient lediglich der Überbrückung. Patienten, die eine der anderen Arten des Schocks erlitten haben, benötigen ebenfalls eine schnellstmögliche Therapie. So muss man im Falle des allergischen Schocks die allergische Reaktion stoppen*, beim septischen Schock muss die Infektion behandelt werden**, und im Falle des hypovolämischen Schocks müssen Blut oder Blutsalzlösungen gegeben werden. Nur so kann der Tod abgewendet werden. Und es ist tatsächlich so drastisch, wie es klingt – ein unbehandelter Schock führt in aller Regel zum Tod. Selbst wenn er frühzeitig behandelt wird, kann es gut sein, dass der Patient tagelang auf der Intensivstation liegen muss.

Bleibt eigentlich nur noch eine Frage offen: Unter welchen Symptomen leiden die Patienten?

Natürlich machen ihnen zum einen die Beschwerden der eigentlichen Erkrankung zu schaffen. So schmerzt beim Herzinfarkt die

---

* *Das gelingt zum einen, indem man das Allergen, also den Auslöser, entfernt, zum anderen, indem man bestimmte Medikamente verabreicht, deren Aufgabe es ist, die für die Allergie verantwortlichen Botenstoffe zu blockieren.*

** *Das zieht in der Regel die Gabe von Antibiotika nach sich. Manchmal ist es aber auch möglich, die Ursache der Infektion operativ zu entfernen. Das kann zum Beispiel bei einer Blinddarmentzündung der Fall sein.*

Brust, im Falle einer Blutvergiftung leiden die Patienten meist unter Fieber und Schüttelfrost, und beim allergischen Schock bekommen sie kaum noch Luft, zeigen oft Hautzeichen der Allergie (beispielsweise Pusteln) und leiden unter Juckreiz. Der Schock selbst macht sich in allen Organen bemerkbar. Ist ja auch logisch, schließlich sind sie alle von dem Durchblutungsengpass betroffen.

Und so kann man die entsprechenden Symptome Organ für Organ durchgehen. So nimmt die geistige Leistung der Menschen nach und nach ab, so lange, bis sie kaum noch ansprechbar sind. Die Nieren produzieren immer weniger Urin, weil ihnen nicht genügend Blut zum Filtern zur Verfügung steht. Die Leber versagt und verliert ihre entgiftende Wirkung, die Haut wird kaum noch durchblutet und färbt sich infolgedessen weißlich. Ärzte sprechen hier von marmorierter Haut.

Ein interessantes Phänomen bei Schockpatienten ist der sogenannte verzögerte kapillare Refill. Darunter versteht man die Zeit, die das Blut benötigt, das Fingernagelbett wieder aufzufüllen. Drückt man den Fingernagel beim Gesunden kurz ein und lässt ihn dann los, so kann man beobachten, wie er sich prompt wieder mit Blut füllt, also das Nagelbett wieder schön rosig wird. Das funktioniert bei Menschen im Schock nicht mehr so gut. Deren Nagelbett braucht mitunter deutlich länger als fünf Sekunden, um wieder in den Ursprungszustand zurückzukehren.

Außerdem macht Betroffenen die körpereigene Gegenregulation zu schaffen. Der Puls rast, und auch die kalte und schlecht durchblutete Haut ist ein Zeichen dafür, dass der Körper gerade alles aufbringt, um irgendwie am Leben zu bleiben.

Kurzum – den Patienten geht es wirklich dreckig. Und das ist ja auch logisch, denn wie Sie jetzt wissen, ist der Schock nichts anderes als der Anfang vom Ende.

Wenn Sie also beim nächsten Mal irgendwo hören oder lesen, der Zeuge des furchtbaren Unfalls stehe unter Schock, dann wissen Sie, dass in Wahrheit nicht der Zeuge, sondern wohl das Opfer einen Schock erlitten hat – in dem Fall einen hypovolämischen.

KAPITEL 6

KREBS

Obwohl die vielen verschiedenen Krebsarten eigentlich den jeweiligen Organen und Organsystemen zuzuordnen wären, habe ich mich entschieden, ein separates Kapitel zu diesem Thema zu schreiben – das Problem ist einfach zu bedeutend und zu schwerwiegend. Denn auch wenn Tumorerkrankungen viele verschiedene Organe betreffen, verhalten sie sich in ihren grundsätzlichen biologischen Eigenschaften oft sehr ähnlich und sollten daher auch als eine separate Einheit betrachtet werden.

Viele Mythen ranken sich um diese furchtbare und zum Teil lebensbeendende, auf jeden Fall aber lebensverändernde Erkrankung. Viel von dem, was landläufig behauptet wird, ist absoluter Unsinn, einiges dagegen die erschreckende Wahrheit.

Es gibt wohl auch kaum eine Krankheit, die von den Menschen so gefürchtet wird. So ist eigentlich jedem bewusst, dass die Diagnose »Krebs« das Leben für immer verändert. Und nicht nur das des Patienten – auch Familie und Freunde trifft die Erkrankung oft genauso hart wie den Betroffenen.

Unmengen von Büchern sind bereits über das Thema Krebs verfasst worden, und die Onkologie ist ein eigenständiges medizinisches Fachgebiet, das sich ausschließlich mit der Diagnose und Behandlung von Tumorerkrankungen beschäftigt. Ich erinnere mich noch gut an eine Umfrage, die ich für eine Semesterarbeit im Fach Psychologie durchgeführt habe. Thema war das sogenannte Second Year Syndrome, eine Art hypochondrisches Krankheitsbild, das vorwiegend bei Medizinstudenten im ersten klinischen Studienabschnitt anzutreffen ist, jener Zeit, in der die angehenden Mediziner alles über die Erkrankungen des Körpers lernen, ohne eine Gewichtung vorzunehmen, was häufig vorkommt und was nicht. Hier bilden sich oft sehr unberechtigte, aber für die Studenten selbst furchtbare Ängste vor bestimmten Krankheitsbildern heraus. Eine Erkrankung war in meiner Umfrage führend: der Krebs. Die Studenten fürchteten weniger, von Infektionen dahingerafft oder von Nervenerkrankungen zum geistigen oder körperlichen Krüppel gemacht zu werden, nein, sie hatten Angst davor, an einer Tumorerkrankung zu sterben. Und das, obwohl sie wussten, dass viele Krebsarten heute wesentlich besser therapierbar sind als bestimmte neurologische Fehler, die manchmal sogar eine Sterblichkeit von bis zu 100 % aufweisen. Trotzdem war Krebs das beherrschende Angstthema.

Was steckt also nun dahinter? Was ist Krebs, und wieso fällt es uns so schwer, ihn zu heilen?

Beginnen wir ganz vorne.

Wir haben bereits mehrmals über die sogenannten Zellen im Körper gesprochen. Dabei handelt es sich um die kleinsten funktionellen Untereinheiten der Organe. Grundsätzlich kann man Folgendes sagen: Viele Zellen bilden ein Gewebe, mehrere Gewebe formen ein Organ, Organe können zu Organsystemen zusammengefasst werden, und mehrere Organsysteme bilden am Ende den Organismus, in unserem Fall den Menschen. Ich werde versuchen, Ihnen das Ganze am Beispiel der Lunge besser zu erläutern: Sie ist ein Organ, welches zum Organsystem des Atemapparates gehört. Neben der Lunge selbst sind hier noch die Atemmuskulatur, die Atemwege und andere beteiligt. Die Lunge besteht wiederum aus verschiedenen Geweben. Da wären Knorpel-, Blut- und Bindegewebe, um nur einige zu nennen. Jedes dieser Gewebe besteht in sich aus unterschiedlichen Zellen, den kleinsten, in sich geschlossenen Einheiten des Lebens.

Was das alles nun mit Krebs zu tun hat, wollen Sie wissen? Ich werde es Ihnen sagen: Sie haben vermutlich schon oft gehört, dass die Erkrankung kein Leiden eines einzelnen Organs oder Organsystems ist, sondern im Prinzip jeden Teil unseres Körpers treffen kann. Das liegt daran, dass der Fehler, der dem Krebs zugrunde liegt, in der kleinsten Untereinheit des Körpers, der Zelle, zu finden ist. Die Entstehung eines Tumors nimmt dort ihren Anfang.

Schauen wir also mal genau hin. Was passiert da, und wieso hat es so katastrophale Folgen?

Unsere Zellen werden in der Regel nicht so alt wie wir selbst. Man kann grob sagen, dass sich der Mensch alle sieben Jahre ein-

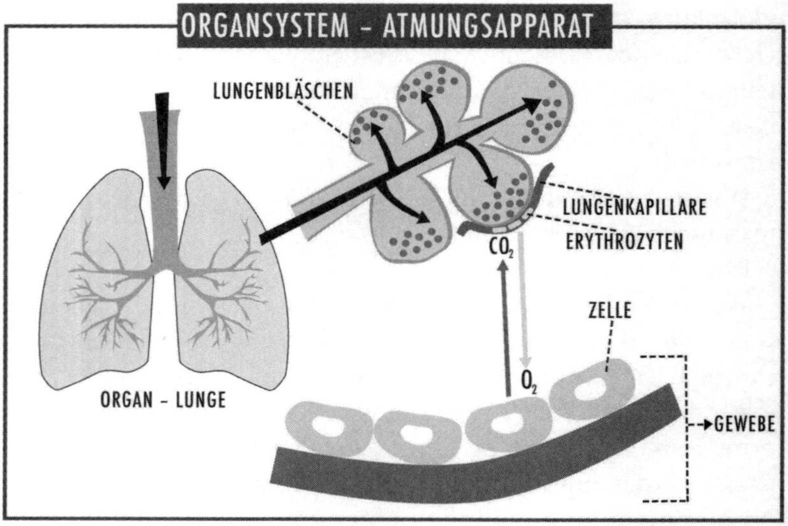

mal rundum erneuert, wobei einige Organe wie Hirn und Herz hier ausgenommen sind. Da der Körper aus Milliarden und Abermilliarden Zellen besteht, müssen sich also täglich extrem viele davon erneuern. Dazu hat die Natur einen besonders ausgebufften Mechanismus entwickelt – die Zellteilung, oder salopp gesagt: Aus eins mach zwei. Um sich immer neu zu erfinden und Fehler, die durch Umwelteinflüsse entstehen, auszumerzen, teilen sich Zellen praktisch am laufenden Band.

Besonders aktiv sind hier die Zellen des Darms, die sich in einem Rhythmus von nur wenigen Tagen rundum erneuern. Der Teilungsmechanismus einer Zelle ist nicht ganz unkompliziert. Vereinfacht gesagt, besteht so eine winzige Untereinheit des Lebens aus einem Zellkern, der Schaltzentrale, und einem Zellkörper, in dem die eigentlichen Aufgaben nach einem genau festgelegten genetischen Programm ablaufen. Jede Zelle ist hier auf ihre ganz eigene Funktion spezialisiert. So produzieren bestimmte Bauchspeicheldrüsenzellen beispielsweise das Hormon Insulin, während Zellen im Darm für die Produktion von Schleim zuständig sind. Manche Zellen stabilisieren auch »nur« die umliegenden Gewebe, manche ziehen sich zusammen. Wichtig ist, dass wir Menschen auf die Funktion all dieser kleinen Freunde angewiesen sind.

Während im Zellkörper die »Maschinen« (sie werden Mitochondrien genannt) »herumschwimmen«, die für die eigentliche Aufgabe der Energiegewinnung benötigt werden, ist im Zellkern der Bauplan gespeichert – das Erbmaterial. Man kann sich das ungefähr wie eine unglaublich komplizierte Blaupause vorstellen, ein Handbuch, in dem der Bau des gesamten Organismus kodiert ist. All diese Informationen sind in einem riesigen Molekül gebündelt, dessen Name Ihnen vermutlich nicht unbekannt ist: der DNA*. In diesem Molekül ist wirklich alles hinterlegt, was es über unseren Körper zu wissen gibt. Wir Menschen kennen zwar den kompletten Code bereits, verstehen ihn aber noch lange nicht vollständig. Was wir aber wissen, ist, dass es von übergeordneter Notwendigkeit ist, dass das DNA-Molekül absolut genau und ohne Fehler kopiert wird, wenn sich die Zelle teilt.

Das ist leichter gesagt als getan. Das Ding besteht nämlich aus vielen Millionen Atomen, die alle in genau derselben Reihenfolge zusammengebaut werden müssen, wie sie beim Original vorkommt. Das ist wirklich unglaublich und wäre ungefähr so, als müssten Sie ein 3-D-Puzzle des Petersdoms aufbauen – in Originalgröße. Und die Verdopplung dieses Monstermoleküls findet jeden Tag Millionen Mal in unserem Körper statt. Kein Wunder, dass da von Zeit zu Zeit mal was schiefgeht. Normalerweise gibt es für so einen Fall Kontrollmoleküle. Das sind winzige Bausteine, die die DNA Schritt für Schritt abfahren und versuchen, Fehler in der Kopie zu finden und diese dann auszumerzen. Und das gelingt auch so gut wie immer. Leider nicht in 100 % der Fälle.

---

* *DNA ist ein englischer Begriff und heißt ausgeschrieben: Desoxyribonucleic Acid. Manchmal hört man auch die deutsche Bezeichnung DNS: Desoxyribonukleinsäure. Aber seien wir ehrlich – ob Englisch oder Deutsch, das ist bei diesem schwierigen Namen doch egal, oder?*

Ab und zu kommt es nämlich vor, dass sich ein Irrtum bei der Verdopplung der DNA einschleicht. Normalerweise macht das nichts, denn nicht die komplette DNA ist wichtig. So existieren in diesem Molekül immer wieder Abschnitte, die, soweit wir das heute wissen, keinen Nutzen haben. Tatsächlich besteht die DNA sogar fast ausschließlich aus diesen »nutzlosen« Fragmenten. Werden die falsch kopiert, fällt das nicht weiter auf. Ganz selten kommt es jedoch vor, dass der Kopierfehler wirklich wichtige Teilabschnitte der DNA, man nennt sie Gene, betrifft. Werden diese Fehler dann nicht erkannt, so entsteht ein neuartiges, leicht verändertes DNA-Molekül, das sich dann seinerseits wieder kopiert – mit dem Fehler. Glücklicherweise passiert so ein Versagen auf mehreren Ebenen (was es in der Tat ist) nur ganz selten. Bei den vielen Millionen Teilungsaktionen täglich ist es aber nur eine Frage der Zeit, bis der Kopierfehler irgendwann mal ein wirklich wichtiges Gen betrifft.

Kommen wir noch mal zurück zum Gen an sich. Das sind, wie gesagt, die für den Organismus wichtigen Teilabschnitte der DNA. Jedes Gen hat eine oder sogar mehrere ganz genau definierte Funktionen. Von einigen kennen wir deren Aufgabe, die Wirkung anderer bleibt den Wissenschaftlern bisher ein Rätsel. Was wir aber wissen, ist, dass es ganz bestimmte Gene gibt, die für die Unterdrückung von Krebs zuständig sind. Man teilt sie in zwei verschiedene Gruppen, die Proonkogene (das sind Gene, die das Krebswachstum fördern) und Tumor-Suppressor-Gene (das sind Gene, die das Krebswachstum unterdrücken), ein. Normalerweise besteht ein Gleichgewicht zwischen der Aktivität beider Gene.

Kommt es nun aber zu Fehlern in der DNA-Teilung und eines dieser Gene ist betroffen, so kann es sein, dass es entweder zu aktiv (Proonkogene) oder zu inaktiv (Tumor-Suppressor-Gene) wird und damit das Tumorwachstum fördert. Zugegeben, das ist alles sehr verwirrend, und vor allen Dingen stehen ganz schön viele »*Wenns*« in den Sätzen. Die Wahrscheinlichkeit, dass eine Zelle auf diese Weise zur Krebszelle wird, scheint doch sehr gering zu sein. Man muss aber bedenken, wie oft sich dieser Vorgang tagein, tagaus immer und immer wiederholt. Ein winziger Fehler reicht da schon, und die Sache wird kritisch.

Was aber bedeutet das nun genau? Was passiert, wenn diese Gene mit den langen und schwierigen Namen zu stark oder zu schwach sind?

Die Folgen sind, Sie werden es erraten, wiederum sehr kompliziert. Vereinfacht gesagt, geschieht aber Folgendes: Eine normale Körperzelle kann autark nicht leben. Das können Sie sich so vorstellen, als versuche ein Mensch, ganz ohne die Hilfe anderer auszukommen. Das funktioniert einfach nicht. Überall gibt es klare Strukturen – ob in der Arbeit oder im Privatleben, wir sind immer alle voneinander abhängig.

Genauso ist es auch bei den Zellen unseres Körpers. Die Hirnzelle kann ohne Sauerstoff aus der Lunge nicht überleben. Der wird über die Blutzellen dorthin transportiert, die sich wiederum in den Gefäßen bewegen – aufgebaut durch verschiedenste Gefäßzellen. Die Funktion all dieser Zellen und Zellverbände wird über ein empfindliches Gleichgewicht Tausender Botenstoffe geregelt. Die docken an der Zellwand an und übermitteln der Zelle die Botschaft, was sie gerade jetzt in diesem Moment zu tun hat – wann sie zu wachsen hat und sogar wann sie zu sterben hat. Denn ältere Zellen sterben oft aktiv. Man nennt diesen Vorgang Apoptose. Es ist der programmierte Zelltod, eine Art Selbstrecycling sozusagen. Die Organismen tun dies, um Platz für Neues zu schaffen. Quasi ihr Beitrag für das große Ganze.

Bei Krebszellen ist diese Fähigkeit gestört. Sie wachsen ungehemmt weiter, verdrängen oder infiltrieren sogar ihre Nachbargewebe. Es fängt bei einer außer Kontrolle geratenen Zelle an, die sich teilt und teilt und aus der innerhalb kürzester Zeit ein Zellkonglomerat aus lauter außer Kontrolle geratenen »bösartigen« Zellen entsteht, die sich immer und immer schneller vermehren. Sie werden es kaum glauben, aber bösartige Zellen entstehen jeden Tag in unserem Körper. Normalerweise werden die aber von unserem Immunsystem als »Feinde« erkannt und eliminiert. Bei

Krebskranken funktioniert auch diese Schutzbarriere nicht. Wieso das so ist, weiß man bis heute nicht hinreichend.

Nun wird in den Medien ja zur Genüge propagiert, was heute alles krebserregend ist – beispielsweise Glyphosat, was mittlerweile auch im guten bayerischen Bier nachgewiesen wurde und bei dem sich selbst die Experten nicht einig sind, oder auch Zuckerersatzstoffe, der übermäßige Genuss von Alkohol und natürlich die Verpestung der eigenen Wohngelegenheit durch Asbest. Selbstverständlich darf man bei dieser kleinen Liste an gefährlichen, krebserregenden Substanzen die Zigarette nicht vergessen, die rangiert ganz weit oben.

Aber wie kann das sein? Wenn Krebs, wie wir ja gerade hinreichend besprochen haben, eine Konsequenz aus Fehlern im Teilen der Erbinformation DNA ist, wie können dann Substanzen wie die oben genannten Krebs verursachen?

Geht das überhaupt?

Ja, das geht.

Denn die Sache mit den »Kopierfehlern« ist nur die eine Seite der Medaille. Das riesige DNA-Molekül kann nämlich auch ganz direkt geschädigt werden. Verschiedenste äußere Einflüsse greifen die DNA täglich an. Beispielsweise führt UV-Licht zu einer kontinuierlichen Veränderung im menschlichen Erbgut. Dass wir alle nicht voll sind mit Hautkrebs, ist letzten Endes einer Armada an sogenannten Korrekturmolekülen zu verdanken, die die DNA kontinuierlich abfahren und kontrollieren, ob alles an Ort und Stelle ist. Finden die Burschen einen Fehler, dann wird der umgehend korrigiert. Funktioniert das nicht, wird der Zelle befohlen, sich selbst aus dem Gewebe zu entfernen, sich also zu töten. Ist das nicht absoluter Wahnsinn, wie unglaublich ausgebufft und clever unser Körper agiert, ohne dass wir etwas davon mitbekommen? Leider kann die DNA-Polizei nur ein bestimmtes Kontingent der Fehler, die durch äußere Einflüsse entstehen, abfangen – allerdings ein ziemlich großes. Wenn es schlussendlich doch zu Krebs kommt, liegt das beispielsweise daran, dass irgendwann zu viele schädliche

Einflüsse auf die DNA einwirken – die Dosis ist also auch hier entscheidend.

Bösartige Tumore können also entweder spontan als Konsequenz eines Kopierfehlers der menschlichen Erbmasse entstehen oder aber durch äußere Faktoren ausgelöst werden. Und dann gibt es da noch einen dritten Grund, der für die Entstehung von Krebs verantwortlich ist – die Vererbung. In manchen Familien kommt Krebs überdurchschnittlich oft, insbesondere auch bei jungen Menschen, vor. Bei diesen Fällen sind häufig Genfehler als Verantwortliche auszumachen. Das heißt, die DNA wird nicht erst durch einen Kopierfehler oder durch äußere Einflüsse beschädigt, sondern der Mensch wird schon mit einem oder mehreren »falschen« DNA-Abschnitten geboren. Die führen dann irgendwann im Laufe des Lebens in der Mehrzahl der Fälle zum Ausbruch der oft tödlichen Erkrankung. Ein ziemlich prominentes Beispiel ist sicher Angelina Jolie, die sich infolge eines solchen Gendefekts* vorsorglich beide Brüste, und später beide Eierstöcke und die Eileiter entfernen ließ.

Sicher haben Sie schon einmal etwas von gutartigen und bösartigen Tumoren gehört. Diese Unterscheidung ist zum einen ganz wichtig für den Patienten und dessen Prognose, zum anderen für den Arzt, der ja die Behandlung planen muss. Denn obwohl man die beiden Tumor-Arten auf den ersten Blick gar nicht unterscheiden kann, so versteht man unter dem Begriff »Krebs« tatsächlich nur die bösartigen Tumore. Tumor ist also nicht gleich Tumor, und letzte Sicherheit kann wirklich nur eine feingewebliche (man spricht auch von histologischer) Untersuchung geben.

Aber worin bestehen nun die Unterschiede?

---

* *Man kennt mittlerweile ziemlich viele angeborene Tumorsyndrome und kann das Erbgut darauf testen. Im Falle von Angelina Jolie handelte es sich um eine Mutation, die zu multiplen Tumoren in den weiblichen Geschlechtsteilen wie Brust, Gebärmutter oder den Eierstöcken führen kann und meistens auch tut. Entfernt man diese Organe, so gilt die Patientin nach heutigem Kenntnisstand als geheilt. Was diese Entscheidung aber für das Selbstwertgefühl der Betroffenen bedeutet, kann man sich wohl kaum vorstellen.*

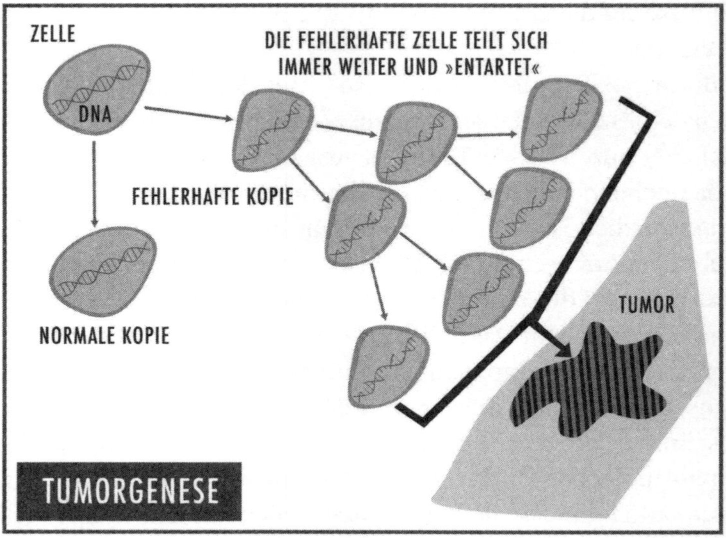

Fangen wir bei den gutartigen Geschwüren an. Obwohl auch sie Beschwerden machen und unter Umständen sehr groß werden können, sind diese Wucherungen doch nur auf ein bestimmtes Areal begrenzt. Sie können umliegende Organe oder Gewebe verdrängen oder komprimieren, also Druck auf sie ausüben und auf diese Weise Schmerzen oder andere Beschwerden verursachen. Was gutartige Tumore aber nie machen, ist, sich in die benachbarten Gewebe »hineinzufressen«. Diese Eigenschaft haben nur die bösartigen (oder »malignen«) Krebsgeschwüre. Durch bestimmte Stoffe, die von den Krebszellen ausgeschieden werden, ist es den Tumoren möglich, immer weiter zu wachsen und die Gewebe, aus denen sie entspringen, zu zerstören. Und nicht nur die. Ist ein Tumor über das Ursprungsgewebe hinausgewachsen, so führt er sein zerstörerisches Werk auch in Nachbarorganen fort. So kann es sein, dass Darmtumore zum Zeitpunkt ihrer Diagnose bereits die Prostata oder sogar die Harnblase »infiltriert« haben.

Ein so immenses Wachstum, wie es bösartige Tumore zum Teil an den Tag legen, kostet natürlich auch eine Menge Energie – und dementsprechend Nährstoffe. Die können Geschwüre nur bis zu einem Durchmesser von etwas 1 cm von außen aufnehmen. Größere Geschwüre brauchen ihre eigene Blutversorgung – so wie die Organe sie auch haben. Und jetzt kommt das wirklich Erstaunliche: Mithilfe eines Mechanismus, den wir bis heute noch nicht komplett verstanden haben, sind Tumorzellen in der Lage, neue, eigene Gefäße zu bilden. Dieser Prozess wird als Angiogenese bezeichnet und ist etwas sehr Bemerkenswertes. Denn ohne diese Fähigkeit wären Krebsgeschwüre wahrscheinlich völlig harmlos.

Eine weitere Eigenschaft bösartiger Tumorzellen ist, Absiedlungen in fremden Organen bilden zu können. Diese neuen Tumore, die aber in jeder Hinsicht Tochtergeschwülste der Ursprungsgeschwüre sind, bezeichnet man als Metastasen. Auch sie besitzen die gefährlichen Attribute, die einen Tumor bösartig machen. Ob sie aber ihrerseits in der Lage sind, Metastasen auszusenden, ist nicht geklärt. Auch wie und unter welchen Umständen sich Metastasen bilden, wissen wir nicht. So kommt es vor, dass Brustkrebspatientinnen – Jahrzehnte nachdem man sie für geheilt erklärt hat – Metastasen des Krebses bilden, der schon seit so vielen Jahren aus dem Körper eliminiert zu sein schien. Das Auftreten von Metastasen in fernen Organen läutet bei Tumorpatienten das vierte und letzte Stadium der Erkrankung ein. Davon unterschieden werden müssen allerdings Metastasen in den sogenannten Lymphknoten. Das sind kleine Knötchen, die dem Immunsystem zugerechnet werden und oft als Erstes von Tumorzellen befallen werden. Zwar ist das natürlich auch kein besonders erstrebenswerter Zustand, lange aber nicht so schlimm wie das Vorhandensein von Tochtergeschwüren in anderen Organen.

Sie werden nun verstehen, warum Krebs so gefährlich und furchtbar ist. Nicht nur, dass die Krankheit einfach unberechenbar zu sein scheint; wir wissen schlicht auch noch viel zu wenig darüber und tappen in weiten Teilen der Forschung noch im Dunkeln. Trotzdem gibt es vielversprechende Therapieansätze. Einige Tumor-

GRUNDLEGENDE EIGENSCHAFTEN BÖSARTIGER TUMORE

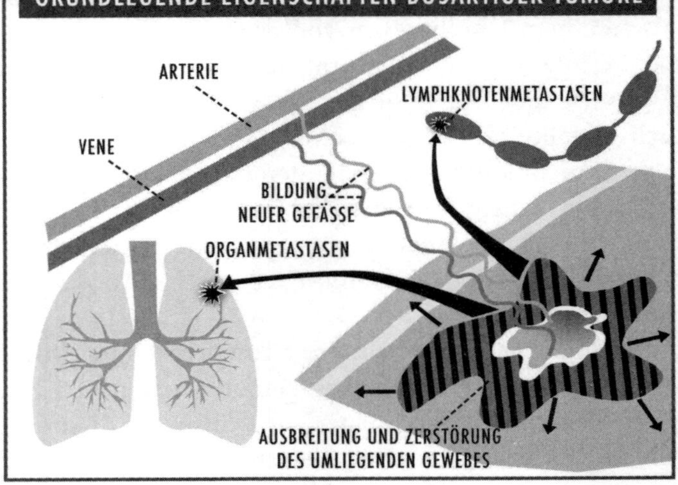

arten gelten als relativ gut therapierbar, manche sogar als heilbar. Die wichtigsten wollen wir in den nächsten Kapiteln kennenlernen.

*

Man unterscheidet Tumore anhand ihres Herkunftsgewebes. So haben beispielsweise Darmtumore ihren Ursprung in Schleimzellen der Darmwand, während sich Lungenkrebs aus gesunden Zellen der Lunge entwickelt. Prinzipiell kann jede erdenkliche Zelle mutieren und zu Krebs werden – mit jeweils anderen Eigenschaften. Nur bei Hirntumoren liegen die Dinge ein klein wenig anders. Diese entspringen nämlich nicht den Nervenzellen des Hirns – weil die nicht in der Lage sind, sich zu teilen*, und somit auch nicht entarten können.

Aber lesen Sie selbst!

---

* *Bestimmte Zellen im Körper teilen sich nicht oder nur extrem langsam. Dazu gehören Muskelzellen, Herzmuskelzellen und Hirnzellen. Sie werden einmal angelegt und bleiben dann bis zum Tod in mehr oder weniger derselben Konfiguration erhalten. Da Krebs nur entstehen kann, wenn sich Zellen teilen, können sich Hirnzellen nicht in Krebszellen verwandeln.*

LUNGENKREBS

Smoking kills

Führen Sie sich noch mal die drei grundsätzlichen Möglichkeiten der Entstehung bösartiger Krebsgeschwülste vor Augen! Da gab es zum einen die spontane Mutation, also eine Situation, in der das Kopieren der DNA nicht richtig funktioniert und außerdem der Kontrollmechanismus seitens des Körpers versagt. Dabei entsteht eine Zelle, die sich sämtlicher Kontrolle entzieht und die umliegenden Gewebe aggressiv angreift. Eine andere Möglichkeit ist ein angeborener Fehler im Erbgut, der zu sogenannten vererbten Tumorsyndromen führt. Die dritte und größte Gruppe der Krebsursachen bilden aber die äußeren Faktoren wie Sonneneinstrahlung, Gifte und eben das Rauchen. Obwohl Tabakkonsum auch zu vielen anderen Erkrankungen führen kann, so fällt doch den meisten Menschen der Lungenkrebs als *die* durch Rauchen verursachte Tumorart ein. Und das ist nicht übertrieben!

Man teilt die Krebserkrankungen der Lunge in zwei große Gruppen ein. Da wären zum einen die kleinzelligen, zum anderen die nicht-kleinzelligen Krebsgeschwüre. Die merkwürdigen Namen rühren von dem her, was der Pathologe unter dem Mikroskop sieht. Dort werden die feingeweblichen Schnitte des Tumors untersucht, um eine Aussage darüber treffen zu können, wie gefährlich er wirklich ist. Mit bloßem Auge kann man das nämlich so gut wie nie sagen. Kleinzellige Krebsgeschwüre werden fast immer durch das Rauchen verursacht, während die sogenannten Nichtkleinzeller wenig oder gar nicht damit in Verbindung gebracht werden.

Andere Ursachen für Lungenkrebs können auch berufsbedingte Giftexpositionen sein. So tritt Lungenkrebs häufiger bei Menschen auf, die beruflich viel mit giftigem Staub zu tun haben. Und natürlich finden die Ärzte auch oft überhaupt keine Ursache für den Tumor. In diesem Fall ist die Erkrankung einfach Pech.

Ganz unabhängig davon ist es sowieso unglaublich schwierig, den wahren Grund für einen Tumor zu finden. Die meisten Forschungsergebnisse basieren nämlich auf großen Studien, in denen die Patienten zu bestimmten Risikofaktoren befragt wurden. So fällt eben auf, dass eine signifikant* hohe Anzahl an Rauchern später an Lungenkrebs erkrankt. Die Schwierigkeit für die Forscher besteht nämlich darin, dass es zum Teil extrem lange dauert, bis sich ein Tumor entwickelt. So kann man kaum sagen, dass der Krebs der Oma durch einen Stoff verursacht wurde, dem sie vor Jahrzehnten ausgesetzt war – man kann es nur annehmen und muss Omi dann mit Hunderten anderen Menschen vergleichen, um zu schauen, ob auch die Kontakt mit der verdächtigen Substanz hatten. Das ist der Grund, weshalb es so unglaublich schwierig ist zu sagen, ob ein Nahrungsmittel krebserregend ist oder eben nicht.

Wie so oft wissen wir also nicht genau, welche Faktoren alle zur Entstehung von Lungenkrebs führen. Irgendwann ist er plötzlich da. Und wie bemerkt man ihn dann?

Die Symptome – und das ist das wirklich Fiese an so gut wie allen Krebsarten – treten leider oft erst sehr spät auf und werden durch tumorbedingte Komplikationen verursacht. Je nachdem, wo der Krebs genau sitzt, kann es sein, dass er über Monate überhaupt nicht auffällt. Wir können also nie wissen, wann genau die Krankheit entstanden ist oder wie lange sie schon im Körper des Betroffenen wütet. Irgendwann kommt der Patient mit ganz unterschiedlichen Beschwerden zum Arzt – und auch der wird wahrscheinlich nicht sofort an ein Krebsleiden der Lunge denken.

Was sind denn aber nun diese unspezifischen Symptome? Patienten mit Lungenkrebs leiden oft an sogenannten B-Symptomen.** Hierunter versteht man beispielsweise Abgeschlagenheit,

---

* *Signifikant bedeutet, dass ein (wissenschaftliches) Ergebnis so klar ist, dass es mit einer sehr hohen Wahrscheinlichkeit kein Zufall ist. Das klingt relativ kompliziert. Letzten Endes heißt es aber, dass die getroffene Aussage ziemlich sicher stimmt.*

** *B-Symptom steht für Begleitsymptom. Es ist ein die Krankheit begleitendes Beschwerdebild.*

Nachtschweiß und starken, unbeabsichtigten Gewichtsverlust. Diese Dinge scheinen nun auf den ersten Blick überhaupt nichts mit einem Lungenleiden zu tun zu haben und treten auch bei anderen Erkrankungen wie Infektionen oder Schilddrüsenproblemen auf. Auch Depressionen können ein ähnliches Beschwerdebild auslösen. Wenn Sie also an Nachtschweiß oder Abgeschlagenheit leiden, bedeutet das nicht gleich, dass Sie Krebs haben – auf den Grund gehen sollten Sie dem Ganzen aber schon, wenn es länger anhält.

Außer diesen sehr unspezifischen Symptomen können aber auch Beschwerden auftreten, die einen wesentlich stärkeren Bezug zur Lunge haben. So können häufiges Husten oder Lungenentzündungen, die einfach nicht mehr weggehen wollen, ein Hinweis auf einen Tumor sein. Brenzlig wird es bei Bluthusten. Hier sollten Sie auf jeden Fall den Arzt aufsuchen. Aber auch in diesem Fall können harmlose oder weniger gefährliche Ursachen der Auslöser sein – abgeklärt gehört das aber auf jeden Fall.

Neben diesen Beschwerden gibt es eine Menge anderer Symptome, die ein Tumor der Lunge auslösen kann. Diese hängen aber sehr vom genauen Ort des Geschwürs ab. So verursachen Krebsgeschwülste, die nah an einer der Hohlvenen gelagert sind, Probleme, die eher auf eine Ursache am Herzen schließen lassen, während Tumore, die im oberen Lungenbereich liegen, sogar einen Schlaganfall mimen können. Das liegt daran, dass nahe dem oberen Teil der Lunge ein Nervenknotenpunkt sitzt, in dem ganz verschiedene Stränge zusammenlaufen. Wächst der Tumor hier ein, so kann es zu einer akuten Gesichtslähmung mit Einbeziehung der Augen kommen – wie beim Schlaganfall.

Sie sehen also, wie viele verschiedene Präsentationen so ein Lungentumor haben kann. Meistens ist nicht auf den ersten Blick ersichtlich, dass es sich um Krebs handelt. Vor einiger Zeit beispielsweise kam ein Mann, so ungefähr Ende 40, zu einem Kollegen von mir. Er litt unter einer hängenden Gesichtshälfte und gab an, sonst keine Beschwerden zu haben. Mein Kollege diagnostizierte eine sogenannte Fazialsiparese, ein in der Regel ungefährliches Krank-

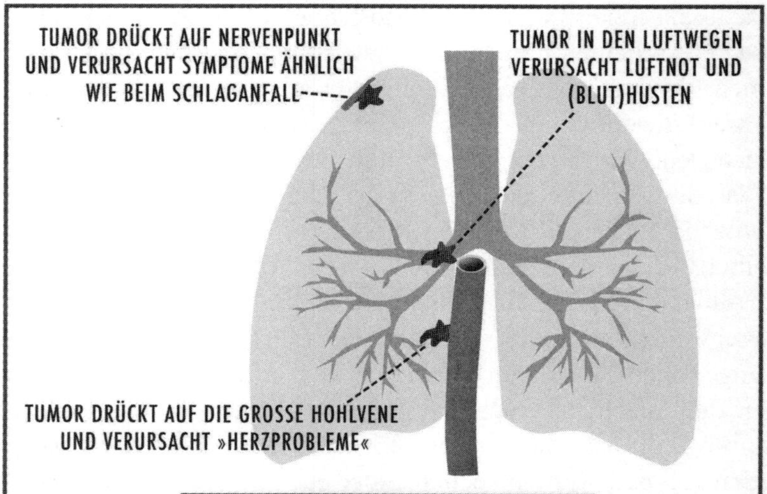

SYMPTOME VON LUNGENKREBS

heitsbild, das meist auf eine akute Entzündung des Gesichtsnervs zurückzuführen ist und binnen Wochen wieder abheilt. Bei besagtem Patienten kamen allerdings Sehstörungen dazu. Die Lähmung wurde auch nicht besser. Nach einiger Zeit beschloss der Arzt, ein Röntgen des Brustkorbes durchzuführen – und siehe da: Es zeigte sich ein Tumor im oberen rechten Lungenfeld.

Die halbe Miete ist also, erst mal den Verdacht auf einen Tumor in der Lunge zu haben, sprich: daran zu denken. Besteht die Verdachtsdiagnose, dann wird der Arzt als Nächstes ein Röntgenbild anfertigen und Blut abnehmen. Zeigt sich beim Röntgen des Brustraumes ein Schatten, so kann es tatsächlich sein, dass Krebs die Ursache der Beschwerden ist. Kann, muss aber nicht. Denn auch andere Erkrankungen verursachen genau die gleichen Symptome wie Lungenkrebs. Das klassische Beispiel ist, Sie werden es vielleicht noch wissen, die Tuberkulose. Nicht umsonst nennt man diese Infektion den großen Imitator.

Was aber nun tun? Abgeklärt werden muss der auffällige Schatten in der Lunge unbedingt. Um besser zwischen einem bösartigen Leiden und harmloseren Gründen für die ganze Aufregung unterscheiden zu können, wird der Arzt den Patienten nun »in die Röhre« schicken, das heißt: Es wird eine Computertomographie durchgeführt. Bei dieser Untersuchung werden ganz viele Röntgenaufnahmen gleichzeitig gemacht und dann durch den Computer zu einem dreidimensionalen Modell zusammengefügt, auf dem das geübte Auge schon ganz gut zwischen den verschiedenen Ursachen eines Schattens im Röntgenbild unterscheiden kann.

Um ganz sicherzugehen, worum es sich handelt, nimmt der Arzt in den allermeisten Fällen noch eine Biopsie vor. Dabei wird eine kleine Nadel in den Tumor eingeführt, die einen winzigen Gewebeblock entfernt. Um ganz sicher den Tumor zu treffen, führen die Ärzte die ganze Prozedur meist unter CT-Kontrolle durch. Das bedeutet, dass man im CT-Bild genau sehen kann, wie und wo sich die Nadel in den Tumor vorschiebt. Diese Methode ist hochmodern und führt zu einer maximalen Sicherheit für den Patienten. Klar, passieren kann immer etwas, der Vorteil für den Patienten liegt aber auf der Hand. Denn wenn es uns nicht möglich wäre, ganz genau zu sagen, was da in der Lunge des Kranken wächst, müsste man ihn aufschneiden und hätte erst dann absolute Sicherheit.

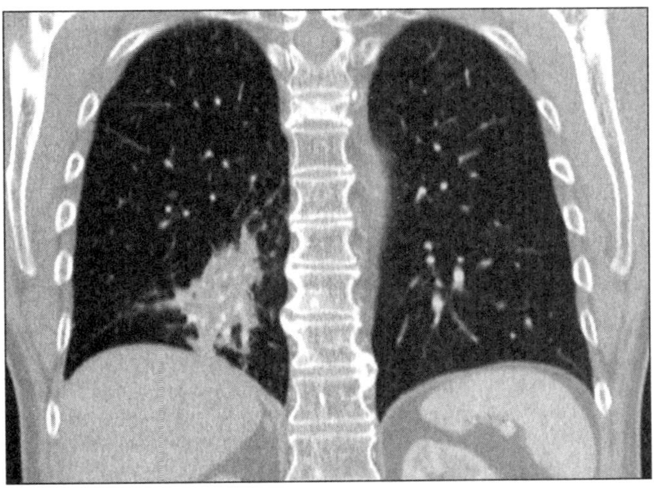

CT eines Lungenkarzinoms

(Abbildung zur Verfügung gestellt von Dr. J. Mariß, Radiologie Nordhessen)

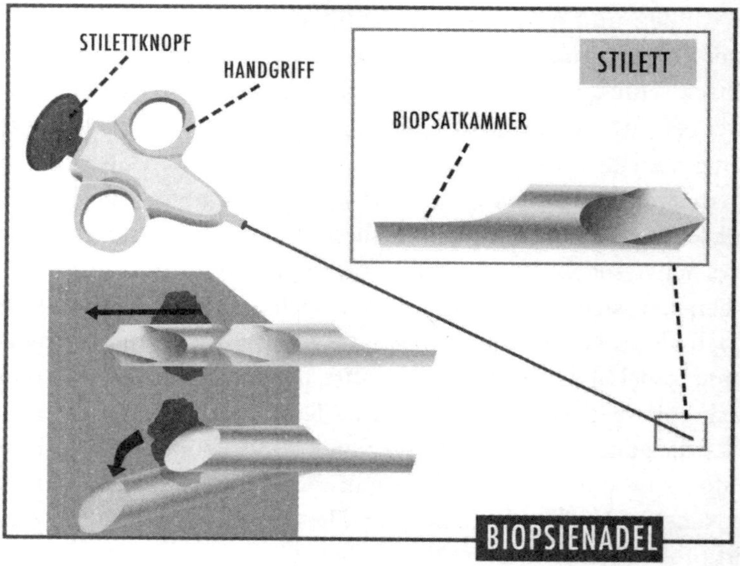

Der entnommene Tumorblock wird nun so schnell wie möglich in die Pathologie gebracht. Während der Patient nur einen winzigen Einstich erdulden muss – eine Prozedur, die so gut wie keine Schmerzen verursacht –, kann der Pathologe nun ganz genau sagen, um was für eine Art Gewebe es sich handelt. Erst friert er den sogenannten Biopsiezylinder* bei unglaublich niedrigen Temperaturen ein, um ihn später in winzig kleine Scheiben schneiden zu können. Die werden einer speziellen Färbemethode unterzogen und dann unter dem Mikroskop untersucht. Hier kann der Arzt nun genau sehen, um was es sich eigentlich handelt – was aber manchmal gar nicht so einfach ist. Damit auch ganz sicher kein Fehler passiert, können noch zusätzliche Methoden eingesetzt werden, sodass der Pathologe am Ende genau weiß, womit er es zu tun hat.

---

* *Das ist der Gewebeblock, der durch die Biopsie entnommen wurde. Weil er zylinderförmig ist, spricht man von einem Biopsiezylinder.*

Und das ist, wie Sie sich vermutlich denken können, von ganz enormer Bedeutung. Denn bisher wissen wir immer noch nicht, ob der Tumor nun gut- oder bösartig oder gar kein Tumor ist. Auch Narbengewebe oder Infektionen können schließlich manchmal wie Krebs aussehen. Erst nach der feingeweblichen Untersuchung kann dem Patienten nun eine genaue Diagnose mitgeteilt werden. Das gilt im Übrigen nicht nur für Lungenkrebs. Wie Sie später noch sehen werden, ist eine Sicherung der Diagnose durch eine Biopsie so gut wie immer notwendig.

In unserem Fall bekommt der Arzt nun ein Schreiben vom Pathologen (in der Regel dauert die Untersuchung ein paar Tage – Zeit, in der die Patienten oft die Hölle durchleben), in dem sinngemäß zu lesen ist: Es handelt sich um einen bösartigen Tumor in der Lunge. In aller Regel werden diese Tumore als Karzinome bezeichnet. So gibt es zwar noch eine Vielzahl anderer bösartiger Krebsgeschwüre, die Karzinome* machen aber die größte Gruppe der bösartigen Tumore aus.

Der Arzt muss dem Patienten, der sich eigentlich nur über ein bisschen Husten beschwert hat, nun mitteilen, dass der an Lungenkrebs leidet – eine Katastrophe. Ich denke, diese Worte gehören wohl zu den gefürchtetsten Dingen überhaupt, die man vom Arzt hören kann: »Sie haben Krebs.« Die absolut naheliegende Frage lautet also nun: Wie weit fortgeschritten ist die Krankheit? Kann man den Krebs heilen, oder haben sich schon Tochtergeschwülste gebildet? Sind Chemotherapie oder OP nötig? Und natürlich: Wie lange habe ich noch zu leben?

All diese Fragen schießen Patienten durch den Kopf, die soeben mit der Diagnose Krebs konfrontiert werden. Und dabei reagiert

* *Krebsgeschwüre werden nach ihrem Ursprungsgewebe, also dem Ort, wo die Misere angefangen hat, bezeichnet. Karzinome sind bösartige Tumore, die von Schleimhautzellen ausgehen. Andere bösartige Geschwüre heißen beispielsweise Sarkome oder Lymphome. Die gehen dann von Zellen des Bindegewebes oder des Immunsystems aus. Am häufigsten werden aber Karzinome diagnostiziert. Das ist wohl der Grund, wieso der Name auch den meisten Menschen geläufig ist.*

jeder anders. Einige Patienten brechen in Tränen aus, während andere ganz ruhig und fast schon distanziert bleiben.

Für den Arzt fängt die Arbeit aber jetzt erst richtig an. Er muss sich nun überlegen, wie er all die Fragen beantwortet. Bisher weiß er ja nur, dass der Patient einen Schatten in der Lunge hat, der sich in der feingeweblichen Untersuchung als bösartiger Tumor entlarven ließ. Gut, in der computertomographischen Untersuchung kann der Doktor schon die Lymphknoten begutachten und sich fragen, ob die größer sind als normal, was einen Hinweis auf eine Streuung des Krebses sein könnte. Genau sagen, ob die Lymphknoten befallen sind, kann man aber auch erst, nachdem sie ihrerseits wieder feingeweblich untersucht wurden.

Um eine optimale Behandlung dieser schwerwiegenden und komplexen Erkrankung zu gewährleisten, wird der Arzt seinen Patienten nun in aller Regel an ein sogenanntes Tumorzentrum überweisen. Dabei handelt es sich um Krankenhäuser, die eine unglaublich große Expertise in der Behandlung bestimmter Krebsarten haben. So gibt es für so gut wie jede Tumorerkrankung einen speziellen »Expertenrat« (auch Tumorboard genannt), der den Patienten die besten und aktuellsten Therapien anbieten kann.

Dort treffen sich dann in regelmäßigen Abständen die Koryphäen der verschiedenen mit Krebserkrankungen in Verbindung stehenden Fachgebiete und beraten über die Patienten, um ihnen dann ein individuell auf ihre Erkrankung zugeschnittenes Therapiekonzept empfehlen zu können. Denn jeder Tumor liegt ja anders und muss somit anders behandelt werden.

Um aber zu wissen, welche Behandlung die beste ist, muss der Patient vorher noch von Kopf bis Fuß durchgecheckt werden, um eventuelle Metastasen, also Tochtergeschwülste, zu finden. Denn ein Patient mit Metastasen muss anders behandelt werden als einer ohne. In den meisten Fällen (es gibt Ausnahmen) macht die Entfernung des eigentlichen Tumors keinen Sinn mehr, wenn Absiedlungen in anderen Organen gefunden werden. Eine Chemotherapie kann dann, eventuell in Verbindung mit einer Bestrahlung,

Linderung schaffen und erreichen, das Leben ein kleines bisschen zu verlängern. Sie sehen also: Es sind viele Untersuchungen und Überlegungen notwendig, bis am Ende ein individueller Therapieansatz gefunden wird. Das macht die Krebsmedizin so komplex und schwierig. Ich werde versuchen, Ihnen die wichtigsten Therapieoptionen beim Lungenkrebs zu erläutern.

Am besten ist es eigentlich, immer alle Krebszellen aus dem Körper zu entfernen. Das geht nur durch eine schwierige Operation. Je nachdem, wo das Geschwür sitzt, wird der Brustkorb des Betroffenen dazu meist von der Seite geöffnet, und die Lunge wird freigelegt. Bei Tumoren am Rande des Organs ist das natürlich weniger schwierig, als wenn der Krebs ganz tief sitzt, wo er oft überhaupt nicht operiert werden kann. Denn wenn er sich schon in die Atemwege gefressen hat, dann ist es nicht mehr möglich, ihn zu entfernen, ohne dabei Strukturen zu zerstören, ohne die der Mensch nicht leben kann. Ist der Tumor aber operabel, so wird der Chirurg versuchen, das Übel an seiner Wurzel zu packen und gänzlich zu entfernen.

Um ganz sicher zu sein, schneiden die Ärzte nicht nur den Krebs, sondern auch einen ganzen Saum gesunden Gewebes mit heraus. Nichts ist nämlich schlimmer, als wenn während der Operation in den Tumor hineingeschnitten wird. Dann besteht die Gefahr der Tumorzellverschleppung, und es können sich Metastasen bilden, obwohl die Erkrankung noch hätte geheilt werden können. Im Optimalfall sieht der Arzt das Geschwür also während der Operation überhaupt nicht. Er orientiert sich durch den Tastsinn, denn Tumorgewebe ist viel härter als das der normalen Lunge. In den meisten Fällen wird dann der Lungenlappen* herausgeholt, in dem der Tumor sitzt.

---

* *Die Lunge besteht aus zwei Flügeln, dem linken und dem rechten. Die setzen sich ihrerseits wieder aus verschiedenen Lappen zusammen. Das sind funktionell unabhängige Gebilde, die meist gut entfernt werden können.*

Aber damit nicht genug. Ebenfalls enorm wichtig ist die Entfernung der lokalen Lymphknoten. Wir haben die Aufgabe dieser Strukturen schon mal kurz angerissen. Im Prinzip können Sie sich Lymphknoten als eine Art Außenposten des Immunsystems vorstellen. So hat nicht nur jedes Organ*, sondern oft sogar ein einzelner Bereich des Organs seine eigenen Lymphknotenstationen. Abfallprodukte des Stoffwechsels fließen über winzige Lymphgefäße zusammen, um sich dann gemeinschaftlich in Lymphknoten zu sammeln wie in einem Stausee.

Sie werden jetzt vermutlich dagegenhalten, dass wir ja im Kapitel über das Herz und die großen Gefäße des Menschen besprochen haben, dass die Abfallstoffe eigentlich über die Venen zurück zum Herzen (oder auch zur Leber) transportiert werden, um dann dort aus dem Kreislauf entfernt zu werden. Das stimmt auch. Nur existieren – und hier wird die Sache kompliziert – mehrere Kategorien an Abfallprodukten des Stoffwechsels. Einige werden entsprechend in den Venen »entsorgt«, andere nehmen den Weg über die Lymphknoten. Tumorzellen können beide Wege nutzen, streuen aber meistens viel schneller über die Lymphknoten als über die Venen. Vereinfacht kann man sagen, dass Tumorzellen, die in Venen eingebrochen sind, früher oder später Fernmetastasen bilden. Weil die Wände der Blutgefäße aber viel schwieriger zu infiltrieren sind als die der Lymphgefäße, geht die Streuung über diesen Weg fast immer viel schneller.

Die Gründe, weshalb der Chirurg also auch die Lymphknoten entfernt, sind – Sie ahnen es sicher schon – zum einen der Wunsch nach einer genauen Einteilung des Tumorstadiums, zum anderen die Sicherheit, auch wirklich jede Zelle des bösartigen Gewebes entfernt zu haben. Weil man das während der OP nicht sehen kann (wenn alles bestens läuft, kann der Chirurg ja nicht einmal den

---

* *Das Gehirn muss man hier ausnehmen. Das ist in vielerlei Hinsicht nicht ganz gleich aufgebaut wie die meisten anderen Organe, was an seiner enormen Wichtigkeit für unseren Organismus liegt.*

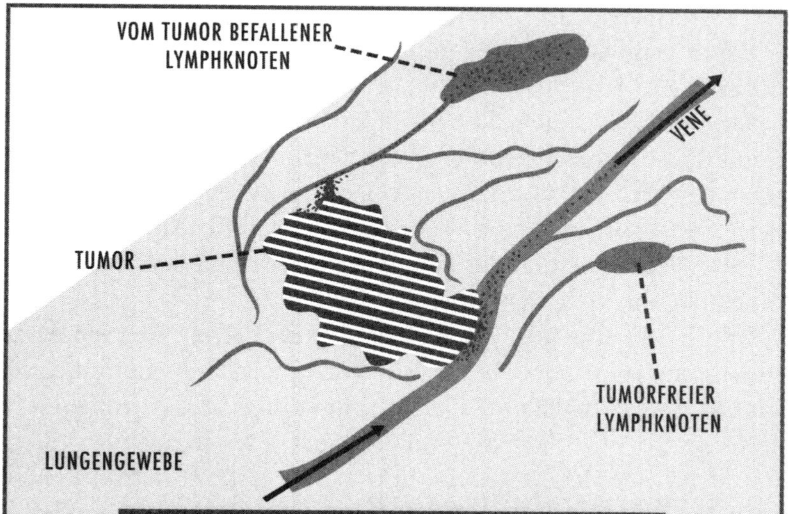

STREUUNGSWEGE DES LUNGENKREBSES

Tumor sehen, und auch den Lymphknoten sieht man meist mit bloßem Auge nicht an, ob sie befallen sind oder nicht), wird das gesamte entfernte Gewebe – also Lunge und Lymphknoten – wieder in die Pathologie geschickt, um es dort unter dem Mikroskop zu untersuchen.

Die weitere Behandlung richtet sich nach dem, was der Pathologe entdeckt. Ist der komplette Tumor raus, und die Lymphknoten sind nicht befallen, dann ist die Prognose gut, und manchmal ist nicht einmal mehr eine Chemotherapie vonnöten. Oft ist genau die aber wichtig, um einen eventuellen Tumorrest zu zerstören. Nachdem das endgültige Ergebnis des Pathologen eingetroffen ist, wird der Fall aber nochmals in jener Tumorbesprechung erläutert, in der alle Experten gemeinsam nach einem individuellen Therapieplan suchen.

Sie sehen also: Die Therapie eines bösartigen Lungentumors – wie auch aller anderen Krebsgeschwüre – ist eine unglaublich schwierige und auch herausfordernde Angelegenheit, die extrem viel Expertise bedarf. Um hier ein Profi zu werden, muss der Arzt wirklich viele Jahre Erfahrung und eine grundsolide Ausbildung mitbringen.

Übrigens: Nachdem alles überstanden ist, muss der Patient kontinuierlich untersucht werden. Nach genau festgelegten Nachsorgeschemata wird anfangs alle paar Monate nach neuen Tumoren oder Fernmetastasen gefahndet. Denn eine frühe Entdeckung ist absolut wichtig. Später werden die Zeitspannen zwischen den Nachsorgeuntersuchungen dann größer.

Wir haben uns jetzt intensiv damit beschäftigt, was die Ärzte tun, wenn der Tumor operabel ist. In diesem Fall besteht immer der Wunsch, die kompletten Zellen aus dem Körper des Betroffenen zu entfernen, um die Krankheit im Optimalfall sogar zu heilen*. Geht das nicht, weil der Krebs vielleicht schon gestreut hat oder nicht operabel ist, können die Mediziner nur auf sogenannte palliative Konzepte zurückgreifen. Hierbei wird dem Patienten eine Chemotherapie verabreicht, oder der Tumor wird bestrahlt. Man versucht damit, den Krebs »in Schach zu halten«. Die Wahrheit ist aber, dass uns das in der Regel nur wenige Monate lang gelingt. Die Patienten sterben leider an ihrer Erkrankung. Die palliative Therapie erkauft ihnen lediglich Zeit.

Denken Sie also lieber zweimal nach, bevor Sie sich die nächste Zigarette anstecken!

* *Eine Tumorfreiheit über einen bestimmten Zeitraum wird in der Krebsheilkunde als Heilung bezeichnet.*

DARMKREBS

Essen ist die beste Medizin

Obwohl der menschliche Darm, wie Sie bereits wissen, aus mehreren Teilabschnitten besteht, konzentrieren wir uns hier lediglich auf den Dickdarmkrebs. Das liegt daran, dass lediglich 1 bis 2 % der bösartigen Geschwülste im Bereich des Dünndarms liegen. Interessant ist dabei, dass der Dickdarmkrebs zu den häufigsten Tumorarten des Menschen zählt. Um genau zu sein, ist der Krebs des Dickdarms bei Männern die dritt-, bei Frauen sogar die zweithäufigste bösartige Krebserkrankung. Das ist schon interessant, oder? Im Dünndarm passiert fast nichts, während die bösen Buben eine Tür weiter, im Dickdarm, eine wilde Orgie zu feiern scheinen.

Woher das kommt? Wie ich bereits erklärt habe, weiß man das eben nicht so genau. Das Problem ist auch hier, aus all den Einflüssen, die ein Darm im Laufe seiner Existenz ausgesetzt ist, diejenigen herauszufiltern, die für die Misere verantwortlich sind – so es sie denn überhaupt gibt. Die Entstehung der meisten Krebsarten ist nämlich, wie wir so schön sagen, multifaktoriell bedingt. Das bedeutet, dass so viele verschiedene Gründe dazu beitragen, dass es fast unmöglich ist, einzelne zu benennen. Möglicherweise spielt die Ernährung aber schon eine gewisse Rolle, da der Dickdarmkrebs gerade in unseren Breiten (und, wie man weiß, natürlich in Nordamerika) immer häufiger vorkommt.

Problematisch sind hierbei wahrscheinlich (wie gesagt, ganz sicher ist man sich nicht) ballaststoffarme, jedoch fleisch- und fettreiche Lebensmittel. Auch Alkohol und – wer hätte es gedacht? – Nikotin spielen eine bestimmte Rolle bei der Entstehung des Dickdarmkrebses.

Ganz so einfach ist das aber leider auch nicht, denn es existieren eine ganze Menge mehr Gründe, die letzten Endes zur Entstehung von Darmkrebs beitragen. Unter anderem kann der nämlich auch aus bestimmten Vorstufen, den Polypen, erwachsen. Diese bitte nicht mit denen in der Nase verwechseln! Denn auch wenn die Darmpolypen im Verborgenen bleiben und dem Betroffenen auch kaum Probleme machen, können sie doch wesentlich gefährlicher werden als die in der Nebenhöhle.

Außerdem gibt es noch eine Reihe an genetischen (also vererbten) Tumorsyndromen, bei denen die Betroffenen damit rechnen müssen, irgendwann in ihrem Leben Dickdarmkrebs zu entwickeln. Auch die chronisch-entzündlichen Darmerkrankungen (Sie erinnern sich? – Morbus Crohn, Colitis Ulcerosa) gehen mit einem erhöhten Dickdarmkrebsrisiko einher. Das ist natürlich für die Patienten in doppelter Hinsicht furchtbar. Sie müssen mit dieser schwerwiegenden Erkrankung leben, die ihnen sowieso schon Probleme ohne Ende macht, und dann kommt auch noch das Krebsrisiko dazu.

Bevor Sie jetzt sofort zum Arzt rennen, um sich auf Darmkrebs untersuchen zu lassen, muss ich Ihnen aber eines sagen: Dickdarmkrebs kommt bei jüngeren Menschen relativ selten vor. Der Erkrankungshöhepunkt liegt so zwischen 50 und 70 Jahren. Wenn Sie allerdings in diesem Alter sind – nichts wie los.

Denn tatsächlich ist eine regelmäßige Darmkrebsvorsorge ab dem 50. Lebensjahr ziemlich wichtig. Uschi Glas hat es uns ja vorgemacht. Ja, und was die Uschi kann, das können Sie auch! Der Grund für die Notwendigkeit, sich von Zeit zu Zeit die »große Hafenrundfahrt« zu gönnen, ist der, dass Darmkrebs eben oft aus Polypen hervorgeht. Und während die, so man sie denn entfernt, noch völlig harmlos sind, kann die Situation ohne regelmäßige Kontrolle schnell ziemlich unangenehm werden.

Deshalb stimmt es tatsächlich, dass die Darmkrebsvorsorge Leben retten kann. Außerdem ist die Untersuchung viel weniger schlimm als gemeinhin befürchtet. Der Patient bekommt ein leichtes Sedativum und schläft den Schlaf der Gerechten, während der Arzt mit einem Schlauch, an dessen Ende ein ultrakaltes Licht (man möchte dem armen Patienten ja nicht den Darm wegbrennen, er ist ja sowieso schon gestraft genug mit einem Schlauch im Hintern) und eine Kamera implantiert sind, den Darm Zentimeter für Zentimeter abfährt und auf eventuelle Veränderungen untersucht. Dass sich vor der ganzen Sache ein ordentlicher Einlauf empfiehlt, versteht sich von selbst.

Findet der Arzt irgendwelche verdächtigen Veränderungen, so wird er sie entweder biopsieren* oder, wenn sie die Form eines klassischen Polypen (dünner Stiel, breiter Kopf, ähnlich wie ein Pilz) haben, mit einer sogenannten heißen Schlinge – einem Draht, der den Stiel des Polypen einfach wegbrennt – sofort entfernen. Der nächste Schritt ist dann immer der gleiche: Das Gewebe wird zum Pathologen gebracht, der es auf das Vorhandensein eventueller Tumorzellen untersucht.

Was aber, wenn ein Darmkrebs nicht bei einer solchen Vorsorgeuntersuchung entdeckt wird? Wie zeigt er sich? Unter welchen Beschwerden leiden die Patienten? Und vor allen Dingen: Welche Warnzeichen gibt es?

Wie bei fast allen Tumorerkrankungen ist die Frage sehr schwer zu beantworten. Ganz klassische Symptome, die dem Arzt sofort ins Auge springen und an Dickdarmkrebs denken lassen, gibt es eigentlich nicht. Entweder die Geschwüre werden zufällig bei der Vorsorgeuntersuchung entdeckt, oder aber der nichtsahnende Otto Normalverbraucher sucht seinen Arzt wegen völlig anderen Beschwerden auf und geht mit der Diagnose »Darmkrebs« wieder nach Hause. Diese Gefahr besteht leider bei so gut wie allen Krebsarten.

Unserem Otto geht es momentan einfach nicht gut. Die Arbeit läuft nicht so, wie er es sich das vorstellt, und auch die Ehe macht keinen richtigen Spaß mehr. Früher hat Frau Normalverbraucher wenigstens noch ordentlich gekocht, aber selbst auf die gute Hausmannskost seiner Angetrauten hat Otto momentan keinen Appetit

* *Sie erinnern sich? Dabei wird ein ganz kleines Stück aus dem Tumor geschnitten, das dann vom Pathologen untersucht werden kann, um festzustellen, ob es sich um ein gut- oder bösartiges Geschwür handelt.*

mehr. Jeden Morgen muss er sich motivieren, überhaupt aus dem Bett zu steigen, denn er ist müde, unendlich müde. Otto schiebt die Probleme auf den nahenden 50. und den erschöpfenden Umstand, dass er, der er bereits seit seinem 16. Geburtstag fleißig bei einem großen deutschen Autobauer arbeiten geht, immer noch über zehn Jahre bis zur Rente hat. Dass ihn die Midlife-Crisis so heftig erwischt, hätte Otto nicht gedacht. Weil er auch immer blasser wird, schickt Frau Normalverbraucher ihren Otto, der sich für Doktorbesuche in der Regel nicht so begeistern kann, zum Hausarzt.

Der interpretiert die Beschwerden seines Patienten zunächst nicht als potenziell ernstes Problem. Dafür gibt es momentan auch nicht den geringsten Anlass. Der Hausarzt untersucht Otto ausführlich, kann aber bis auf eine dezente Blässe nichts feststellen. Auf die Frage, ob er von Zeit zu Zeit unter Verstopfungen leide, antwortet der Patient mit einem flapsigen: »Wer nicht?« Nun gut, denkt sich der Hausarzt und schlägt seinem Patienten vor, zur Sicherheit mal etwas Blut abzunehmen. »Es ist wahrscheinlich nur der Stress, aber sicher ist sicher. Außerdem hätten Sie sowieso schon lange mal zur Vorsorgeuntersuchung kommen sollen«, erinnert der Arzt und appelliert dabei an Ottos schlechtes Gewissen.

Als Herr Normalverbraucher eine Woche später zur Besprechung der Ergebnisse in die Praxis kommt, hat sein Arzt keine guten Nachrichten. Der rote Blutfarbstoff ist viel zu niedrig für Ottos Alter. »Na, dann nehme ich mal ein paar Eisentabletten«, schlägt der vor. »Das macht meine Frau auch immer so.« Was Otto dabei nicht bedenkt, ist, dass Frauen von Zeit zu Zeit etwas Blut verlieren. Das ist ganz normal. Das Eisen hilft dem Körper bei der Nachbildung. Sind bei Männern die Blutfarbstoffwerte zu niedrig, ist das ein Alarmzeichen. »Dem müssen wir nachgehen«, insistiert der Hausarzt und äußert die Vermutung, dass auch Ottos andere Beschwerden mit der Blutarmut zu tun haben könnten. »Müdigkeit, Antriebslosigkeit und so weiter. Das kann alles von der Anämie*

* *Anämie ist der wissenschaftliche Name für Blutarmut.*

kommen.« Nach einiger Überzeugungsarbeit willigt Otto in weitere Tests ein. Eine detailliertere Blutuntersuchung soll Aufschluss über den genauen Grund und die Form der Blutarmut geben. Außerdem soll nach Blutungsquellen geforscht werden. Diese finden sich bei Männern in Ottos Alter oft im Magen-Darm-Trakt. Und das bedeutet Magen- und Darmspiegelung. Jetzt ist unser guter Herr Normalverbraucher aber doch ein bisschen beunruhigt. Wenn ihm schon der Arzt zu einer solchen Maßnahme rät ... Was schlummert da wohl in den Eingeweiden unseres Patienten?

Also besser heute als morgen zum Gastroenterologen*, denn obwohl Otto sich absolut Schöneres vorstellen kann als Schläuche im Darm (einen oben, einen unten), möchte er das Ganze doch so schnell wie möglich hinter sich bringen – nicht zuletzt um Klarheit zu bekommen. Doch das deutsche Gesundheitssystem erlaubt oft keine schnellen Lösungen, und so sitzt unser Otto erst nach über drei Wochen im Wartezimmer des Spezialisten. Im Grunde genommen sitzt er da auch nicht, sondern er muss immer wieder aufstehen und aufs Klo rennen – abführende Maßnahmen, Sie erinnern sich?

Von der Untersuchung bekommt Otto dann nicht viel mit. Als er wieder zu sich kommt, liegt er in einem Aufwachraum. Hier kann er den Rausch der Sedierung noch ausschlafen, um sich dann von Frau Normalverbraucher abholen zu lassen – selbst fahren ist nicht. Bei der Verabschiedung erklärt der Gastroenterologe, dass da tatsächlich was in Ottos Dickdarm steckte. »Die Blutarmut könnte man durchaus damit erklären.«

Fragend schaut Otto den Arzt an. »Ist es Krebs«?«

»Das können wir erst nach der feingeweblichen Untersuchung sagen«, antwortet der Spezialist und macht sich auf, den Darm des nächsten Patienten zu untersuchen.

Na toll, wie soll Otto denn die nächsten Tage Schlaf finden, nicht wissend, ob da eventuell gerade ein Krebsgeschwür in seinen Ge-

* *Der Spezialist für Magen-Darm-Erkrankungen.*

därmen wütet? Die nächsten zehn Tage werden zur Qual. Nachts wälzt Otto sich von einer Seite auf die andere und kann nicht schlafen. Als er dann Tage später endlich im Wartezimmer seines Hausarztes sitzt, ist er froh. Egal was der Doktor ihm jetzt gleich sagt, am schlimmsten war die Ungewissheit.

Aber auch die Gewissheit hätte schlimmer nicht sein können.

»Es tut mir leid, aber der Tumor ist bösartig.«

»Krebs?« Der Arzt nickt.

»Scheiße!«

*

In Ottos Gehirn poppen momentan ungefähr hundert Fragezeichen gleichzeitig auf.

Werde ich wieder gesund?

Wie lange habe ich noch?

Muss ich operiert werden?

Brauche ich Chemotherapie?

Was bedeutet das für meine Arbeit?

Werde ich auf fremde Hilfe angewiesen sein?

Was sage ich meiner Familie?

Und natürlich:

Wie geht's jetzt weiter?

Das Einzige, was Otto jetzt allerdings herausbekommt, ist eben jenes verzweifelte: »Scheiße!« Genau hier holt ihn aber sein Arzt ab (zumindest im Optimalfall), erklärt ihm die weiteren Schritte und hilft ihm dabei, diese auch umzusetzen. »Ich werde Ihre Ergebnisse an das Tumorzentrum der Universität geben. Dort wird man das besprechen und uns eine Therapieempfehlung zukommen lassen«, erklärt der Mediziner.

Für Otto ist das alles Kauderwelsch. Momentan will er nur noch nach Hause und seinen Kopf klar bekommen. Beim nächsten Termin teilt der Arzt Otto mit, dass das Tumorzentrum seinen Fall eingehend geprüft hat und ihn nun zum CT, also zur Computertomographie, einbestellt – Sie werden sich mit Recht an den Lungenkrebs erinnert fühlen.

Die grundsätzliche Aufarbeitung einer so schweren Erkrankung wie Krebs läuft nämlich meist nach dem gleichen Schema ab. Die Computertomographie (selten auch nur der Ultraschall) großer Teile des Körpers gehört nämlich zum absoluten Standard in der Diagnostik.

Die Ärzte müssen schließlich wissen, in welchem Stadium sich der Tumor befindet. Ist die Erkrankung früh entdeckt worden und bestehen Chancen auf Heilung, oder haben sich bereits Absiedlungen in anderen Organen gebildet? Um das zu beurteilen, müssen diese anderen Organe eben mithilfe der sogenannten Bildgebung* sichtbar gemacht werden.

Weil die Ärzte heute eine Menge Erfahrung im Umgang mit schweren Krankheiten wie eben dem Darmkrebs haben, wissen sie, wohin er sich in aller Regel zuerst ausbreitet, und können dort gezielt nach Absiedlungen suchen. Neben den Lymphknoten, die ja oft zuerst befallen werden, sind die Hauptziele von Darmkrebszellen die Leber und die Lunge. Das hat einen bestimmten Grund – vielleicht erinnern Sie sich noch an das Kapitel über den Darm: Hier haben wir uns kurz über die Blutversorgung des Organs unterhalten. Demnach gehen die Nährstoffe aus der Nahrung ins Blut und werden dann über die Venen des Verdauungstraktes in die Leber transportiert. Die Tumorzellen machen da logischerweise keine Ausnahme. Nur setzen die sich eben in der Leber fest und führen dort zu Metastasen. Von dort fließt das Blut dann weiter ins Herz und in die Lunge – der nächste Halt für die Krebszellen aus dem Darm. Weiter kommen sie oft nicht, weil die Patienten dann irgendwann sterben.

Deshalb ist es so wichtig, den »Muttertumor« so schnell wie nur irgend möglich zu eliminieren. Bei Otto zeigt die CT-Unter-

* *Dabei handelt es sich um einen Oberbegriff für viele verschiedene Methoden, denen gemein ist, die inneren Organe auf die eine oder andere Weise sichtbar zu machen.*

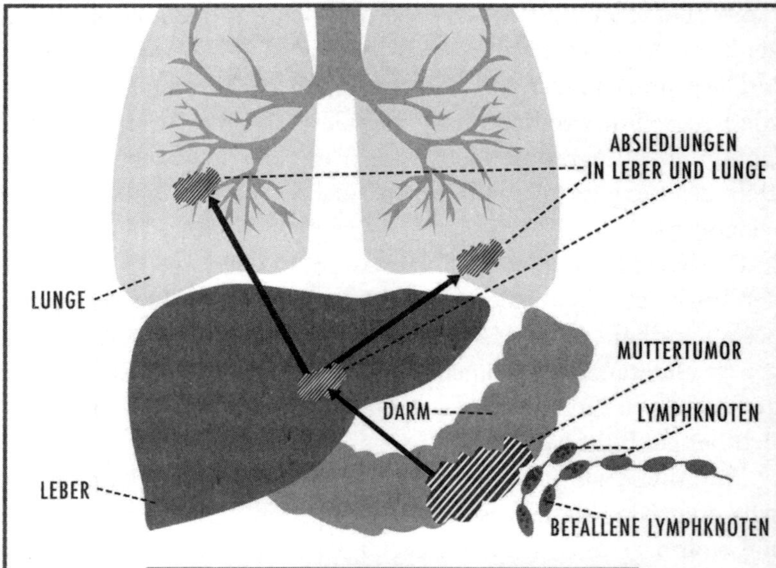

STREUUNGSWEGE DES DARMKREBSES

suchung, dass weder Lunge noch Leber mit Metastasen durchsetzt sind*. Die Ergebnisse gehen erneut zum Tumorboard, also jenem Expertentreffen, das Otto bereits zum CT einbestellt hat. Dort wird entschieden, unseren Patienten so schnell wie möglich zu operieren. »Die Lymphknoten sehen nicht vergrößert aus. Vielleicht haben wir Glück, und der Tumor begrenzt sich auf die Darmwand«, kommentiert der Chef der Chirurgie die Befunde der Untersuchungen und erklärt Otto die OP.

* *Je nach Stadium der Erkrankung reichen manchmal auch ein Ultraschall des Bauchraumes und eine Röntgenuntersuchung der Lunge. Seien Sie also bitte nicht verängstigt, wenn der Arzt Ihnen, so Sie denn betroffen sind, nur zu diesen Untersuchungen geraten hat. Das wird von Fall zu Fall entschieden. Genau dafür sind die Tumorboard-Treffen nämlich da.*

»Als Erstes werden wir den Bauch aufschneiden und Ihren Darm freilegen*. Wenn wir den Tumor ertastet haben, werden wir den betroffenen Darmabschnitt entfernen. Dabei werden so viele Lymphknoten wie möglich mitgenommen.« Otto nickt und hofft, dass alles gut geht. Denn obwohl der Arzt voller Zuversicht ist, scheint die Sache doch ganz schön kompliziert zu sein. Ein Gutes hat das Ganze aber: Einen künstlichen Darmausgang braucht Otto nicht. Da hat er wirklich großes Glück, denn es kommt nicht selten vor, dass der durch die Chirurgen angelegt werden muss. Auch wenn man das Stoma, wie es in der Fachsprache heißt, nach ein paar Monaten wieder zurückverlegen kann, ist das doch eine ganz schöne Tortur für die betroffenen Patienten. Zum Glück bleibt Otto das erspart.

Die OP geht gut aus. Der Tumor kann entfernt werden, und in den zahlreichen Lymphknoten zeigt sich, dass der Krebs noch nicht einmal dorthin gestreut hat. Otto braucht keine Chemotherapie und gilt als geheilt. Nur zur regelmäßigen Nachsorge muss er noch gehen.

Dass das Ganze dann doch noch ein so gutes Ende nimmt wie bei Otto, ist nicht immer sicher. Oft kann der Pathologe in den Lymphknoten schon Tumorzellen finden, was meist eine Chemotherapie nach der OP notwendig macht. Manchmal kann der Krebs auch gar nicht sofort operiert werden. In solchen Fällen behilft man sich mit einer sogenannten neoadjuvanten Radiochemotherapie. Das bedeutet, dass man dem Tumor mit Strahlen- und eben Chemotherapie auf den Leib rückt, um ihn zu schrumpfen und ihn dann ganz zu entfernen. Denn oberstes Ziel in der Krebstherapie ist und bleibt die Tumorfreiheit.

* *Je nachdem, wo sich der Tumor im Darm befindet, kann das zum Teil ganz unterschiedlich aussehen. Prinzipiell gilt aber, dass die Strukturen im menschlichen Körper nicht, wie im Anatomiebuch beschrieben, alle schön bunt und gut zu erkennen sind. Der Chirurg muss sich ganz vorsichtig Schicht für Schicht vorarbeiten und darf dabei auf keinen Fall wichtige Gefäße oder Nerven zerstören. Allein die Freilegung des betroffenen Darmabschnitts kann einige Stunden dauern. Hinzu kommt, dass, genau wie beim Lungenkrebs, auf keinen Fall in den Tumor geschnitten werden darf, da der sonst Metastasen bilden könnte.*

Und dann gibt es eben auch noch jene Fälle, bei denen der Chirurg gar nichts mehr tun kann, weil der Tumor schon gestreut hat. Hier konzentriert sich die moderne Medizin auf die Linderung der Schmerzen und manchmal auch noch auf die Verlängerung des Lebens. Man nennt diesen Ansatz Palliativmedizin.

Bemerkenswert aber ist, dass die Krebsbehandlung in letzter Zeit immer besser geworden ist. So gibt es Tumorzentren, die den Ansatz verfolgen, Patienten, die schon Metastasen an der Leber haben, zu heilen. Bis heute ist man sich nicht sicher, was man in so einem Fall zuerst tut – erst die Metastasen bekämpfen oder erst den »Muttertumor«. Es hat sich aber gezeigt, dass es Krebskranke gibt, denen der Darmtumor und zusätzlich eine oder manchmal sogar mehrere Geschwüre an der Leber entfernt worden und die am Ende wieder gesund geworden sind. Es geht immer weiter, und die Chemotherapeutika werden immer besser. Auch die OP-Techniken unterliegen einer kontinuierlichen Verfeinerung. So kann man beispielsweise sagen, dass die Anzahl tumorfreier Lymphknoten positiv mit dem Überleben korreliert. Wahnsinn, oder?

Sie sehen also: Darmkrebs, obwohl so häufig und definitiv auch gefährlich, ist heute behandel- und sogar vermeidbar. Also geben Sie sich einen Ruck (wenn Sie über 55 Jahre alt sind oder ein erhöhtes Darmkrebsvorkommen in der Familie beklagen) und gehen Sie zur Vorsorge. Das könnte Ihr Leben retten!

BAUCHSPEICHELDRÜSENKREBS

Immer noch ein Todesurteil?!

Kommen wir nun zu einem der schlimmsten Tumore des Menschen – dem Bauchspeicheldrüsenkrebs. Wenn Sie schon einmal mit diesem furchtbaren Krankheitsbild zu tun hatten, dann wissen Sie, dass damit wirklich nicht zu spaßen ist. Obwohl ständig neue Therapieverfahren entwickelt werden, ist das Pankreaskarzinom, wie die Ärzte den Bauchspeicheldrüsenkrebs nennen, einer der aggressivsten Tumore und hat leider immer noch eine sehr schlechte Prognose. Das hat viele verschiedene Gründe. Zum einen wächst der Tumor sehr schnell und dringt ohne Rücksicht auf Verluste in andere Gewebe ein. Ein zweiter Grund für seine fatale Wirkung ist, dass sich die Bauchspeicheldrüse an einem Ort im Bauch befindet, an dem sich furchtbar viele wichtige Strukturen kreuzen – einem Verkehrsknotenpunkt sozusagen. Ich versuche, Ihnen das mithilfe des Darmkrebses zu erklären, den wir ja gerade besprochen haben. Der ist zwar auch sehr gefährlich (wie eigentlich jede Form von Krebs), trotzdem hat der Tumor einen gewissen Raum zum Wachsen, ohne zu viel Schaden anzurichten, nämlich den Darm. Die Bauchspeicheldrüse aber ist viel kleiner und zarter. Sie ist kein Rohr, sondern eine ganz lose Struktur, die man gut mit einer Feder vergleichen könnte. Und dort, wo die meisten Krebsgeschwüre wachsen, ziehen eben ganz viele andere wichtige Strukturen vorbei. Sind die vom Krebs angegriffen, ist es schwierig, sie zu entfernen. Sie wissen ja: Am besten ist, der Chirurg schneidet so viel umliegendes Gewebe raus, dass er den Tumor während der OP überhaupt nicht zu Gesicht bekommt. Von welchen Strukturen spricht der denn eigentlich?, werden Sie sich vermutlich fragen. Also, da wären: der Dünndarm, die untere Hohlvene, die Darmgefäße und natürlich Leber und Gallengänge … um nur einige zu nennen.

Ein weiterer Grund für die immer noch schlechten Aussichten der Bauchspeicheldrüsenkrebspatienten ist, dass sich gezeigt hat, dass die Chemotherapie kaum wirkt und im Optimalfall ein paar Monate, manchmal nur Wochen mehr Lebenszeit bringt – zu welchem Preis steht noch einmal auf einem ganz anderen Blatt.

Bevor jetzt aber überhaupt nichts Positives mehr kommt, kann ich Ihnen sagen, dass die Häufigkeit des Bauchspeicheldrüsenkrebses glücklicherweise nur bei 10 bis 15 pro 100.000 Einwohner in Deutschland liegt. Trotzdem ist der Tumor für 5 bis 10 % aller Krebstodesfälle verantwortlich.

Meistens trifft die Diagnose übrigens ältere Menschen so zwischen 50 und 70. Und natürlich kennen wir den Auslöser dieses enorm bösartigen Tumors wieder einmal nicht. Es gibt Theorien, klar, und wie immer Risikofaktoren. Aber die können Sie vermutlich jetzt schon nicht mehr hören: Rauchen, Umweltgifte, schlechte Ernährung und so weiter und so fort.

STREUUNGSWEGE DES BAUCHSPEICHELDRÜSENKREBSES

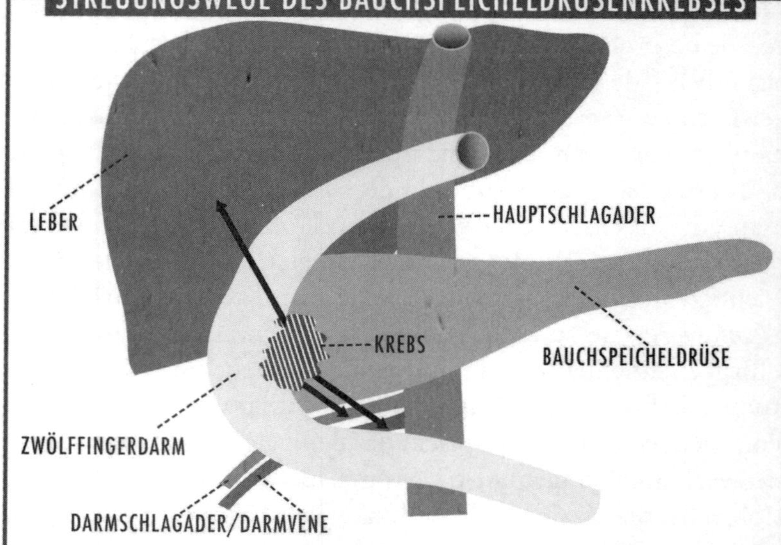

Wichtig ist, dass übermäßiger Alkoholgenuss ein ziemlich wichtiger Aspekt in der Entstehung des Tumors zu sein scheint. Der führt oft zu einer sogenannten chronischen Pankreatitis, einer fortwährenden Entzündung der Bauchspeicheldrüse. Und wenn die dann immer und immer wieder belastet ist, sich entzündet und nie zur Ruhe kommt, dann kann es schon mal vorkommen, dass einige Zellen die Nase voll haben. Das Resultat: verheerend.

Neben diesen Risikofaktoren – das heißt Dingen, die die Entstehung des Ganzen begünstigen, jedoch keinesfalls für sich stehend ausreichend sind – scheint auch noch die Genetik eine Rolle zu spielen. In manchen Familien beobachtet man eine gewisse Häufung des Tumors. Aber Sie sehen schon, da steckt viel »könnte«, »eventuell« und »vielleicht« drin. Das hilft den Betroffenen auch nicht. Ganz klar ist aber: Keiner kann mit Sicherheit sagen, wer an diesem furchtbaren Geschwür erkranken wird. Was man aber sagen kann, ist, dass man nicht allzu lange ohne Beschwerden bleibt. Ein klassisches Symptom, man mag es kaum glauben, sind Rückenschmerzen.

Aber bitte nicht alle Menschen mit Rückenschmerzen jetzt panisch zum Arzt rennen! »Herr Doktor, ich glaube, ich habe Bauchspeicheldrüsenkrebs!« Bekannterweise sind Rückenschmerzen ja *das* Volksleiden Nummer eins – und Bauchspeicheldrüsenkrebs nicht. Gott sei Dank! Der Grund für die Rückenschmerzen, die Patienten mit dieser Art von Tumor empfinden, ist, dass das Ding in ein sehr dichtes Nervengeflecht, das Ganglion Coeliakum, einwachsen kann und dort eben diese Symptome auslöst. Andere Beschwerden sind alle eher unspezifischer Natur. Die Ihnen mittlerweile schon bekannten B-Symptome, also Nachtschweiß, Gewichtsverlust und allgemeine Abgeschlagenheit, gehören beispielsweise dazu.

Außerdem empfinden Menschen mit Bauchspeicheldrüsenkrebs oft Oberbauchschmerzen. Wenn der Tumor schon so weit gewachsen ist, dass er in die Funktion der Galle eingreift (wir haben ja schon besprochen, wie nah im Oberbauch alles beisammen liegt), dann kann er die Gallengänge blockieren. Die Flüssigkeit kann dann nicht mehr in den Darm abgegeben werden und staut sich.

Das Ergebnis ist eine Gelbsucht – die Patienten werden plötzlich quittengelb und wissen gar nicht wieso. Obwohl so eine Verfärbung der Haut sehr viele Gründe haben kann, ist es doch äußerst verdächtig, wenn ein Mensch von einem Tag auf den anderen ganz plötzlich eine Gelbsucht entwickelt. In so einem Fall sollte man nicht lange warten, sondern so schnell wie möglich einen Arzt aufsuchen.

Der wird dann vermutlich erst einmal Blut abnehmen, seinen Patienten untersuchen und einen Ultraschall vom Bauch durchführen. Wenn Sie bereits Eltern sind, kennen Sie das sicher. Mithilfe von ultrahochfrequenten Schallwellen wird der Bauchraum virtuell abgetastet und nach Auffälligkeiten untersucht. Obwohl man mit dieser Methode keine optimale Auflösung erreichen kann, wird der Arzt sehen, ob größere Unregelmäßigkeiten zu entdecken sind. So oder so muss der Patient allerdings so schnell wie möglich in ein CT.

Hier kann man der Ursache der Beschwerden eigentlich erst richtig auf den Grund gehen. Das CT, also die computertomographische Untersuchung, kennen Sie ja schon. Noch mal zur Erinnerung: Das ist diese Röhre, in die der Mensch geschoben und dann von vielen verschiedenen Röntgenscannern abgetastet wird, bis vom Computer ein dreidimensionales Bild berechnet werden kann. Ist die Ursache für die Beschwerden des Patienten wirklich ein Tumor an der Bauchspeicheldrüse, so wird man den durch die Untersuchung aufdecken können. Und damit nicht genug. Die Ärzte können jetzt auch beurteilen, ob der Krebs sich schon auf die benachbarten Organe wie Leber, untere Hohlvene und den Darm ausgebreitet hat und überhaupt noch ohne Weiteres zu operieren ist.

Denn eines ist mal klar: Ohne OP hat der Patient nicht den Hauch einer Chance! Wenn es denn Krebs ist. Nicht jeder Tumor ist immer bösartig.

Obwohl man in der CT-Untersuchung schon sehr deutliche Hinweise finden kann, kommt die wahre Natur des Feindes wieder erst unter dem Mikroskop zum Vorschein. Und jetzt wird es kompliziert. Denn tatsächlich gibt es zwei Möglichkeiten, an das Material zur feingeweblichen Untersuchung zu kommen. Welche davon die beste ist, hängt von Patient und CT-Bild ab und wird in der Tumorbesprechung ausführlich diskutiert. Denn selbstredend wird auch die Therapie von Patienten mit Bauchspeicheldrüsentumor nicht einfach von einem Arzt festgelegt, sondern im interdisziplinären Team aus Dutzenden von Experten besprochen – dem Tumorboard.

Knackpunkt ist dabei folgender: Ähnlich wie bei anderen Krebsarten (bisher haben wir diesbezüglich das Lungenkarzinom und den Darmkrebs besprochen) kann auch bei Tumoren der Bauchspeicheldrüse eine Biopsie durchgeführt werden. Das geschieht meist unter CT-Kontrolle. Der Arzt führt dabei eine Nadel durch die Bauchdecke in den Tumor ein, mit der er ein bisschen Material zur Untersuchung gewinnt, und sieht die Nadel im Patienten praktisch live und in Schwarz-Weiß auf dem Monitor des CT-Gerätes. Diese Technik ist extrem modern.

Die Gefahr ist aber folgende: Handelt es sich wirklich um einen bösartigen Tumor, so kann es sein, dass die Krebszellen an der Biopsienadel kleben bleiben und auf dem Weg durch die Bauchdecke stecken bleiben. Der Super-GAU ist dann natürlich die Bildung von Absiedlungen entlang dieses Punktionskorridors. Obwohl man den während der OP zwar entfernt, versucht man natürlich, die Verschleppung von Tumorzellen zu vermeiden. Alternativ können die Ärzte auch auf die Biopsie verzichten. Das wird man tun, wenn die CT-Bilder einen bösartigen Tumor sehr nahelegen, die Chance, dass die Geschwulst gutartig ist, also extrem gering scheint.

Außerdem muss der Krebs natürlich überhaupt noch ohne Weiteres operabel sein, sonst bringt die OP überhaupt nichts. In der Krebsmedizin gilt nämlich: Ein bisschen operiert ist wie gar nicht operiert, nur schlimmer. Es darf nie ein Rest im Patienten bleiben. Sätze wie »Wir haben fast alles entfernt« bedeuten in diesem Fall leider nichts anders als: »Leider konnten wir gar nichts für Sie tun.« Aus diesem Grund muss man sich vorher genau überlegen, ob der Patient überhaupt operiert werden kann.

Ist der Tumor zu weit fortgeschritten, und eine OP scheint anfangs nicht möglich, so existiert aber immer noch eine letzte Möglichkeit, den Krebs so weit zu schrumpfen, dass eine Operation Erfolg versprechend scheint: die Vorbestrahlung, meist kombiniert mit einer Chemotherapie. Hier versucht man, den Tumor so weit zurückzudrängen, dass man ihn am Ende ganz und gar herausschneiden kann. Dafür muss die Diagnose natürlich gesichert sein, was wiederum eine Biopsie (mit den entsprechenden Risiken der Tumorzellstreuung entlang des Biopsiekanals) notwendig macht. Wie schon gesagt, der Bauchspeicheldrüsenkrebs ist eine verdammt verzwickte Angelegenheit, und es gibt in ganz Deutschland nur sehr wenige Spezialisten dafür.

Wie aber läuft nun so eine OP ab?

Die sogenannte Whipple-Operation gehört zu den größten Eingriffen, die es überhaupt gibt, und dauert mitunter viele Stunden. Grund hierfür ist wieder einmal die schwierige Anatomie. Im Oberbauch liegt einfach alles so nah beieinander. Leider ist es nämlich nicht möglich, den Tumor einfach mal schön herauszuschneiden. Wie schon bei den anderen Krebsgeschwülsten sollte der Sicherheitsabstand zwischen krankem und gesundem Gewebe so groß wie möglich gehalten werden. Das ist im Falle des Bauchspeicheldrüsenkrebses nur sehr bedingt möglich. Die Chirurgen müssen den ganzen Bauch großflächig aufklappen und dann den Dünndarm, einen Teil des Magens, einen Teil der Bauchspeicheldrüse*, Teile der Gallengänge, die Gallenblase und manchmal sogar Stücke der Leber entfernen. Außerdem werden, ähnlich wie bei den meisten anderen Tumorarten, auch so viele Lymphknoten wie möglich mit herausgeschnitten.

---

* *Wenn dieser Teil zu groß ist, entsteht nach der OP Diabetes, weil nicht mehr genügend Insulin gebildet werden kann. Außerdem kann es sein, dass der Patient lebenslang Verdauungshormone einnehmen muss. All das ist beim Bauchspeicheldrüsenkrebs aber eine Kleinigkeit, wenn man davon ausgeht, dass der Patient ohne OP nicht den Hauch einer Chance hat, die Krankheit zu überleben.*

Am Ende müssen die Ärzte alles wieder so zusammennähen, dass es passt. Das bedeutet, der Magenstummel muss an den Dünndarm genäht werden, der Bauchspeicheldrüsengang und die Gallengänge müssen auch irgendwie ihren Weg in den Darm finden, und die Gefäße sollten auch noch ausreichen, um alle Organe mit Blut zu versorgen. Und als wenn das nicht alles schon schlimm genug wäre, ist diese OP auch noch mit einer ziemlich hohen Komplikationsrate behaftet. Logisch, denn jede dieser neu geschaffenen Verbindungen kann ja aufplatzen und dann eine Menge Ärger verursachen, der die Lebensqualität des Erkrankten massiv beeinflusst.

Das ist der Grund, weshalb diese Operation auch nur durchgeführt werden sollte, wenn sich die Ärzte relativ sicher sind, dass sie den Krebs gänzlich entfernen können*. Denn wenn noch ein Rest des Tumors im Patienten verbleibt, so zieht der Patient in aller Regel keinen nennenswerten Vorteil aus der OP und muss im schlimmsten Fall eine enorme Einschränkung der Lebensqualität in Kauf nehmen. Das kann dazu führen, dass der Patient noch im Krankenhaus verstirbt. Sehen die Ärzte auf den CT-Bildern, dass die OP keinen Sinn macht, so werden sie ehrlich mit dem Patienten sein und ihm empfehlen, lieber noch ein paar Monate relativ beschwerdefrei (schließlich gibt es ja die Palliativmedizin) zu leben, als sich an eine verzweifelte Hoffnung zu klammern, die letzten Endes nur Leid zur Folge hat.

Sie sehen also: Der Bauchspeicheldrüsenkrebs ist tückisch. Er verursacht kaum Symptome, und wenn doch, denkt man nicht an die Krankheit (Rückenschmerzen!), und wenn der Tumor dann entdeckt wird, ist es oft schon zu spät. Von allen Krebserkrankun-

* *Ganz sicher kann man sich nie sein. Das letztendliche Ergebnis kann erst vom Pathologen unter dem Mikroskop kommen. Der schaut sich die Ränder des herausgeschnittenen Stückes an und kontrolliert, ob sie tumorfrei sind. Die Ärzte unterscheiden hier drei Stufen: R0 bedeutet, dass der Rand ohne Tumorzellen ist und der Patient guter Hoffnung sein kann. R1 heißt, dass der Tumorrest nur unter dem Mikroskop zu sehen ist, und R2, dass er sogar mit bloßem Auge zu sehen ist. Beide, R1 und R2, gehen beim Bauchspeicheldrüsenkrebs mit extrem schlechten Prognosen einher. Letztlich hätte man den Patienten auch nicht operieren müssen.*

gen, die es gibt, ist der Bauchspeicheldrüsenkrebs definitiv eine der schlimmsten. Etwas Positives muss am Ende aber schon noch gesagt werden. Die Patienten, die von den Ärzten erfolgreich operiert werden (kein Tumorrest), können Glück haben. Zwar kommt der Krebs oft wieder – aber zumindest 30 % dieser Patienten überleben die kommenden fünf Jahre. Bedenkt man, dass von allen Menschen, bei denen dieser furchtbare Tumor entdeckt wird, nur ungefähr ein Prozent dieses Glück haben, ist das schon ganz ordentlich. Trotzdem – Bauchspeicheldrüsenkrebs ist etwas ganz Übles. Patrick Swayze und Steve Jobs sind wohl die prominentesten Beispiele dafür.

SCHWARZER HAUTKREBS

Dass ein kleiner Fleck so viel Unheil anrichten kann …

Ich muss ehrlich zugeben, dass das Kapitel über die verschiedenen Krebsarten schon ganz schön an meinen Nerven nagt. Geht Ihnen das auch so? Schließlich handelt es sich hier durch die Bank weg um Krankheiten, die zum Tode führen können und das auch oft tun. Zu jeder der erläuterten Krebsarten fallen mir Patienten ein, die es leider nicht geschafft haben – glücklicherweise aber auch welche, die dem Krebs erfolgreich die Stirn bieten konnten.

Aber auch das nächste Thema ist ziemlich übel. Vielleicht nicht ganz so schlimm wie die Sache mit dem Bauchspeicheldrüsenkrebs, aber trotzdem: Schön ist anders.

Ich erinnere mich noch sehr gut an den Patienten, der mir gezeigt hat, wie unbarmherzig der Schwarze Hautkrebs sein kann. Ich war gerade Assistenzarzt in der Chirurgie und arbeitete in der Notaufnahme. Ab und an besuchte uns ein junger Mann mit seiner Mutter. Vor einiger Zeit hatten die Ärzte bei ihm einen schwarzen Leberfleck gefunden und zur Sicherheit herausgeschnitten. Zur Bestürzung aller Beteiligten erwies sich der Fleck als Krebs – Schwarzer Hautkrebs, auch malignes Melanom genannt. Die feingewebliche Untersuchung zeigte zu allem Überfluss einen weit fortgeschrittenen Befund. Der Krebs hatte sich schon in tiefe Hautschichten gefressen. Das Staging* zeigte bereits Metastasen in der Milz und im Hirn. Wegen des jugendlichen Al-

* *Als Staging bezeichnet man in der Krebsmedizin die Feststellung des Tumorstadiums (Stage = Stadium). Wir haben das ja in den anderen Kapiteln schon angerissen. Tumore können lokal (also auf den Ursprungsort des Tumors) begrenzt sein oder sich schon auf Lymphknoten oder sogar andere Organe (Metastasen) ausgebreitet haben. Weil sich jede Tumorart etwas anders ausbreitet, sind die für das Staging notwendigen Untersuchungen von Krebs zu Krebs unterschiedlich. Wo es bei einigen Tumorarten reicht, lediglich den Bauchraum mithilfe des Ultraschalls zu untersuchen, erfordern andere eine Computertomographie von fast allen Organen, inklusive des Hirns. Auch der lokale Fortschritt des Tumors spielt bei der Auswahl*

ters des Mannes ließen die Ärzte absolut nichts unversucht. Auch wenn die komplette Entfernung der Tumormassen und damit die Heilung nie zur Debatte standen, wurde operiert und chemotherapiert, wo und wie es nur irgend möglich war. Sogar eine ganz neue Methode – und zwar die Immunotherapie, bei der man ganz spezielle Medikamente »züchtet«, die das Immunsystem zwingen, sich gegen den Tumor zu wenden – wurde versucht, mit einigem Erfolg. Der Mann überlebte die Diagnose ganze vier Jahre, was in diesem Stadium der Erkrankung an ein Wunder grenzt. Obwohl er natürlich nicht zu retten war, konnten die Ärzte sehr zufrieden mit ihrer Arbeit sein. Ich, damals ein ganz junger Assistenzarzt, war schockiert, und der Mann (in meinem Alter) ließ mich bis in den Feierabend nicht los. Wie so etwas denn kommen konnte, wollte ich wissen, und natürlich begann ich, jeden einzelnen Leberfleck auf meinem Körper verdächtig zu finden. Als ich die Oberärztin der Hautklinik mit meinen Fragen konfrontierte, sagte die: »Es ist schon verrückt, dass ein so kleiner Fleck so großen Schaden anrichten kann!«

Und in der Tat: Schwarzer Hautkrebs ist oft nicht einmal als Tumor zu erkennen. Jeder von uns hat ja schließlich Pigmentflecken, manche Menschen haben sehr viele und zum Teil auch sehr dunkle.

Glücklicherweise ist nicht jeder dieser Punkte ein bösartiger Hauttumor. Die meisten »Leberflecke« sind völlig harmlos. Allerdings entstehen viele Melanome* nicht einfach so, sondern sie entwickeln sich über viele Vorstufen zu dem, was den Menschen am Ende tötet. Das ist eigentlich eine gute Nachricht, denn man kann diese Vorstufen oft erkennen und den Fleck dann vorsorglich herausschneiden, was ihn logischerweise daran hindert, schlussendlich zu richtigem Krebs zu werden. Dem Hautarzt steht hierfür eine

---

der Staging-Untersuchungen eine wichtige Rolle. Je tiefer der Krebs ins Gewebe eingedrungen ist, desto intensiver muss nach Metastasen auch in weit entfernten Organen gesucht werden.

* *Wie schon gesagt, der schwarze Hautkrebs wird von Ärzten als malignes Melanom bezeichnet. Umgangssprachlich sagen wir aber eigentlich immer nur Melanom dazu.*

spezielle Lupe zur Verfügung, mit deren Hilfe er verdächtige Leberflecke untersuchen und im Zweifel zu deren Entfernung raten kann.

Aber wann müssen Sie als Laie handeln? Der Grat zwischen Hypochondrie und begründeten Sorgen ist wohl nirgends so schmal wie beim Thema Schwarzer Hautkrebs. Oft schämen sich Patienten nämlich, mit ihren Sorgen zum Arzt zu gehen, weil sie denken: »Ist ja wahrscheinlich sowieso nichts!« Sicher spielt auch hier Angst eine große Rolle. Dabei wird das Hautkrebsscreening ab dem 35. Lebensjahr meistens sogar von der Krankenkasse bezahlt. Also keine falsche Scheu haben! Denn die Untersuchung des gesamten Körpers auf verdächtige Flecken geht schnell, ist schmerzfrei und kann Leben retten. Außerhalb des regelmäßigen Screenings sollten Sie aber auch zum Arzt gehen, wenn Ihnen oder Ihrem Partner spezielle Veränderungen an einem Leberfleck auffallen. Zum besseren Verständnis gibt es hier die ABCDE-Regel. Wenn Sie Angst haben, dass ein Fleck eventuell bösartig sein könnte, dann sollten Sie ihn sich immer unter folgenden Gesichtspunkten anschauen:

A-Asymmetrie: Haben Sie den Verdacht, dass der Fleck nicht ganz symmetrisch ist, also keine typisch runde oder anderweitig symmetrische Form hat?

B-Border (Grenze): Wirken die Grenzen des Leberflecks eher ausgefranzt, anstatt klar und deutlich zu sein?

C-Colour (Farbe): Ist der Leberfleck entweder sehr dunkel oder sehr inhomogen verfärbt, befinden sich also im Fleck ganz viele verschiedene Nuancen?

D-Dynamik: Wächst der Leberfleck überdurchschnittlich schnell oder verändert er sich in Bezug auf seine Farbe?

E-Entwicklung: Ist der Leberfleck völlig neu entstanden und befindet sich jetzt da, wo vorher nichts war?

Treffen zwei der fünf Kriterien zu, wird der Arzt Ihnen in aller Regel raten, den Fleck zu entfernen. Sie selbst sind aber sicher gut beraten, schon bei *einem* klaren »Ja« zum Arzt zu gehen. Der wird Ihnen dann sicher einen guten Rat geben können.

Bevor wir nun zu verschiedenen Möglichkeiten kommen, den Schwarzen Hautkrebs zu therapieren, müssen wir uns aber erst noch mit dessen auslösenden Faktoren beschäftigen. Denn hier können wir selbst viel vorsorglich tun.

Es wird Sie vermutlich völlig überraschen, aber eine der Hauptursachen für Schwarzen Hautkrebs ist … tada! – übermäßige Sonneneinstrahlung. Wenigerer Dinge sind wir Menschen uns so bewusst, und wenige Dinge ignorieren wir zum Teil so geflissentlich – ich sage nur Solarium.

Das Problem dabei: Die tatsächlichen Auswirkungen der UV-Strahlung auf unsere Haut sind uns erst in den letzten Jahren, besser gesagt im letzten Jahrzehnt, so richtig klar geworden. Flugzeuge gibt es aber schon viel länger. Und mit den Flugzeugen kamen die schneeweißen Mitteleuropäer an Orte, wo sie endlich mal so richtig schön Urlaub machen konnten: in der Karibik, in Afrika oder am Mittelmeer (nicht umsonst spricht man vom Teutonengrill Mittelmeer). Über Jahrzehnte hinweg galt: Je brauner man vom Urlaub nach Hause kommt, desto besser. Über den obligatorischen Sonnenbrand am Anfang des Urlaubs wurde dann oft lächelnd hinweggesehen. Zumindest war das früher so.

Mittlerweile hat sich die tödliche Gefahr, die von zu viel Sonne ausgehen kann, bereits herumgesprochen. Warum, werden Sie möglicherweise fragen, können denn dann überhaupt Menschen in Ländern mit einer hohen Sonneneinstrahlung leben? Schließlich gibt es so etwas wie Sonnencreme mit UV-Schutzfaktor erst seit relativ kurzer Zeit. Die Antwort ist einfach: Lediglich die Menschen, die eine Art Schutzpanzer aufbauen konnten, überlebten. Und jener Panzer bestand aus einem Molekül mit dem Namen Melanin. Dieses winzige Teilchen besitzt die unglaubliche Fähigkeit, sich wie ein natürlicher Film aus Sonnencreme zwischen die menschlichen Hautschichten zu weben und die vor den schädlichen Einflüssen der UV-Strahlung zu schützen. Und weil dunkle Farben das UV-Licht am besten filtern können, ist das Molekül eben fast schwarz – und diejenigen, die der Sonne am intensivsten ausgesetzt sind, auch.

Melanin ist der Grund für die unterschiedlichen Hautfarben der Menschen. Genau dieses Melanin kommt konzentriert in bestimmten Zellen vor, nämlich den Melanozyten. Sie sind sozusagen die »Sonnencremezellen« mit einem unglaublich hohen Lichtschutzfaktor. Wir Mitteleuropäer sind einer wesentlich geringeren Sonneneinstrahlung ausgesetzt und haben deshalb auch eine viel melaninärmere Haut. Nichtsdestotrotz sind wir im Besitz von Melanozyten. Die kommen bei uns oft konzentriert vor und bilden das, was wir Leberfleck nennen. Und sie bilden den schwarzen Hautkrebs. Durch zu viel UV-Strahlung läuft die DNA (das Erbmolekül, Sie erinnern sich?) Gefahr, geschädigt zu werden. Passiert das zu oft, können die Fehler im Erbgut irgendwann nicht mehr repariert werden, und Krebs entsteht – Schwarzer Hautkrebs. Und der kann, wie wir ja bereits gesehen haben, mitunter sehr gefährlich werden.

Warum aber ist so ein kleiner Punkt eine so große Gefahr? Das liegt daran, dass der Fleck gar nicht groß sein muss, um in tiefe Hautschichten vorzudringen und dann ganz schnell zu streuen. Während ein Darmtumor mitunter längere Zeit vor sich hinwachsen kann und dann oft eine relativ stattliche Größe erreicht, bis die Ärzte ihn feststellen, kann ein Melanom mit nur ein paar Millimetern Durchmesser schon in den ganzen Körper gestreut haben. Das ist der Grund, weshalb gerade die frühen Stadien der Erkrankung schnell erkannt und dann umgehend entfernt werden müssen.

Doch wie geht die Therapie des Melanoms genau vonstatten? Die wichtigste Voraussetzung für eine erfolgreiche Therapie ist natürlich die Erkennung der Krankheit. Hat der Hausarzt einen verdächtigen Fleck festgestellt, so wird er den Patienten entweder zum Hautarzt überweisen oder selbst operieren. Dabei ist zu beachten, dass wirklich der gesamte Leberfleck herausgeschnitten wird. Was dann folgt, kennen Sie schon. Das entfernte Stück Haut wird zum Pathologen geschickt, der für die feingewebliche Untersuchung zuständig ist. Nun heißt es also: einfrieren, in hauchdünne Stücke schneiden und dann unter dem Mikroskop nach Merkmalen eines Krebsgeschwürs suchen. Sind die nicht vorhanden, bedeutet das für den Patienten:

Glück gehabt. Keine weiteren Maßnahmen sind erforderlich, außer natürlich die intensive regelmäßige Kontrolle der Haut.

Ganz anderes erwartet den Erkrankten, wenn der Pathologe einen bösartigen Tumor erkennt. Nach der Konfrontation mit der Diagnose »Schwarzer Hautkrebs«, die ja für sich genommen schon ziemlich katastrophal ist, müssen nun viele gut koordinierte Schritte unternommen werden. Der erste ist im Normalfall die Überweisung des Betroffenen an ein Hauttumorzentrum. Hier sollten die Ergebnisse wieder einmal dem Tumorboard, also der Expertenrunde aus vielen verschiedenen, mit der Behandlung von Krebsarten befassten Medizinern, vorgestellt werden.

Wie Sie jetzt schon feststellen können: Das Tumorboard kommt immer wieder vor und ist ein zentraler Bestandteil der Krebstherapie. Sie können sich das Ganze wie die Drehscheibe vorstellen, auf der die Weichen für die optimale Therapie, aber auch für angemessene diagnostische Schritte gestellt werden. Hier versuchen die Experten, den besten Weg zwischen neuesten Forschungsergebnissen und individuellen Therapieansätzen zu finden. Tumorboards spielen in der ordentlichen Diagnose und Behandlung der allermeisten Krebskranken wirklich eine zentrale Rolle. Im Falle des Schwarzen Hautkrebses wird man nun entscheiden, was zu tun ist.

Was Sie bereits über die anderen Tumorarten wissen, gilt auch hier: Der Krebs muss ganz raus, am besten mit einem ordentlichen Sicherheitsabstand. Der muss nicht nur oberflächlich eingehalten werden, sondern gilt auch in der Tiefe des Gewebes, was unter Umständen manchmal problematisch ist. Wie groß der Sicherheitsabstand nun genau sein muss, hängt vom Stadium des »Muttertumors« ab. Je weiter der schon in tiefere Hautschichten durchgedrungen ist, desto größer muss auch der Abstand zum Schnittrand sein.

In der Regel beträgt der zwischen einem und zwei Zentimetern. Was nicht nach sonderlich viel klingt, ist aber durchaus eine Hausnummer. Stellen Sie sich mal vor, man müsste einen Block von zwei Zentimetern entfernen – an Ihrer Schulter. Da kommen Sie ganz schnell in Regionen, in denen sich der Knochen befindet. Und dann

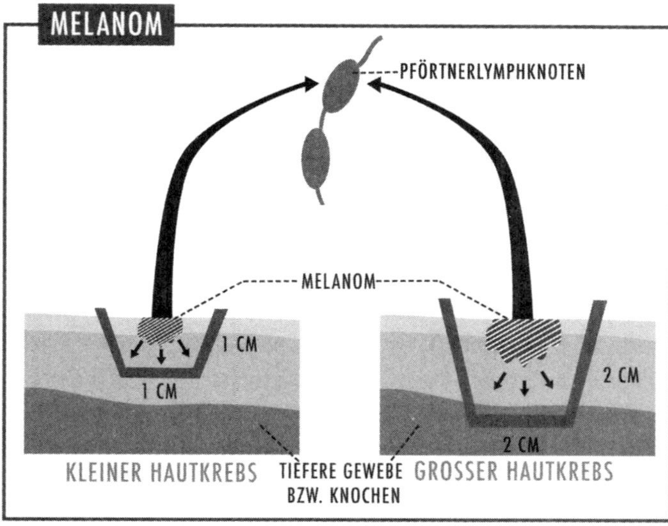

wird die Sache schon knifflig. Aus diesem Grund sitzen oft nicht nur Hautärzte und Chirurgen im Tumorboard zusammen, wenn es um Melanome geht – auch plastische Chirurgen sind ein ganz wichtiger Teil des Teams. Nicht selten nämlich müssen ziemlich große Hautdefekte wieder irgendwie geschlossen werden.

Bevor man sich aber überhaupt an die Heilung des bösen kleinen Flecks machen kann, müssen die Spezialisten sichergehen, dass er nicht schon gestreut hat. Dafür unterscheidet man wieder zwei Arten der Streuung: die in Lymphknoten und die in andere Organe. Der Patient wird einer Menge Untersuchungen unterzogen, die Sie schon aus vorherigen Kapiteln kennen. Je nach Befund der feingeweblichen Diagnostik werden Computertomographien der verschiedenen Organe angefertigt. Außerdem erfolgt ein Ultraschall der ersten Lymphknotenstation. Huch, was ist denn das – eine erste Lymphknotenstation?

Wie Sie bereits wissen, fließt die Lymphflüssigkeit über kleine Lymphgefäße in die Lymphknoten, manchmal auch Lymphdrüsen genannt. Diese sind in verschiedene regionale und überregionale Stationen zusammengefasst. Auch Tumorzellen gelangen, ist der Tumor nur weit genug fortgeschritten, auf diesem Weg in die Lymphknoten. Bei der ersten Station handelt es sich um diejenigen Knoten, die von bösartigen Krebszellen theoretisch als Erstes befallen werden, weshalb man einen Ultraschall der Region macht, um nach vergrößerten Knoten zu suchen.

Aber nicht nur das. Kurz vor der OP wird noch eine ganz andere Untersuchung durchgeführt, die zu den großen Errungenschaften in der Hautkrebsmedizin zählt und viele Patienten vor unnötigen OPs bewahrt. Man spricht von der sogenannten Sentinel-Node-Markierung. Was so schwierig klingt, wird im Grunde von einem ganz einfachen Prinzip getragen. Direkt in die Nähe des Tumorbettes* wird ein radioaktiver Marker gespritzt, der über die Lymphknoten abtransportiert wird. In der Regel fließt die Flüssigkeit als Allererstes in ebenjenen Pförtnerlymphknoten, auch Sentinel-Node genannt. Dieser muss nämlich entfernt werden. Das ist im Falle von Hauttumoren nicht so einfach, denn die Lymphknoten sind oft weit weg vom Tumor. So befindet sich der Pförtnerknoten von bestimmten Rückenpartien beispielsweise in der Achsel. Grund hierfür sind einfach die individuellen anatomischen Gegebenheiten des Menschen. Um nun genau sagen zu können, welcher der Pförtnerlymphknoten ist, benutzt man den radioaktiven Marker (der im Übrigen auch noch mit einer Farbe versetzt ist). Wichtig ist das für die weitere Therapieplanung.

Aber wie geht das nun genau vonstatten? Einen Tag vor der OP wird dieser Marker (in der Praxis einfach eine farbige Flüssigkeit), wie gesagt, in das Tumorbett gespritzt, also den Ort, wo der Leberfleck, der sich als Melanom entpuppt hat, herausgeschnitten wurde. Das OP-Team führt die Operation am folgenden Tag dann in zwei Teilschritten durch. Zum einen wird das Tumorbett ausgeschnitten. Dabei versuchen die Chirurgen, eben entweder einen oder

---

* *Bedenken Sie, dass der eigentliche Hautkrebs schon herausgeschnitten ist. Meist handelt es sich ja anfangs lediglich um einen verdächtigen Leberfleck, der erst unter dem Mikroskop seine wahre Natur offenbart.*

zwei Zentimeter des Gewebes zu entfernen. Im zweiten Schritt wird dann mithilfe einer ganz speziellen Sonde nach der höchsten Radioaktivität im Bereich der Lymphknoten gesucht. Dort, wo die gemessen wird, befindet sich der Pförtnerlymphknoten, also die allererste Anlaufstelle für die Region, in der früher der Tumor war. Den schneidet man raus und schickt ihn, na, wohin? – richtig: in die Pathologie.

Die OP ist jetzt erst mal beendet und die Ärzte warten das Ergebnis der feingeweblichen Untersuchung ab. Die muss zwei Dinge feststellen: erstens, ob dort, wo man das Tumorbett herausgeschnitten hat, noch aktive Tumorzellen vorhanden waren, und wenn ja, ob der Sicherheitsabstand bis zum Ende des Gewebeblocks ausreichend ist.

Die zweite wichtige Frage ist, ob sich im Lymphknoten bereits Krebszellen befanden. Ist dem nicht so, kann der Patient sehr beruhigt sein. Die Prognose ist in diesem Fall (natürlich nur, wenn keine Metastasen in anderen Organen gefunden wurden) sehr gut. Ist der Pförtnerlymphknoten aber mit Krebszellen durchsetzt, folgen weitere Schritte. Dann werden in einer zweiten OP alle Lymphknoten der Region entfernt, in der sich der Pförtnerknoten befand. In unserem Fall wären das dann alle Knoten in der Achsel. Das hat natürlich weitreichende Konsequenzen, da es nun zu Lymphödemen und weiteren Unannehmlichkeiten im täglichen Leben kommen kann. Auch diese entnommenen Lymphknoten werden wieder auf das Vorhandensein von Tumorzellen untersucht. Je mehr Knoten befallen sind, desto schlimmer.

Und jetzt?

Chemotherapie?

Leider bringt die beim Schwarzen Hautkrebs nicht viel. Wie gesagt, es gibt Ansätze, den Menschen mit der sogenannten Immuntherapie zu helfen. Hierbei wird das eigene Immunsystem dazu bewegt, sich gegen die Krebszellen zu stellen. Das Einzige, was man nun tun kann, ist, regelmäßig zur Nachsorge zu gehen und zu hoffen, dass der Krebs doch noch früh genug operiert wurde. Denn

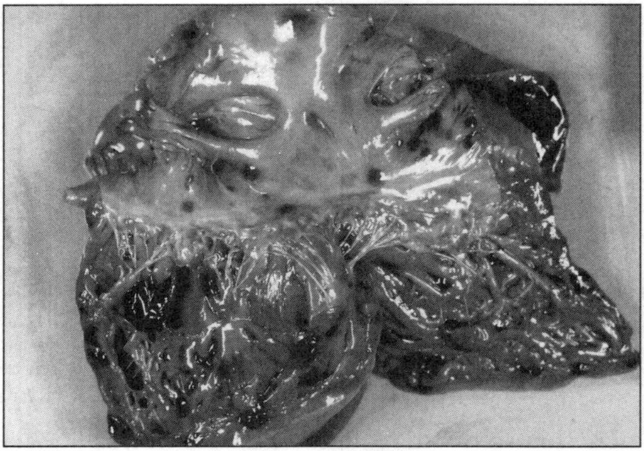

Herz mit Schwarzem Hautkrebs durchsetzt

(Abbildung zur Verfügung gestellt von Prof. Hans Jürgen Heppner)

wenn einmal Metastasen in anderen Organen* gefunden wurden, ist die Prognose schlecht. Es gibt einige Chirurgen, die im Einzelfall auch hier operieren. Ziel ist immer eine mögliche Tumorfreiheit oder zumindest eine Reduktion der Tumormasse. Diese OPs werden aber nahezu ausschließlich in palliativer Absicht durchgeführt, dienen also nicht der Heilung.

Wenn Sie einen Blick auf die obere Abbildung eines Herzens werfen, dann sehen Sie, dass das Organ von Metastasen durchdrungen ist. All die kleinen schwarzen Punkte sind Absiedlungen des Schwarzen Hautkrebses. Dass hier keine Heilung mehr stattfinden kann, muss klar sein. Das maligne Melanom ist wirklich ein ganz gefährlicher Krebs. Erwischt man ihn nicht früh genug, so läuft man ihm immer hinterher. Umso wichtiger ist ein vorbeugendes Handeln. Wenn Sie vermeiden wollen, irgendwann auch einmal ein solches Herz in sich zu tragen, dann rate ich Ihnen dringend: Cremen Sie Ihre Haut ein, bevor Sie in die Sonne gehen, und gehen Sie regelmäßig zum Hautscreening!

---

* *Beim Melanom sind das meist die Organe des Bauchraumes. Speziell Milz und Leber sind oft betroffen. Aber auch im Hirn und sogar am Herzen können sich Tumorzellen absetzen. Nicht zu vergessen: die Haut selbst. Auch hier können Metastasen auftreten, die dann manchmal Satelliten genannt werden.*

HIRNTUMOR

Überdruck im Kopf

Erst kürzlich war in den Medien von Johnny zu lesen, einem begeisterten Anhänger des Fußballklubs SV Darmstadt 98. Johnny, der »Lilien«-Fan, hatte fast zehn Jahre lang versucht, den Krebs in seinem Hirn zu bekämpfen, und ist ihm am Ende doch erlegen. Mich hat diese Geschichte sehr berührt, weil sie zeigt, dass es Menschen gibt, die sich vom Schicksal nicht unterkriegen lassen und bis zum Ende kämpfen, bis zum Ende positiv bleiben und hoffen, doch zu überleben. Ohne diese Einstellung hätte Johnny es sicher keine zehn Jahre geschafft. Auch wenn er am Ende gestorben ist, so hat seine Botschaft doch Millionen Menschen erreicht.

Ich erinnere mich noch gut an die Aufstiegsfeier des SV Darmstadt im Mai 2015, bei der Johnny in der Mitte der Bühne in seinem Rollstuhl saß und sich wie die Spieler selbst über den Aufstieg in die Bundesliga freute. Dass er den Verbleib der Mannschaft im deutschen Fußballhimmel über mehr als eine Saison nicht mehr miterleben würde, wusste Johnny in diesem Moment sicher nicht.

Tumore im Hirn sind etwas Furchtbares. Trotzdem zeigt gerade das Beispiel von Johnny, dass es sich trotzdem zu kämpfen lohnt – sonst hat man sehr schnell verloren.

Aber von vorne. Was ist das eigentlich, ein Hirntumor? Und warum spricht man so selten von Hirnkrebs?

Wir haben ja schon früher im Kapitel angesprochen, dass Krebs prinzipiell nur von Geweben ausgehen kann, die sich auch teilen und damit immer wieder regenerieren. Grundsätzlich gilt: Je schneller sich ein Gewebe erneuert, desto größer ist die Gefahr, dass sich irgendwann ein Tumor entwickelt*. Die bei Weitem häu-

* *Neuere Forschungen zeigen, dass Krebs sogar manchmal von Zellen ausgehen kann, die sich nur sehr langsam regenerieren. Der Einfachheit halber können Sie sich aber merken,*

figste Krebsart ist das Karzinom. Unter einem Karzinom versteht man im Grunde ein bösartiges Geschwür, das von den Zellen der menschlichen Schleimhaut ausgeht. Da die Schleimhaut so gut wie jede Oberfläche im Inneren unseres Körpers auskleidet (hierbei meine ich nicht nur den Darm, auch beispielsweise auf der Oberfläche des Bauchspeicheldrüsen- oder des Gallengangs befinden sich Schleimhautzellen – von denen geht dann das entsprechende Krebsgeschwür aus), sind diese Karzinome auch so häufig.

Ein weiterer Grund ist der, dass es essenziell wichtig für den Körper ist, eine Verletzung der Schleimhaut so schnell wie möglich wieder zu heilen. Stellen Sie sich vor, ein Einriss in der Darmschleimhaut würde ewig brauchen, bis er wieder zugewachsen ist. Das Ergebnis wären ständige Infektionen oder Abszesse, weil die Fäkalien dann viel schneller Schaden anrichten würden. Um dieser Aufgabe gerecht zu werden, müssen sich die Zellen der Schleimhaut teilen, was das Zeug hält. Sobald eine Verletzung vorliegt, müssen die angrenzenden Schleimhautzellen in den Fortpflanzungsmodus wechseln und den Defekt ausfüllen. Dass hierbei schnell mal etwas schiefgehen kann, ist klar – das resultiert einfach aus der schieren Menge an Zellteilungen.

Ganz anders ist das im Gehirn. Hier teilt sich fast gar nichts. Der Prozess des Lernens läuft über die Verknüpfung neuer Synapsen, also Verbindungen, und nicht über die Bildung neuer Zellen. Ähnlich ist das bei den Muskelzellen der Skelettmuskulatur*. Wenn Sie trainieren und ein Sixpack bekommen, dann erlangen Sie auf diese Weise nicht etwa neue Muskelzellen. Vielmehr werden die

dass Gewebe, die sich nicht teilen (wie Herz oder Hirn), meist auch keine Tumore entwickeln.

* *Man unterscheidet drei Arten Muskulatur. Da wäre zum Ersten die Skelettmuskulatur, die unserem aktiven Willen unterworfen ist und beispielsweise zur Fortbewegung und zur Bewahrung einer aufrechten Haltung dient. Weiterhin gibt es die glatte Muskulatur. Die können wir nicht beeinflussen, denn sie ist für den reibungslosen Ablauf der Vorgänge in unseren inneren Organen und den Gefäßen zuständig. Sie regelt beispielsweise, wann sich der Magen entleert. Die dritte Form der Muskulatur ist die Herzmuskulatur. Aus ihr besteht logischerweise das Herz, das wir ja im ersten Kapitel schon ganz gut kennengelernt haben.*

vorhandenen Zellen dicker und stärker. In der Fachsprache nennt man das Muskelhyperplasie.

Die Zellen des Gehirns hingegen werden nicht größer. Der Schädel ist nun einmal beschränkt in seiner Ausdehnung. Aber die Natur wäre nicht die Natur, wenn sie nicht auch für dieses Problem eine Lösung gefunden hätte, indem sie eben dafür sorgt, dass sich neue Synapsen bilden können.

Vermutlich werden Sie sich jetzt fragen, worauf ich eigentlich hinauswill – sollte es in diesem Kapitel nicht ursprünglich mal um das Thema Hirntumore gehen? Das stimmt. Aber um verstehen zu können, woher die eigentlich kommen, ist es notwendig, sich noch mal kurz zu vergegenwärtigen, dass sich Hirnzellen ja eigentlich gar nicht teilen können und so keinen Krebs entwickeln sollten. Und tatsächlich tun sie das auch nicht. Diejenigen Zellen, die entarten und sich auf diese Weise zu einem Tumor entwickeln können, sind nicht die Nervenzellen selbst – die werden aber in der Konsequenz geschädigt. Das Hirn besteht jedoch, wie Sie wissen, nicht nur aus Nervenzellen, sondern aus einer Menge anderer Zelltypen. Unter anderem vertreten sind die sogenannten Stützzellen – und die teilen sich auch fleißig und können dementsprechend zu Tumoren werden.

Prinzipiell unterscheiden die Ärzte zwei grundsätzliche Typen von Hirntumoren. Zum einen sind da die sogenannten primären Hirntumore. Hierbei handelt es sich um Geschwüre, die aus Zellen erwachsen, die sich direkt im Gehirn befinden. Nervenzellen können hier, wie gesagt, ganz geflissentlich ignoriert werden. Alle anderen Zellen, wie beispielsweise die Stützzellen oder die der Hirnhäute, können aber durchaus Tumore bilden. Bei der zweiten Gruppe handelt es sich um Geschwüre, die nicht primär den Zellen im Schädel entspringen, also um Metastasen. Bestimmte Krebsarten bilden sehr oft Tochtergeschwüre im Hirn. Ein Beispiel hierfür ist der Brustkrebs. Aber auch der Lymphdrüsenkrebs ist besonders oft im Schädel wiederzufinden. Die Gefahr ist in diesem Fall sogar so groß, dass der bei bestimmten Formen des Lymphdrüsenkrebses vorsorglich bestrahlt wird – auch wenn man bei den Untersuchungen gar keine Tumore gefunden hat.

Die Tumore des Hirns sind in vielerlei Hinsicht besonders. Denn obwohl die Unterscheidung zwischen gut- und bösartig auch hier sehr wichtig ist, kann es durchaus sein, dass gutartige Tumore zum Tode führen können. Bösartige Hirngeschwüre hingegen haben eine ganz schlechte Prognose. Die große Brisanz dieses Themas hat einen einfachen Hintergrund. Nehmen wir zum Vergleich einfach mal den Darmkrebs. Was habe ich in den letzten Kapiteln immer wieder hervorgehoben? Im Idealfall sieht der Chirurg den Tumor während der OP überhaupt nicht. Es sollte ja immer ein gesunder Gewebssaum mit herausgeschnitten werden, um sicherzugehen, dass auch keine Tumorzellen im Körper geblieben sind. Das ist im Falle des Darms oft kein Problem. Ein paar Zentimeter mehr oder weniger machen da kaum etwas aus, besitzt der Betroffene ja in aller Regel mehr als genug »Restdarm«. Im Gehirn ist das nicht so einfach. Jeder Millimeter des Organs erfüllt seine ganz spezielle Aufgabe und ist, wenn man ihn zerstört, unwiederbringlich verloren. Da kann man nicht einfach mal ein paar Zentimeter vom Tumor entfernt operieren, ohne den Patienten zum Krüppel zu machen. Das gilt selbstverständlich für bösartige genauso wie für gutartige Tumore, weshalb auch Letztere einen unglaublich großen Schaden anrichten können.

Bösartige Geschwülste dagegen sind in einer bestimmten Hinsicht noch gefährlicher. Im speziellen Fall des Gehirns liegt das nicht einmal an ihrer Fähigkeit, Metastasen zu bilden. Die wenigsten bösartigen Hirntumore tun das, und wenn, dann auch »nur« im abgeschlossenen Bereich des zentralen Nervensystems, also des Hirns und des Rückenmarks. Die extrem gefährliche Eigenschaft der bösartigen Hirntumore ist ihre Fähigkeit, umliegendes Gewebe zu infiltrieren, das heißt, zu zerstören.

Nehmen wir auch hier wieder den Darmkrebs zum Vergleich. Auch der infiltriert das umliegende Gewebe, sprich: anfangs erst einmal den Darm selbst. Schreitet die Krankheit weiter fort, können auch andere Strukturen wie beispielsweise die Prostata beim Mann oder die Gebärmutter bei der Frau betroffen sein. So schlimm das auch ist – kurzfristig schränkt das den Erkrankten oft nicht relevant ein. Bösartige Hirntumore infiltrieren aber die umliegenden Nervenzellen und berauben die entsprechenden Hirnareale ihrer Funktion. Und das unwiederbringlich. Während der Darm trotz Krebs weiterarbeitet, kann ein bösartiger Hirntumor schon sehr früh sein ganzes zerstörerisches Potenzial entfalten.

Bei gutartigen Tumoren dauert das meistens viel länger. Sie infiltrieren das umliegende Gewebe nämlich nicht, sondern verdrängen es nur. Was in anderen Organen oft überhaupt nicht auffällt, weil es dem Betroffenen keine Probleme macht, kann im Falle des Gehirns trotzdem enorme Schwierigkeiten verursachen. Vergleichen wir doch mal einen gutartigen Tumor der Leber mit einem des Gehirns. Die Leber ist ein ziemlich großes Organ im rechten Oberbauch mit einer schwammartigen Konsistenz. Sie ist verhältnismäßig oft von gutartigen Geschwüren betroffen, die aber meist nur durch Zufall entdeckt werden. So kommen Hämangiome, das sind gutartige Tumore, die aus Blutgefäßen bestehen*, in der Leber ziemlich häufig vor und haben in der Regel überhaupt keine Konsequenz für die Betroffenen. Das Lebergewebe ist flexibel und lässt sich ohne Probleme ein gutes Stück verdrängen. Kein Problem also. Da kann sich auch ein Hämangiom mit einem Durchmesser von ein paar Zentimetern pudelwohl fühlen und dem »Besitzer« keinerlei Probleme machen.

Ganz anders im Gehirn.

Das »wohnt« im Schädel. Und dort ist es eng – was normalerweise auch gut ist. Wir haben uns im Kapitel über das Gehirn ja schon damit beschäftigt, dass es der eigentliche Sinn und Zweck des Schädels ist, das sensible Organ zu schützen. Wie ein perfekt angepasster Panzer ist er um unsere Schaltzentrale errichtet und kann auf diese Weise schädliche Einflüsse ziemlich effektiv abweh-

* *Hämangiome sind auch unter dem Namen »Blutschwämmchen« bekannt.*

ren. Das setzt aber voraus, dass dort kein Platz für andere Dinge als eben das Gehirn, dessen Blutgefäße und ein paar Milliliter Nervenflüssigkeit ist. Tumore sind hier im wahrsten Sinne des Wortes absolut fehl am Platz.

Und darum ist auch ein gutartiger Hirntumor gefährlich. Je nachdem, wo und wie schnell er wächst, kann man ihn unter Umständen operativ entfernen. Nur ist eine OP am Gehirn ja bekanntlich so eine Sache. Befindet sich der Tumor dann auch noch in den Untiefen des Hirns, so kann die ganze Angelegenheit schon mal ziemlich verzwickt werden, denn während der OP müssen die Hirnchirurgen wirklich tierisch aufpassen, dass sie keine wichtigen Strukturen verletzen. Ein unbedachtes Zucken kann einem Menschen für immer die Fähigkeit nehmen zu laufen. Das ist wohl einer der Gründe, weshalb der Facharzt für Hirnchirurgie nach dem Medizinstudium fast zehn Jahre weiterlernen muss.

Doch welche Beschwerden hat jemand, dem so ein Tumor im Gehirn wächst? Warum geht er zum Arzt, und wie findet der dann heraus, dass der Grund für die Symptome tatsächlich ein Geschwür im Hirn ist?

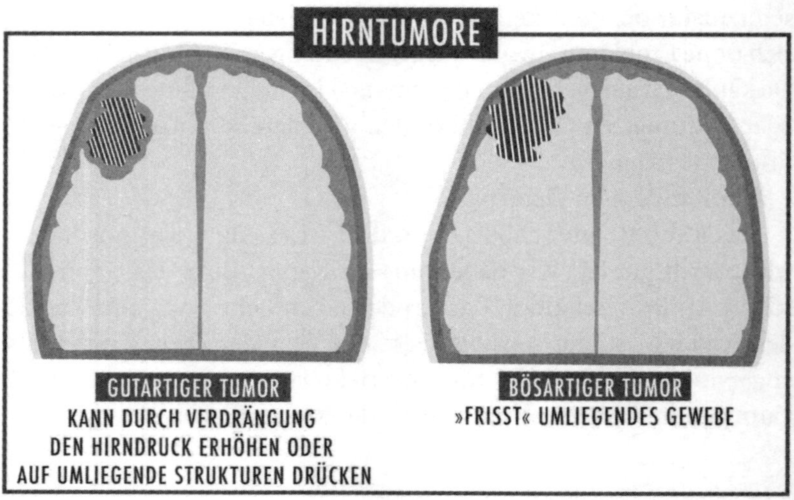

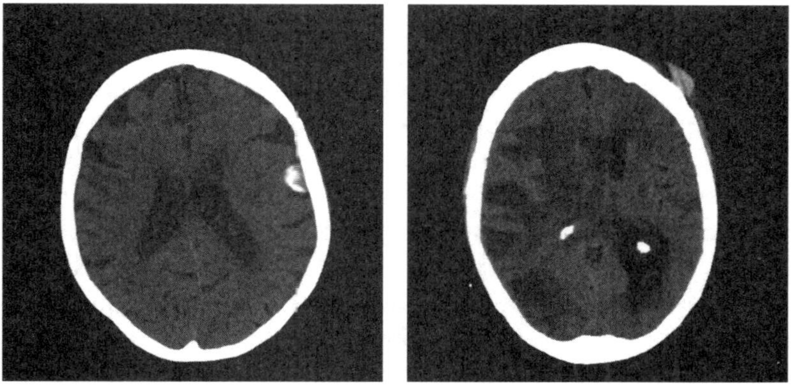

Gutartiger Hirntumor (links) und bösartiger Hirntumor (rechts)
(Abbildung zur Verfügung gestellt von Dr. J. Mariß, Radiologie Nordhessen)

Die Fragen sind leider nicht ganz so pauschal zu beantworten. Je nachdem, wo der Tumor wächst, kann er ganz unterschiedliche Beschwerden verursachen. Dabei kann allein aufgrund der Symptome nicht zwischen gut- und bösartig unterschieden werden, weil beide Tumortypen grundsätzlich die gleichen Beschwerden verursachen können. Wie gesagt, ausschlaggebend ist die Lage des Tumors im Gehirn. Grundsätzlich kann ein Betroffener natürlich über Kopfschmerzen klagen. Das liegt oft am sogenannten »Masseneffekt«. Das bedeutet, dass der Tumor, der ja immer größer wird, eine gewisse Masse darstellt, die auf die umliegenden Strukturen drückt. Wir sprechen auch von einer Raumforderung.

Wird die Belastung für die Hirnhäute zu hoch, dann resultieren Kopfschmerzen. Die sind typischerweise morgens am schlimmsten und eher dumpfer Natur. Manchmal kommt auch noch Schwindel dazu, und irgendwann im fortgeschrittenen Stadium können die Patienten beginnen, ohne ersichtlichen Grund zu erbrechen. Angehörige, deren Verwandte an einem Hirntumor erkrankt sind, bemerken als erstes Symptom oft eine Wesensveränderung. Die Betroffenen reagieren plötzlich ganz untypisch und nicht selten auch aggressiv. Das kann sehr verwirrend und beängstigend sein.

Je nachdem, wo der Tumor sitzt, kommen dann noch die Symptome dazu, die durch die Verdrängung oder Zerstörung des umliegenden Nervengewebes verursacht werden. Man nennt diese Beschwerden »fokal-neurologische Symptome«. Hinter dieser kompliziert klingenden Beschreibung verstecken sich Beschwerden, die durch die Schädigung einzelner Hirnareale verursacht werden. Je nachdem, wo genau der Tumor sein Unwesen treibt, kann es beispielsweise zur Lähmung oder zu Funktionsausfällen bestimmter Körperteile kommen. Die Tumore können die Sprachentstehung oder deren Verständnis beeinträchtigen, sie können einen Menschen besonders aggressiv oder außergewöhnlich apathisch machen. Geschwüre im Hirn greifen in unser Heiligstes ein, sie beeinträchtigen die menschliche Steuerzentrale und berauben den Betroffenen oft der Kontrolle über das eigene Leben.

Äußern ein Patient oder dessen Angehörige (manchmal merkt der Betroffene selbst überhaupt nicht, dass etwas nicht stimmt) solche Beschwerden, dann sollte der nächste Weg zum Arzt führen*. Der wird nach einem Gespräch und einer orientierenden Untersuchung schnell handeln und einen Neurologen, also einen Spezialisten fürs Gehirn, hinzuziehen. Nachdem der eine etwas speziellere neurologische Untersuchung durchgeführt hat, werden Bilder vom Kopf gemacht. Meist wird hierfür als Erstes die Computertomographie zu Rate gezogen. Zeigt sich ein Tumor, dann wird in nächster Konsequenz noch eine Magnetresonanztomographie (MRT) nötig, weil darauf das Gehirn viel genauer und auch besser zu erkennen ist. Außerdem können die Spezialisten schon anhand der so entstehenden Bilder beurteilen, ob es sich wahrscheinlich

* *Hier ein sehr wichtiger Hinweis: Treten die oben beschriebenen Symptome plötzlich auf, verliert jemand also ganz unvermittelt die Kontrolle über bestimmte Teile seines Körpers, so ist sofortiges Handeln angesagt. Es kann sich hier nämlich um einen Schlaganfall handeln. Der muss umgehend erkannt und behandelt werden. Von einem Tumor verursachte Beschwerden beginnen meist schleichend. Das bedeutet, sie werden über Tage und Wochen immer schlimmer. Trotzdem – im Zweifel sollten Sie auf jeden Fall den Notruf wählen – lieber einmal zu viel als einmal zu wenig.*

um einen gutartigen oder einen bösartigen Tumor handelt. Sicherheit bringt aber auch hier nur die Biopsie, also die Entnahme eines kleinen Stückchens aus dem Tumor, das dann, wie Sie es schon kennen, unter dem Mikroskop untersucht werden muss.

Wie dann weiter vorgegangen wird, ist von Fall zu Fall sehr verschieden. Wie auch bei den anderen Krebsarten werden die Ergebnisse in einer großen Tumorkonferenz besprochen. Spezialisten aus allen beteiligten Fachdisziplinen müssen die drängenden Fragen klären: Besteht die Möglichkeit einer OP, ohne die Hirnfunktionen des Erkrankten zu stark zu schädigen? Sollte eine Chemotherapie durchgeführt oder gleich ins OP-Bett eingebracht werden?* Sollte der Tumor lieber bestrahlt oder, ganz neu, mit dem »Lasermesser« entfernt werden?

Ist der Rat der Expertenrunde die OP, dann wird der Patient genau über deren Risiken aufgeklärt. Um das Hirn besser zu »mappen«, also verschiedene Areale besser voneinander unterscheiden zu können**, müssen die Operationen manchmal bei vollem Bewusstsein durchgeführt werden.

Operationen am Gehirn sind zwar heute Standard, gelten aber trotz allem als die schwerwiegendsten überhaupt. Denn, wie gesagt, in dem Moment, wenn der Chirurg nur ein kleines bisschen vom Wege abkommt, kann der Patient langfristig geschädigt sein – oder tot. In dieser Hinsicht können wir froh sein, in Deutschland zu leben. Haben Hirntumorpatienten in vielen Teilen der Welt überhaupt keine Überlebenschance, wird hierzulande der neueste Stand der Forschung und Technik eingesetzt, um den Menschen so gut wie möglich zu helfen!

---

* *Die Einbringung von Chemotherapiekapseln ins Tumorbett, also das Areal, in dem sich schon vor der OP der Tumor befand, ist eine relativ neue Methode in der Neurochirurgie.*

** *Das Gehirn besteht aus einer relativ gleichmäßigen Masse. Es ist schwierig, die einzelnen anatomischen und funktionellen Teilstücke voneinander abzugrenzen. Mit bloßem Auge ist das kaum möglich.*

QUELLENVERZEICHNIS

Oh Gott, wie trocken! Das liest eh keiner, werden Sie wohl denken. Aber ich habe mir ganz fest vorgenommen, auch das Quellenverzeichnis zu nutzen, um Ihnen vielleicht ein paar grundlegende Dinge darüber zu vermitteln, wie Ärzte und Wissenschaftler arbeiten. Schließlich mussten wir uns ja in letzter Zeit oft genug anhören, dass der oder die oder irgendwer in seiner (oder ihrer) Doktorarbeit geschummelt hat. Also, mal ganz abgesehen davon, dass man geteilter Meinung zu Menschen sein kann, die in ihrer wertvollen Freizeit nichts anders zu tun haben, als anderen die Fehler der Vergangenheit vorzuwerfen (wie gesagt, man kann geteilter Meinung sein, meine werde ich nicht kundtun – aber vielleicht kommt sie ja zwischen den Zeilen durch), stellen sich sicher viele die Frage, wie genau so eine »korrekte Angabe der Quellen« überhaupt funktioniert.

Eins gleich mal vorweg: In einem Buch wie diesem ist ein Quellenverzeichnis eigentlich überhaupt nicht nötig. Denn das, was Sie hier gelernt haben, können Sie in jedem Lehrbuch für Medizinstudenten nachlesen oder auch einfach auf Wikipedia in Erfahrung bringen. Ich stelle keine wilden Thesen auf und berichte auch nicht von den neuesten Forschungsergebnissen zu einem bestimmten Thema. In einem solchen Fall wäre es aber üblich, die Quellen der Informationen zu benennen, auf die man sich als Autor bezieht. Wenn ein Autor also behauptet, dass der übermäßige Genuss von kleinen Zuckerkügelchen zur Heilung von Krebs führt, dann tut er gut daran, diese These belegen zu können. Und das funktioniert eben nur, indem man die Quelle der Information angibt.

Bei einer solchen Quelle handelt es sich nicht etwa um eine bestimmte Person (es ist also nicht wie im Bond-Film: »Meine Quelle hat mir gesagt, dass …«), sondern um eine wissenschaftliche Arbeit, die streng nach den Kriterien solcher Arbeiten formuliert wurde. In anderen Wissenschaften wie beispielsweise der Sozialwissenschaft funktioniert das zum Teil anders. Dort kann man als Quelle auch den Autor eines Aufsatzes, etc. benennen. Prinzipiell sollte man das, was man behauptet und, wie im Falle eines Buches, der Öffentlichkeit zur Verfügung stellt, belegen können.

Bei Doktorarbeiten ist das noch viel dramatischer. In der Regel wird hier eine bestimmte wissenschaftliche These überprüft und in Form einer ungefähr 30- bis 60-seitigen Abhandlung erklärt. Um die eigene These in einen vernünftigen Kontext zu packen, braucht der Doktorand eine Menge Vorwissen, das wiederum durch entsprechende wissenschaftliche Arbeiten erbracht wurde. Bezieht man sich nun in der eigenen Arbeit auf dieses Vorwissen, so muss das ersichtlich sein. Zitiert man beispielsweise aus fremden Doktorarbeiten, darf man das nur dann tun, wenn angezeigt wird, dass es sich tatsächlich um ein Zitat handelt. Tut man das nicht, so kann man sich schon einmal mit Plagiatsvorwürfen konfrontiert sehen.

Aber wie auch immer, ich habe in meinem Buch lediglich versucht, medizinisches Wissen so aufzubereiten, dass ein »Normalbürger« es gut verstehen kann. Als Quelle gebe ich sozusagen den Fundus der Medizinbücher an, aus denen ich selbst gelernt habe.

Wollen Sie allerdings doch das eine oder andere noch mal in seiner ganzen medizinischen Korrektheit nachlesen, so empfehle ich einen Besuch in der medizinischen Buchhandlung Ihres Vertrauens. Da gibt es einen reichen Fundus an wunderbaren Lehrbüchern, angefangen bei der Anatomie des Menschen bis hin zur Chirurgie, also der Lehre davon, wie man diese Anatomie geordnet auseinandernimmt.

Oder Sie schreiben mir einfach (geht auf Facebook) und fragen nach.

Beste Grüße,
Ihr Falk Stirkat

DANKSAGUNG

Als der Gedanke aufkam, ein Buch über die meiner Meinung nach wichtigsten und häufigsten Krankheiten zu schreiben, um auch Laien ohne medizinisches Grundstudium die Möglichkeit zu geben, sich mit der Materie zu befassen, konnte ich mir kaum vorstellen, welcher Herausforderung ich mich hier stellen würde. Der Spagat zwischen wissenschaftlicher Korrektheit und allgemeiner Verständlichkeit war schwierig, und vielleicht habe ich ihn nicht immer und überall gemeistert – sollte das der Fall sein, möchte ich mich dafür entschuldigen.

Dass aus der Idee irgendwann wirklich ein Buch geworden ist, habe ich aber einer Menge Menschen zu verdanken. Denn ohne deren Unterstützung wäre ich entweder in die eine oder andere Richtung abgedriftet. Hierbei danke ich Nicole Grimm, die sich dazu hat breitschlagen lassen, das Manuskript kritisch durchzuschauen. Ehrlicherweise muss man wohl sagen, dass ihr die Dimension der Aufgabe anfangs nicht bewusst war, sonst hätte sie mir wohl freundlich, aber bestimmt eine Abfuhr erteilt. Also: Danke, Nicole!

Großer Dank geht, wie eigentlich bei allem, was ich tue, an meine Frau Steffi. Trotz ihres einnehmenden Alltags als Medizinstudentin hat sie mir jederzeit mit Rat und Tat und motivierenden Worten zur Seite gestanden. Überhaupt ist doch die Familie das Wichtigste, was es gibt, finden Sie nicht? Und meine Familie umfasst neben meiner geliebten Frau, meinem Hündchen, meinen Eltern, meinem Bruder und den ganzen anderen genetisch ähnlichen Weggefährten eben auch die Leute auf der Rettungswache. Auch bei ihnen möchte ich mich für die tolle Zeit bedanken, die ich jede Woche mit ihnen verbringen darf. Wenn man so viele intensive Erfahrungen wie wir zusammen durchlebt, dann schweißt das zusammen.

Außerdem möchte ich Danke an alle sagen, die mir über Facebook und über andere Quellen gute Tipps in Bezug auf Krankheiten gegeben haben, von denen sie selbst gern in so einem Buch lesen möchten. Natürlich haben es nicht alle ins Buch geschafft, aber wer sagt denn, dass es keinen zweiten Teil geben kann?

Die Röntgenbilder wurden von der Radiologie Nordhessen zur Verfügung gestellt. Auch hierfür meinen herzlichen Dank, besonders an den Chefarzt Dr. Mariß. Und wo wir gerade bei Bildern sind – Jana Moskito hat sich unglaubliche Mühe gegeben, dieses Buch zu illustrieren, was in Anbetracht meiner teils katastrophalen Skizzen eine riesige Leistung war. Thorsten Wortmann hat das Buch lektoriert. Der rege Austausch mit ihm war mir eine große Freude. Und überhaupt – können Sie sich vorstellen, wie »cool« ich es fand, einen Lektor mit dem Namen Wortmann zu bekommen? Große Klasse!

Auch bei meiner Agentin Monika Hofko möchte ich mich recht herzlich für die vielen hilfreichen Tipps bedanken. Sie steht mir immer mit Rat und Tat zur Seite.

Weiterhin bedanken möchte ich mich bei Andreas Kammel – er weiß warum!

Man dankt und dankt und dankt und hat am Ende sicher Tausende Leute vergessen. Wen ich aber auf keinen Fall vergessen werde, sind die großartigen Leute des großartigen Schwarzkopf & Schwarzkopf Verlags. Obwohl mir die Zusammenarbeit mit allen sehr viel Freude bereitet, ist es doch vor allen Dingen Frau Ulrike Bauer, die sich immer wieder mit mir auseinandersetzen muss. Ich bezweifle, dass sie auch nur halb so gern mit mir arbeitet wie ich mit ihr. Und auch Herrn Oliver Schwarzkopf gilt mein Dank für die keineswegs selbstverständliche Chance, immer wieder aufs Neue vom Verlag engagiert zu werden.

Und last but auf keinen Fall least möchte ich mich bei all denjenigen bedanken, ohne die ein Buch nur eine Ansammlung von Blättern wäre, die wegen der Druckerschwärze nicht einmal zur Benutzung im WC-Bereich dienen würden – den Lesern.

Danke für das Vertrauen, das Sie mir immer wieder in dem Moment entgegenbringen, in dem Sie wertvolles Geld in eines meiner Bücher investieren!

In diesem Sinne: Bleiben Sie gesund! *Ihr Falk Stirkat*

Falk Stirkat
WAS UNS KRANK MACHT
33 schwere Krankheiten, einfach erklärt
Mit Illustrationen von Jana Moskito

ISBN 978-3-86265-588-5
 | Lektorat: Thorsten Wortmann | Autorenfoto auf dem Umschlag: © Emotion in Frames Photographie | Hintergrundbild der Kapitel: © zurijeta/depositphotos.de

KATALOG
Wir senden Ihnen gern kostenlos unseren Katalog.
Schwarzkopf & Schwarzkopf Verlag GmbH
Kastanienallee 32, 10435 Berlin
Telefon: 030 – 44 33 63 00
Fax: 030 – 44 33 63 044

INTERNET | E-MAIL
www.schwarzkopf-schwarzkopf.de
www.facebook.com/schwarzkopfverlag
info@schwarzkopf-schwarzkopf.de